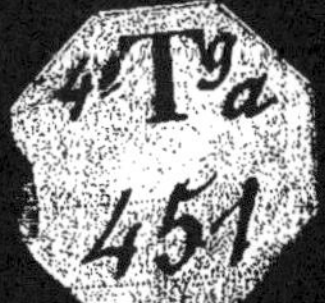

ATLAS
D'ANATOMIE HUMAINE

A L'USAGE DES ÉTUDIANTS ET DES MÉDECINS

par

C. TOLDT

Professeur d'Anatomie à l'Université de Vienne.

Adaptation française d'après la huitième édition allemande

par

M. LUCIEN

Professeur agrégé à la Faculté de Médecine de Nancy.

PRÉFACE de A. NICOLAS

Professeur d'Anatomie à la Faculté de Médecine de Paris.

Avec 1505 figures, en partie tirées en couleurs, et 13 radiographies.

FASCICULE V

F. ANGEIOLOGIE.

SOCIÉTÉ D'ÉDITIONS SCIENTIFIQUES & MÉDICALES

F. GITTLER, Directeur

4, Boulevard Saint-André (Place Saint-Michel)

PARIS

1912

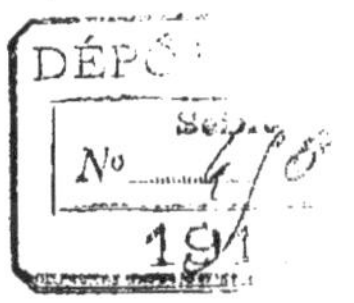

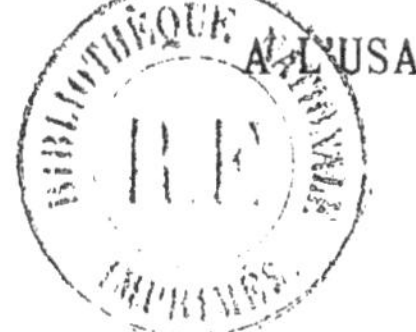

IMPRIMERIE PHOTO-TYPO

DE LA

SOCIÉTÉ ANONYME DES ANCIENS ÉTABLISSEMENTS LAUSSEDAT

CHATEAUDUN-PARIS

ANGÉIOLOGIE.

CONSIDÉRATIONS GÉNÉRALES
SUR LES VAISSEAUX.

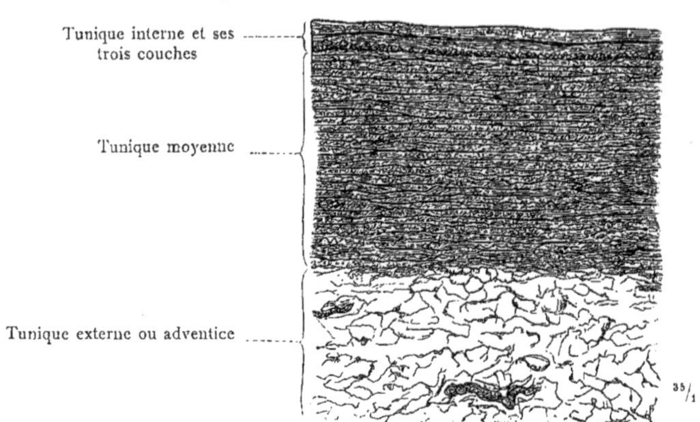

Fig. 933. Fragment d'une coupe transversale de l'aorte thoracique de l'homme. Tuniques interne, moyenne et externe. Dans la tunique externe on voit la lumière des vaisseaux nourriciers de l'artère.

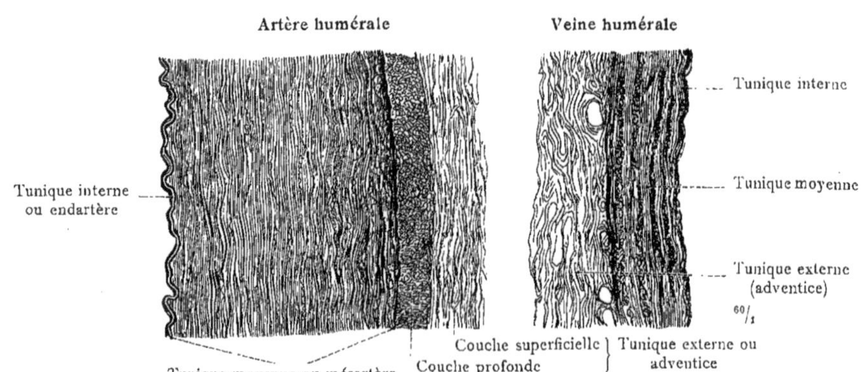

Fig. 934. Fragment d'une coupe transversale de l'artère humérale et de la veine humérale de l'homme.

Structure des vaisseaux.

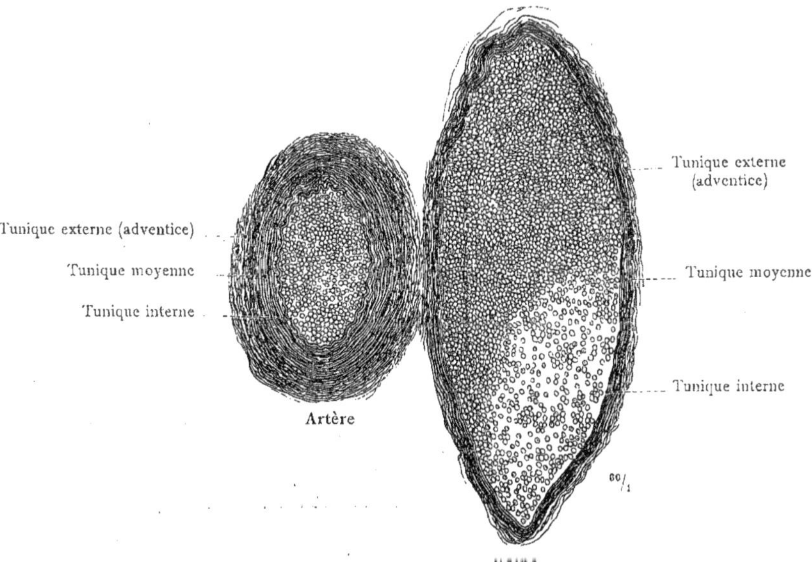

Fig. 935. Coupe transversale d'une artère et d'une veine du mésentère de l'homme.

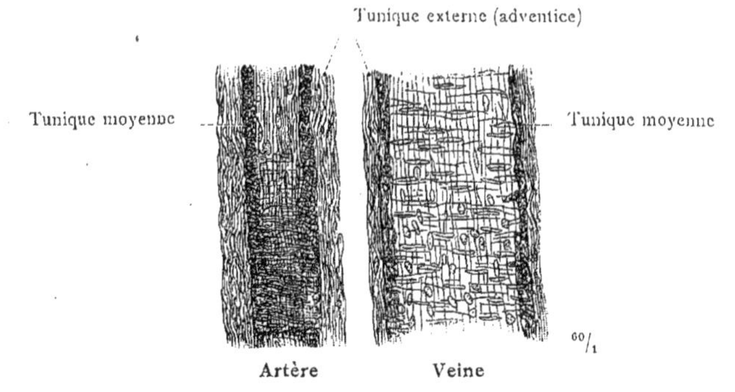

Fig. 936. Coupe longitudinale d'une artériole et d'une veinule du pancréas.

Structure des vaisseaux.

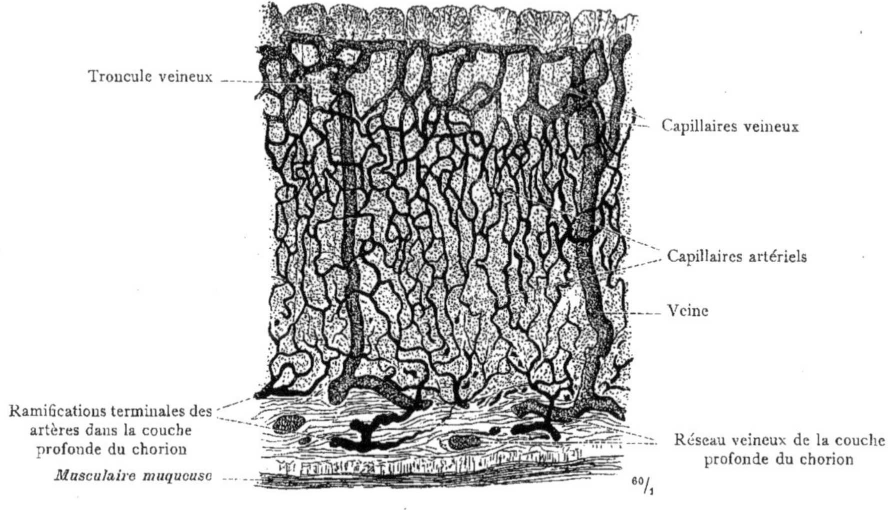

Fig. 937. Coupe transversale de la muqueuse stomacale. Vascularisation: connexions des capillaires avec les artères et les veines.

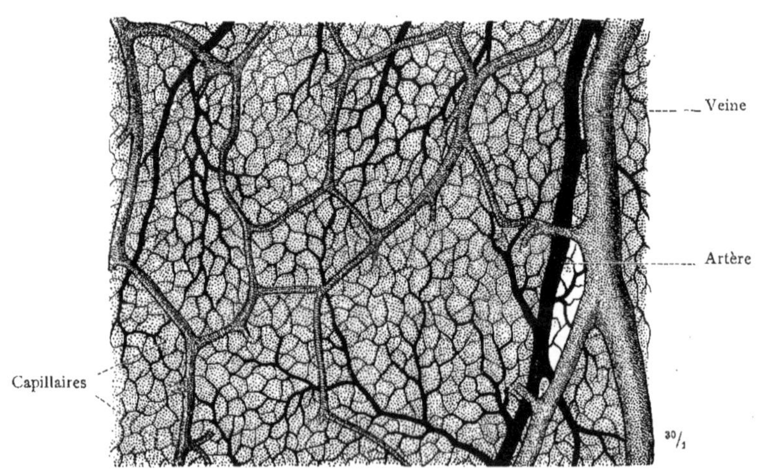

Fig. 938. Réseau veineux, ramifications terminales des artères dans la couche profonde du chorion de la muqueuse stomacale. Vue à plat.

Capillaires sanguins.

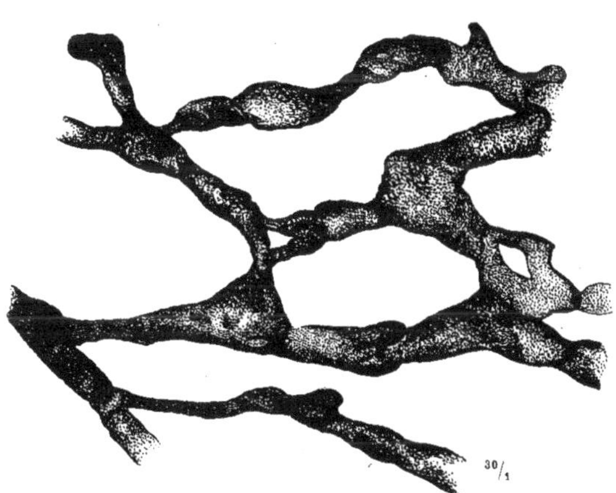

Fig. 939. Lymphatiques de la conjonctive bulbaire de l'homme injectés avec une masse transparente.

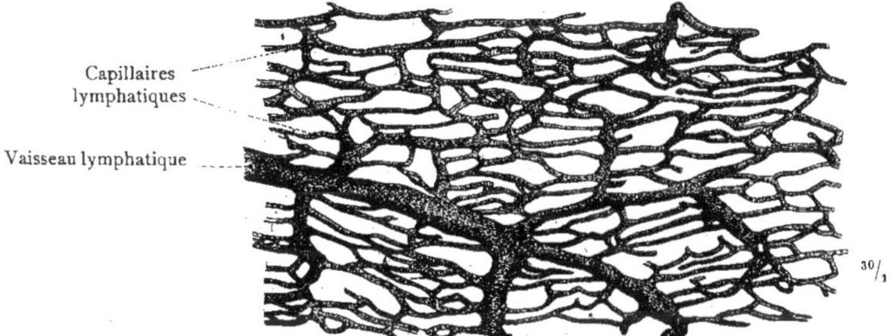

Fig. 940. Réseau lymphatique de la couche musculaire de l'estomac de grenouille injecté avec une masse opaque.

Vaisseaux lymphatiques.

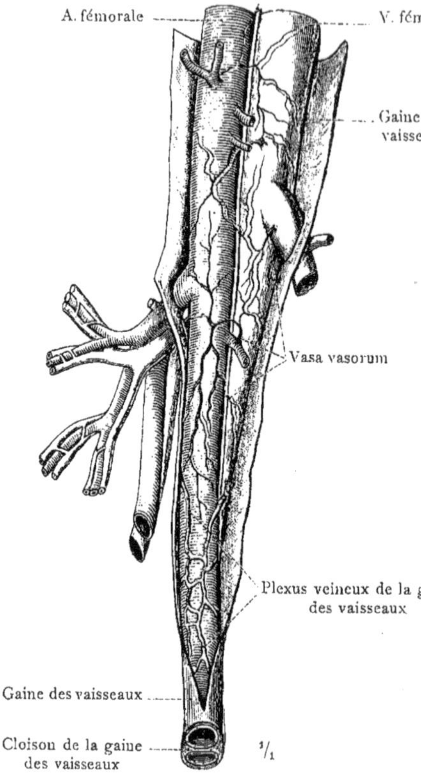

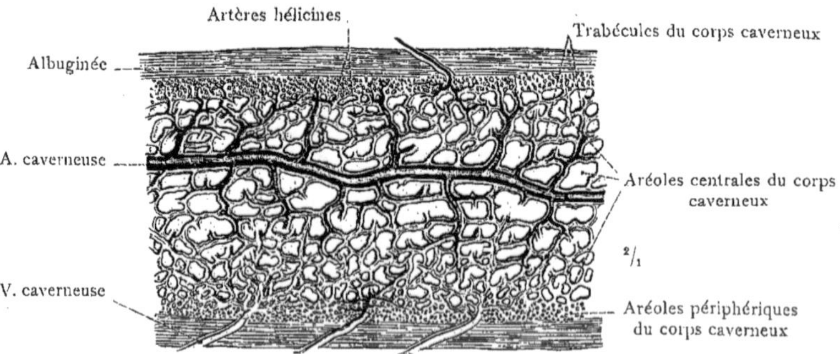

Fig. 941. Gaine des vaisseaux fémoraux incisée longitudinalement. Figure demi-schématique.

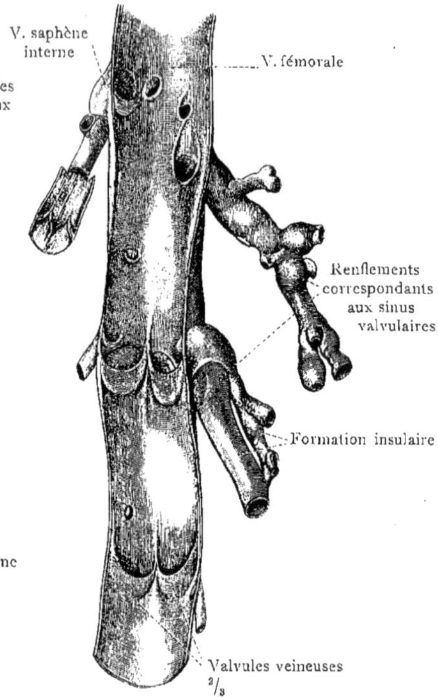

Fig. 942. Valvules de la veine fémorale et de ses affluents.

Fig. 943. Coupe longitudinale du corps caverneux de la verge. Mode de ramification de l'artère caverneuse; artères hélicines; veines caverneuses; système trabéculaire et aréoles du corps caverneux.

Gaine des vaisseaux. Vasa vasorum. Valvules veineuses. Corps caverneux.

CŒUR.

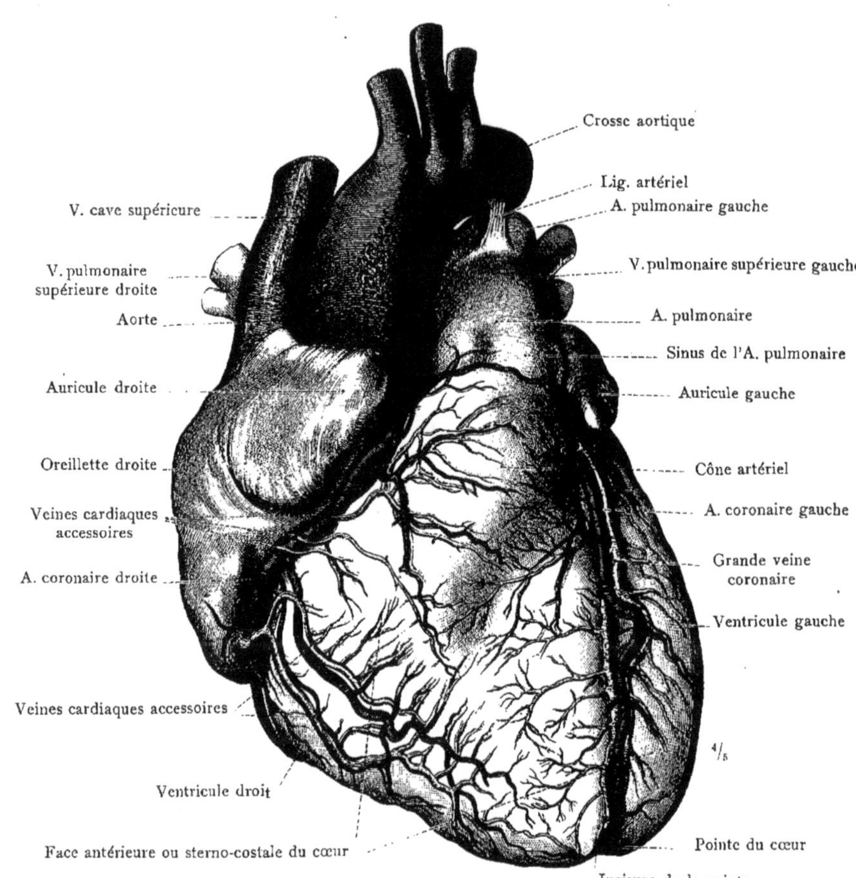

Fig. 944. Le cœur vu par sa face antérieure avec ses vaisseaux. Artère coronaire droite et artère coronaire gauche. Grande veine coronaire. Veines cardiaques accessoires. Ligament artériel.
(Les cavités du cœur ont été injectées au suif.)

Configuration extérieure et vaisseaux du cœur.

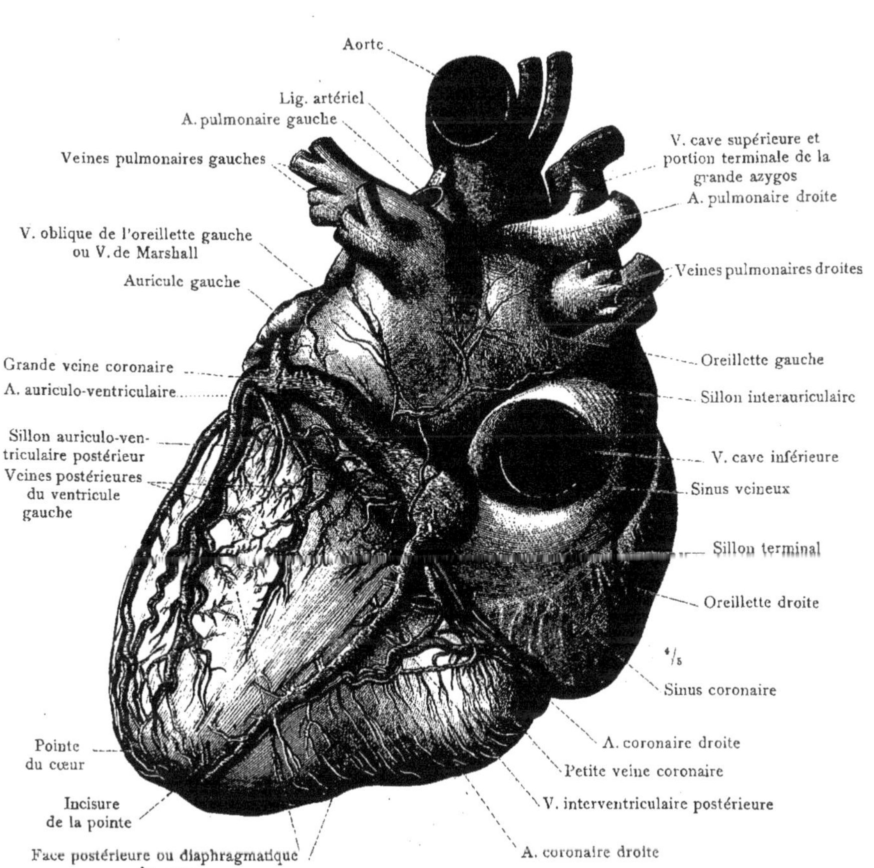

Fig. 945. Le cœur vu par sa face postérieure avec ses vaisseaux. Artère coronaire droite. Artère auriculo-ventriculaire. Grande veine coronaire et sinus coronaire. Veine interventriculaire postérieure et petite veine coronaire. Veine oblique de l'oreillette gauche ou veine de Marshall.
(Même préparation que fig. 944, vue postérieure.)

Configuration extérieure et vaisseaux du cœur.

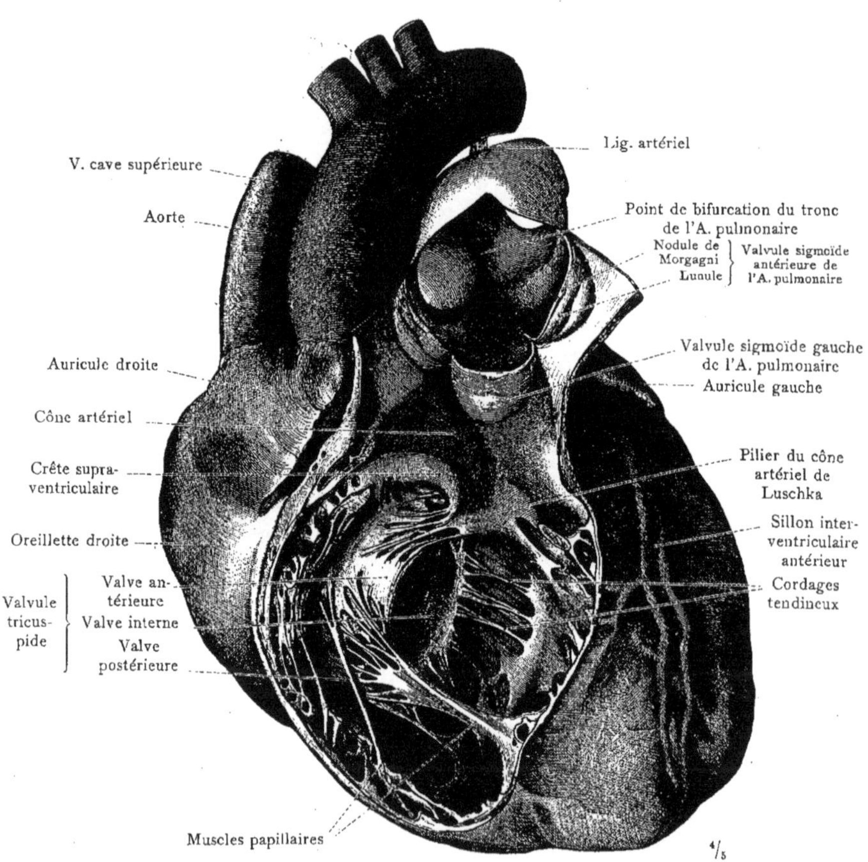

Fig. 946. Ventricule droit vu après ablation de sa paroi antérieure; l'artère pulmonaire a été ouverte jusqu'au niveau de sa bifurcation par une incision passant entre la valvule sigmoïde antérieure et la valvule sigmoïde droite. Valvule tricuspide avec ses muscles papillaires et ses cordages tendineux. Valvules sigmoïdes de l'artère pulmonaire. (Le cœur a été durci par l'acide chromique et l'alcool.)

Ventricule droit.

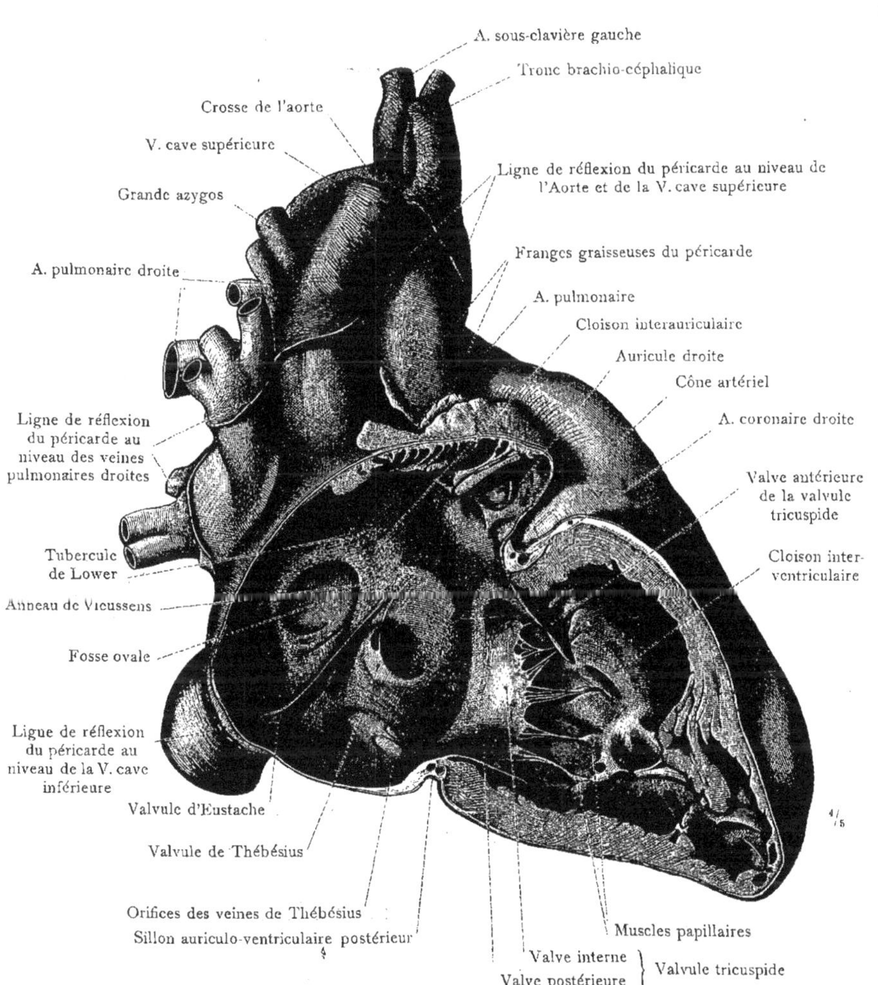

Fig. 947. Oreillette et ventricule droits ouverts par leur côté externe. Valvule tricuspide et ses trois valves antérieure, postérieure et interne. Paroi interne de l'oreillette droite: fosse ovale, anneau de Vieussens et tubercule de Lower. Valvules de la veine cave inférieure et du sinus coronaire. Ligne de réflexion du péricarde au niveau de l'aorte, de la veine cave supérieure et des veines pulmonaires droites.

Oreillette droite et ventricule droit.

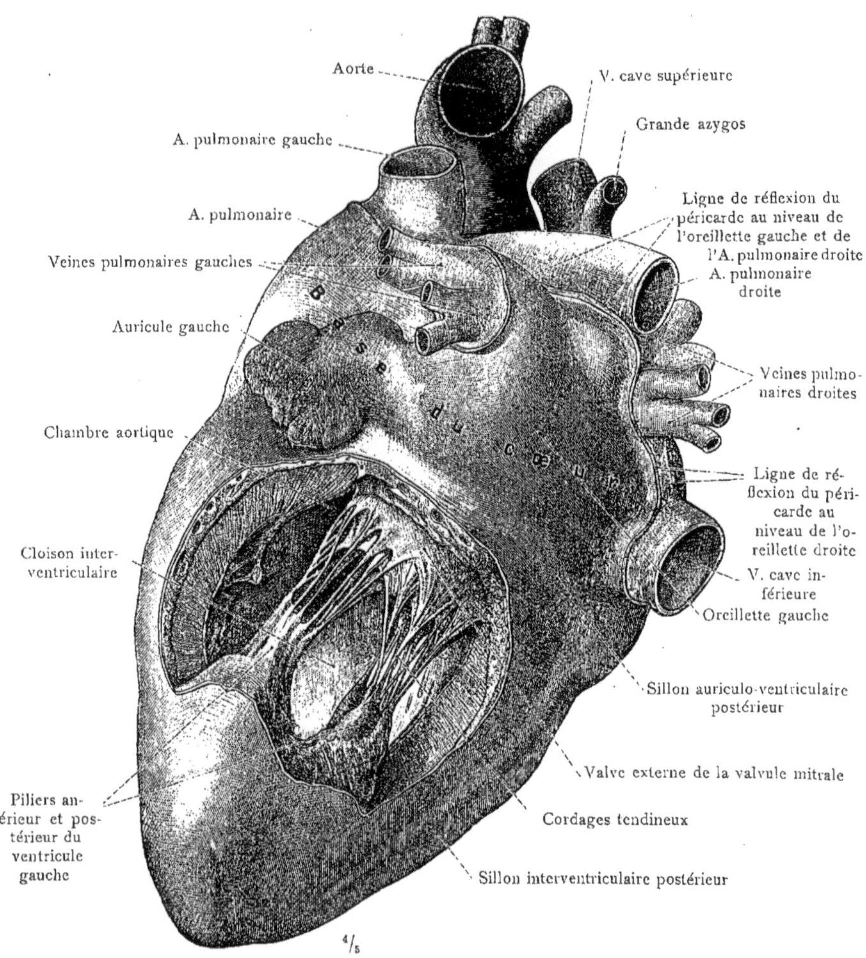

Fig. 948. Vue du ventricule gauche après ablation d'une partie de sa paroi postérieure. Valvule mitrale et ses cordages tendineux. Piliers antérieur et postérieur du ventricule. Au niveau de la base du cœur, on voit la ligne de réflexion de la séreuse péricardique.

Ventricule gauche.

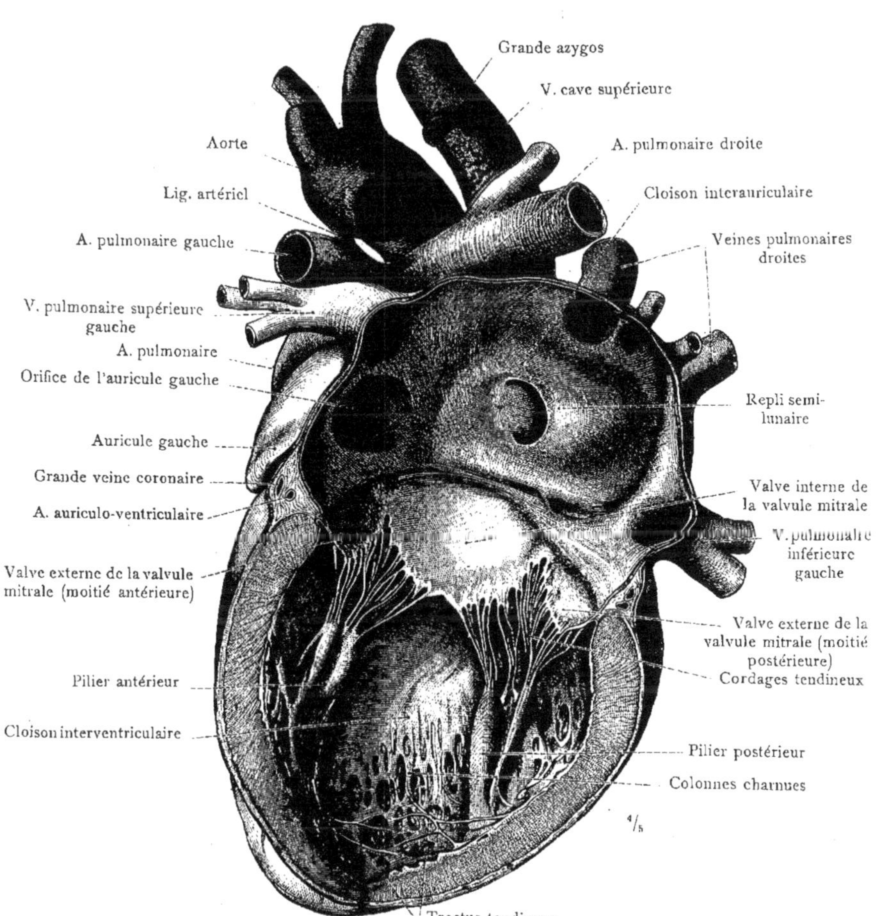

Fig. 949. Oreillette et ventricule gauches. Le cœur a été ouvert le long de son bord gauche. Valvule mitrale dont la valve externe a été sectionnée en deux parties. Piliers antérieur et postérieur du ventricule. Cloison interventriculaire. Abouchement des veines pulmonaires dans l'oreillette gauche. Cloison interauriculaire et repli semi-lunaire.

Oreillette gauche et ventricule gauche.

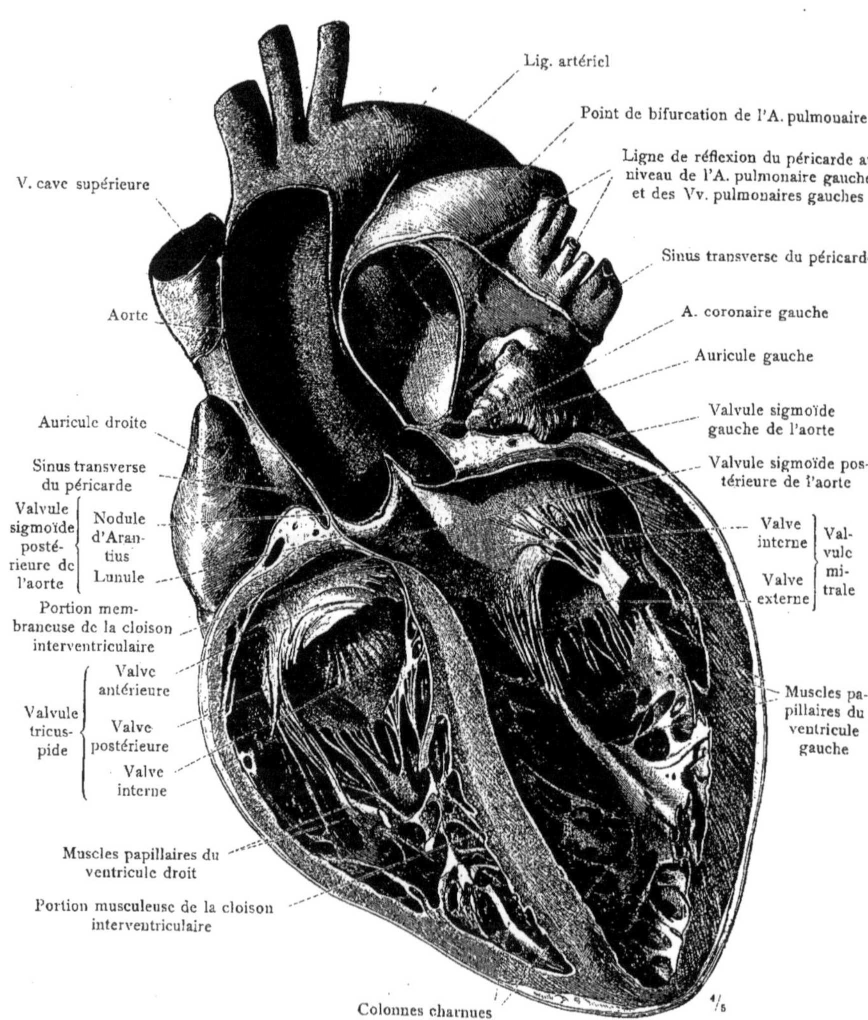

Fig. 950. Cloison interventriculaire vue sur une coupe vertico-transversale du cœur passant par l'orifice aortique (segment postérieur de la coupe). Portion membraneuse et portion musculeuse de la cloison interventriculaire.

Ventricules du cœur et cloison interventriculaire.

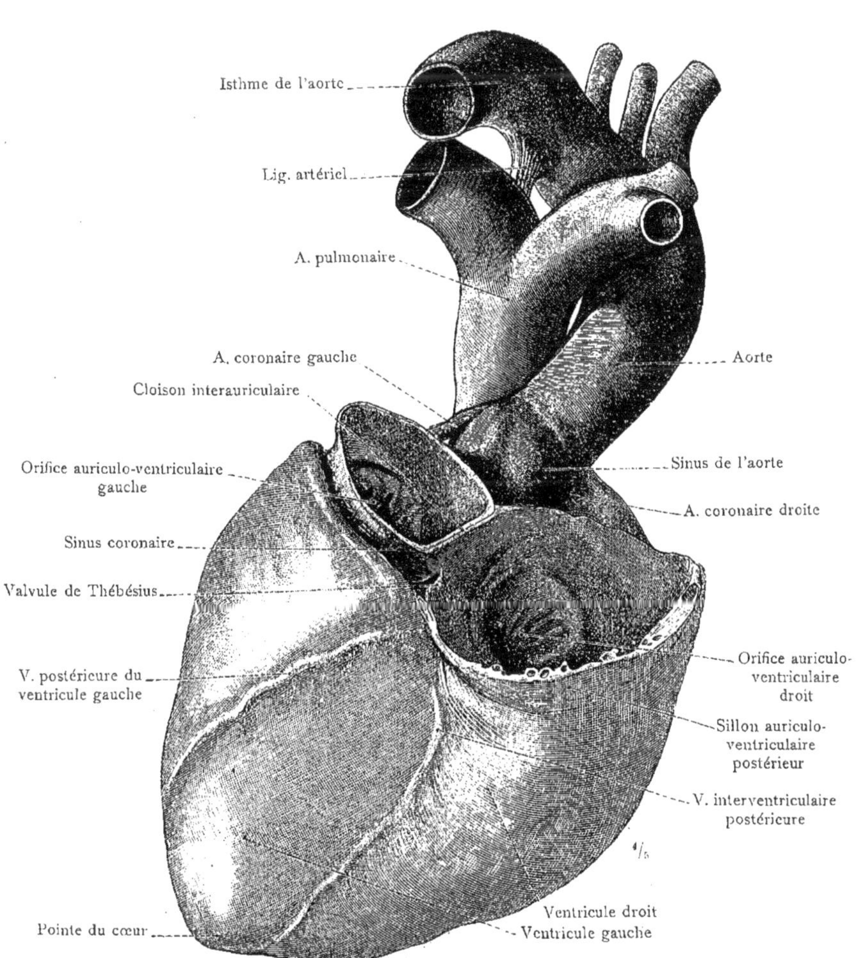

Fig. 951. Face postérieure et base des ventricules. Bifurcation du tronc de l'artère pulmonaire. Crosse aortique. Sinus de l'aorte. Origine des artères coronaires droite et gauche. Ligament artériel et isthme de l'aorte. (Après durcissement du cœur, les deux oreillettes ont été réséquées un peu au dessus du sillon auriculo-ventriculaire postérieur; le sinus coronaire a été ouvert jusqu'au niveau de son point d'abouchement dans l'oreillette.)

Base des ventricules.

                    Cœur.

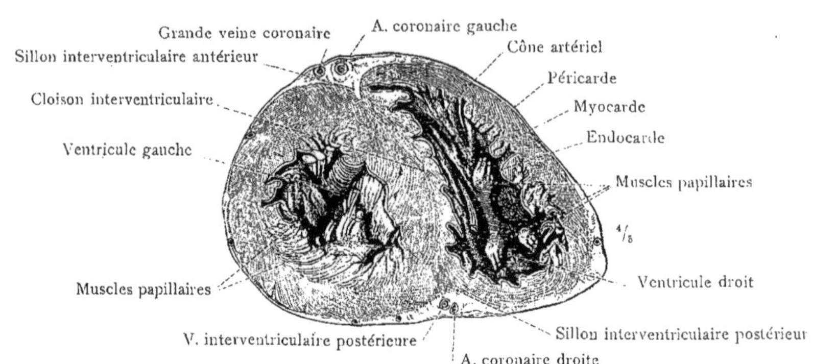

Fig. 952. Coupe transversale des ventricules du cœur (segment inférieur de la coupe).

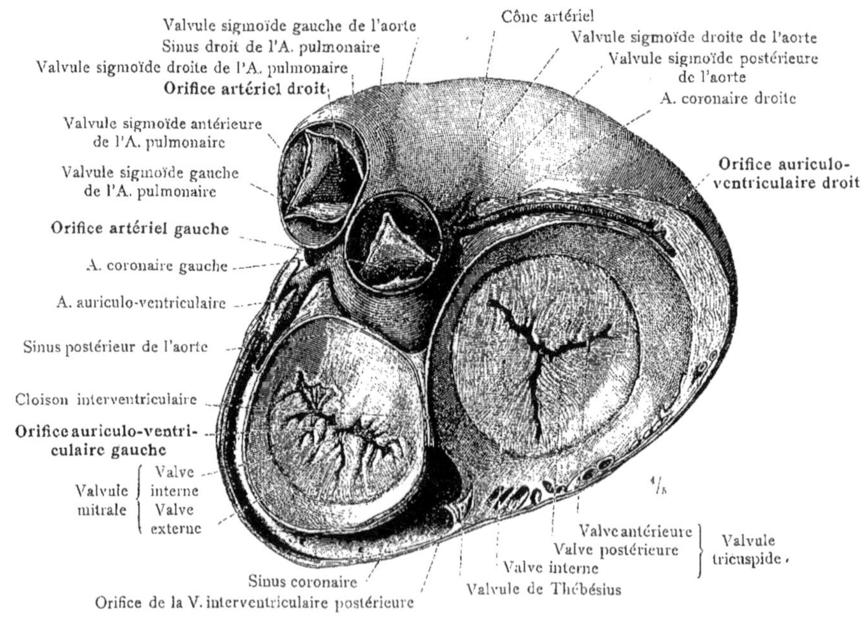

Fig. 953. Base des ventricules, vue d'en haut, pour montrer les orifices auriculo-ventriculaires et les orifices artériels. Valvules auriculo-ventriculaires, valvules sigmoïdes aortiques et pulmonaires. Valvule de Thébésius.

Cavités ventriculaires. — Orifices de la base du cœur.

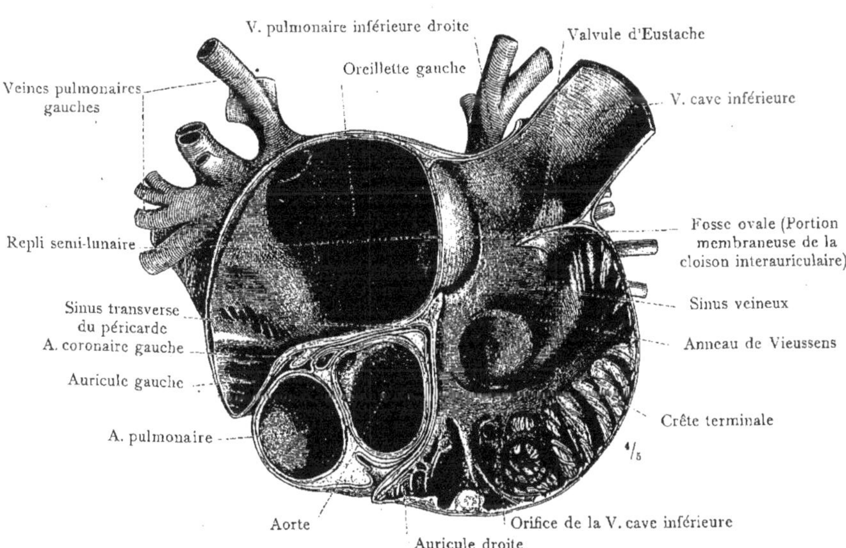

Fig. 954. Sinus transverse du péricarde. Muscles pectinés de l'oreillette droite et crête terminale. Portion membraneuse de la cloison interauriculaire.

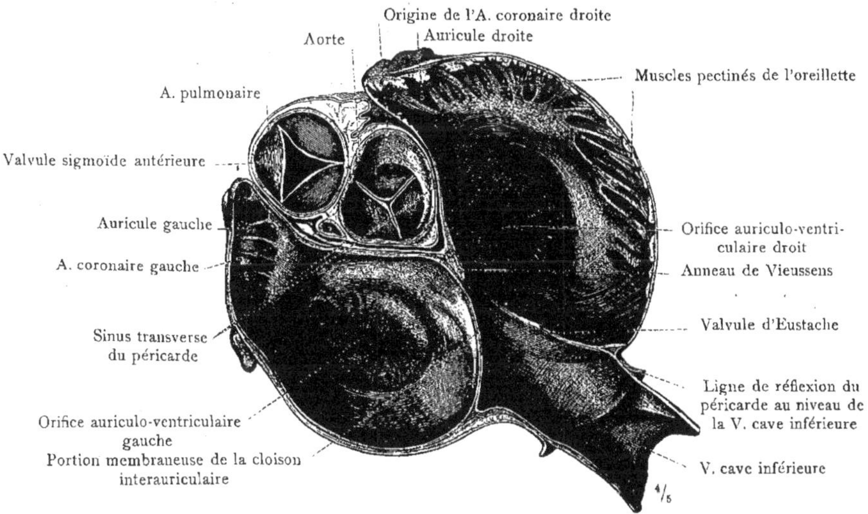

Fig. 955. Valvules sigmoïdes de l'aorte et de l'artère pulmonaire. Portion membraneuse de la cloison interauriculaire et valvule d'Eustache.

Rapports des oreillettes avec les artères aorte et pulmonaire.

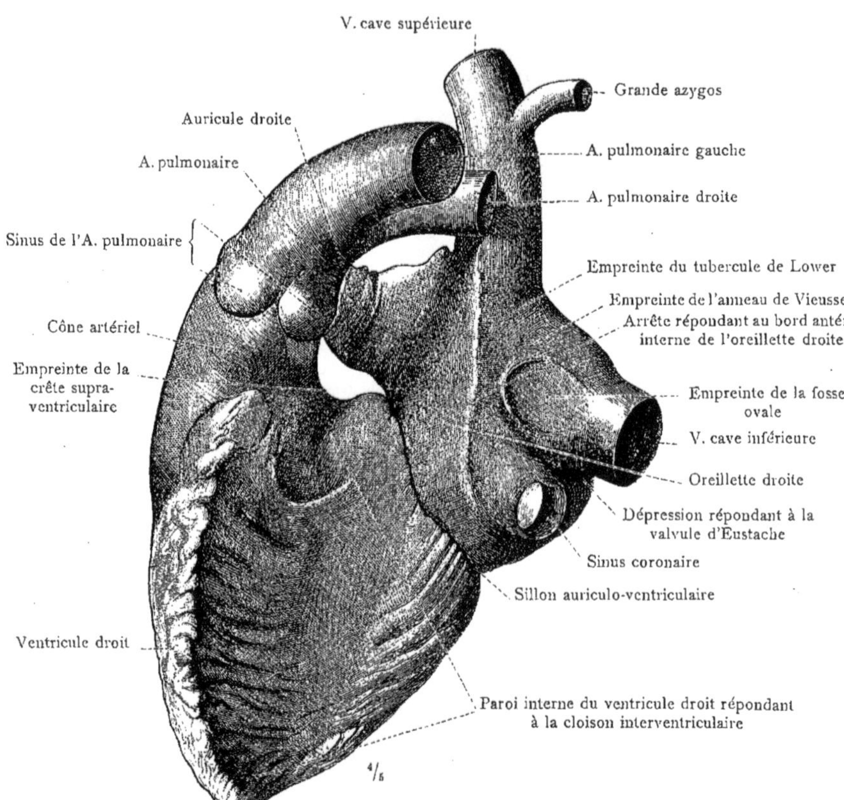

Fig. 956. Moulage des cavités droites du cœur et des portions attenantes de l'artère
pulmonaire, des deux veines caves et du sinus coronaire.
(Préparation par corrosion.)

Configuration des cavités droites du cœur.

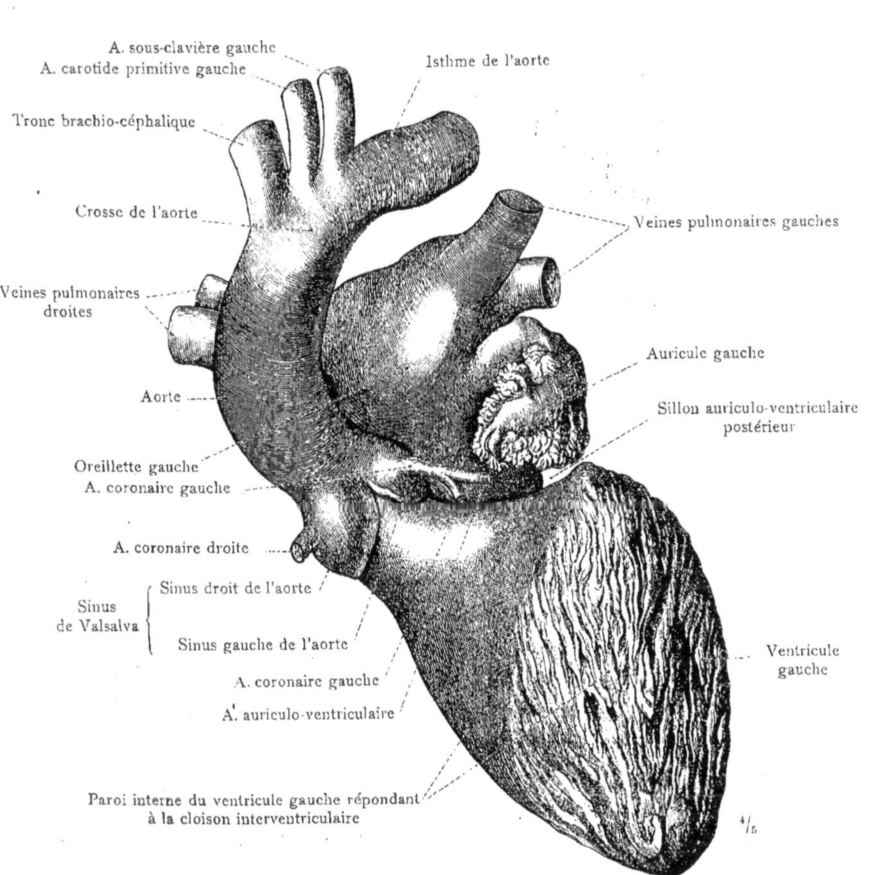

Fig. 957. Moulage des cavités gauches du cœur et des portions attenantes de l'aorte et des veines pulmonaires.
(Préparation par corrosion.)

Configuration des cavités gauches du cœur.

Cœur.

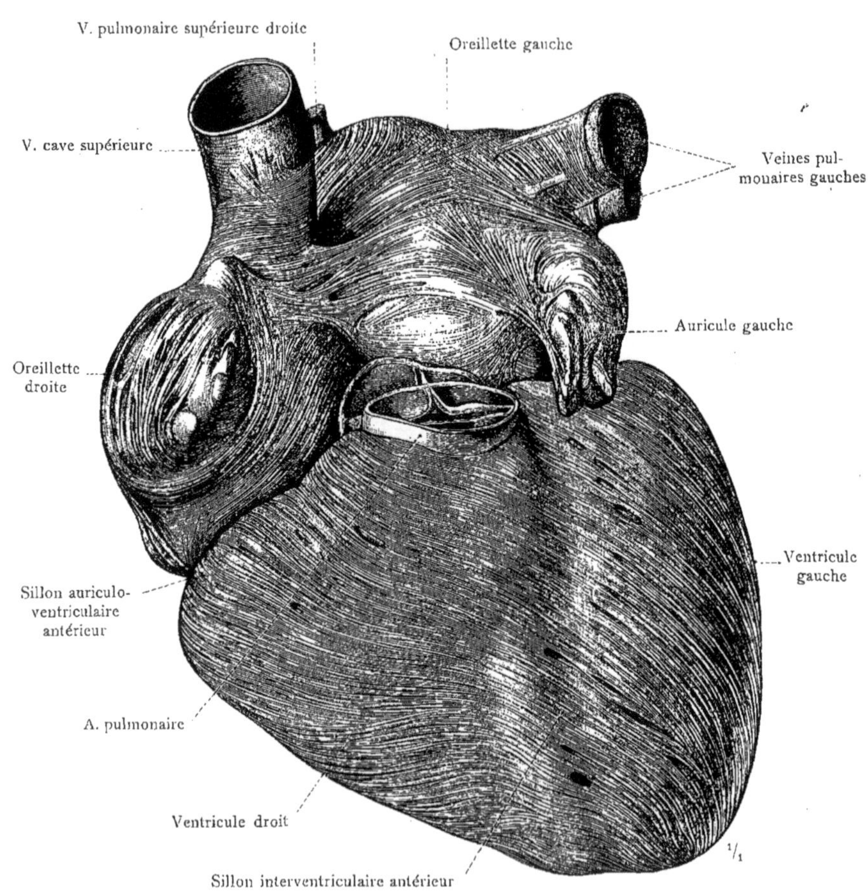

Fig. 958. Fibres musculaires superficielles de la paroi antérieure des oreillettes et des ventricules du cœur.

Musculature du cœur.

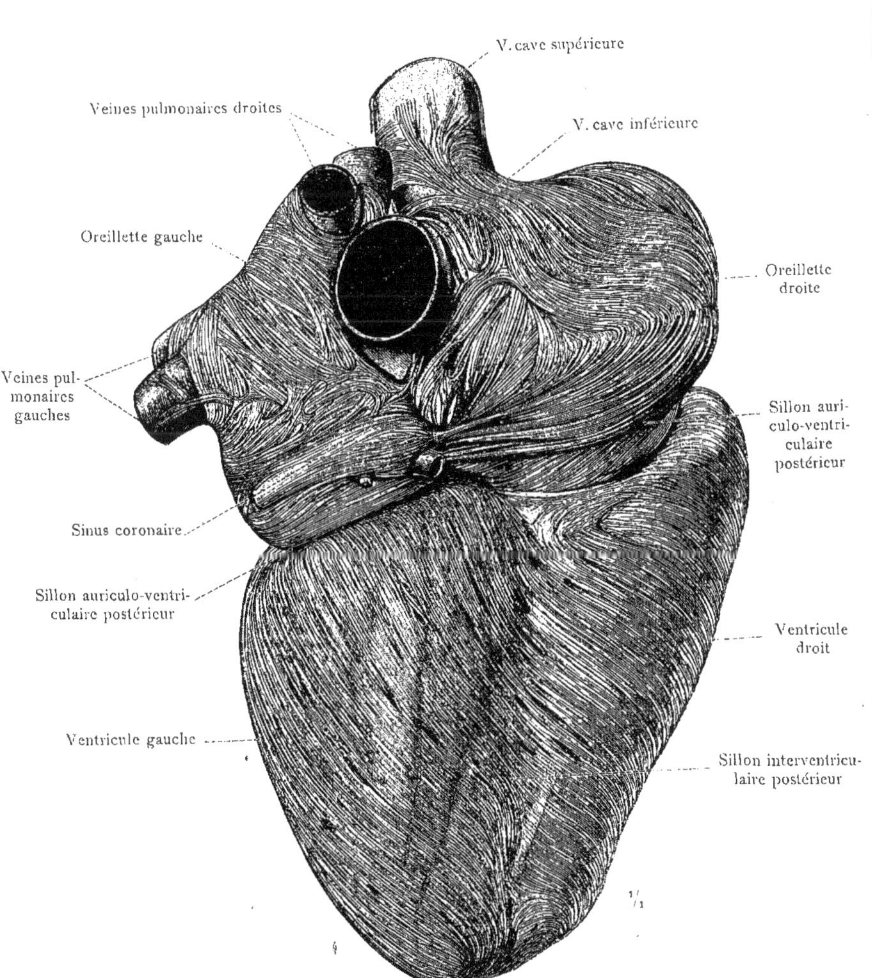

Fig. 959. Fibres musculaires superficielles de la paroi postérieure des oreillettes et des ventricules du cœur.

Musculature du cœur.

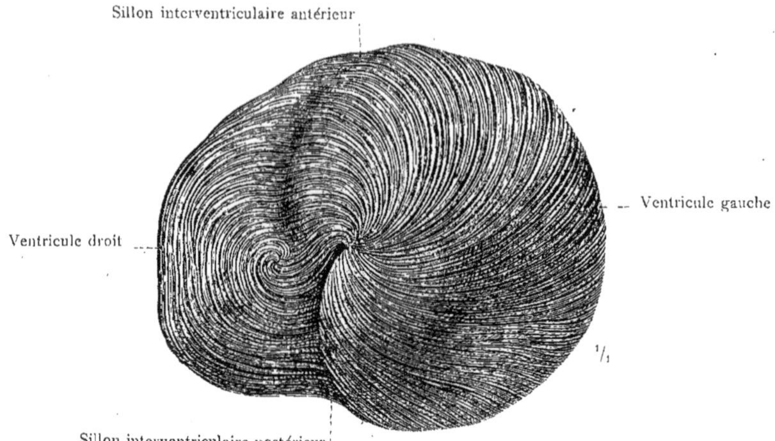

Fig. 960. Tourbillon de la pointe du cœur.

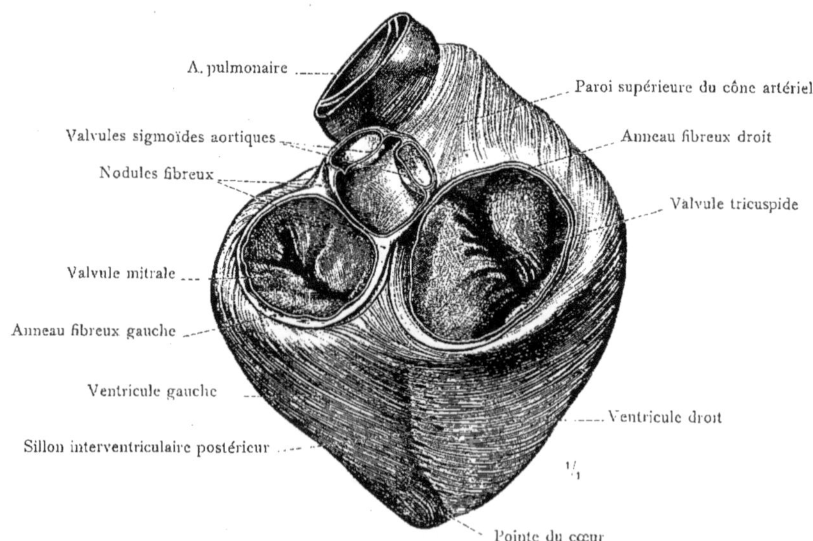

Fig. 961. Base des ventricules, vue d'en haut, pour montrer les zones fibreuses ou
anneaux fibreux auriculo-ventriculaires.

Pointe du cœur. — Zones fibreuses de la base des ventricules.

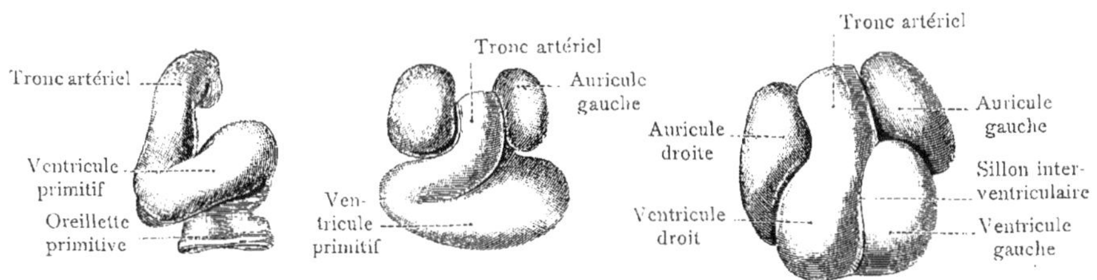

Fig. 962. Trois stades successifs du développement du cœur. (D'après *W. His.*)

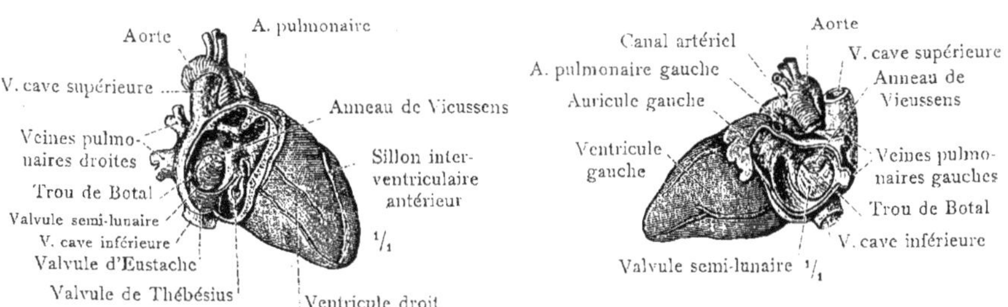

Fig. 963. Cloison interauriculaire et trou de Botal chez un fœtus humain de six mois.

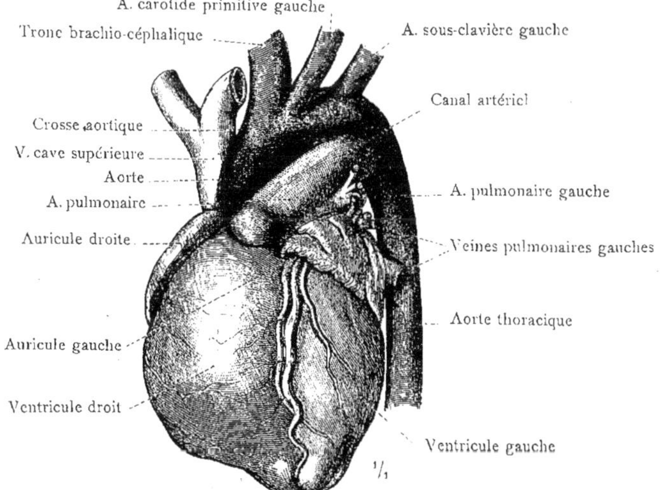

Fig. 964. Cœur de fœtus humain à terme, vue antérieure. Canal artériel.

Développement du cœur.

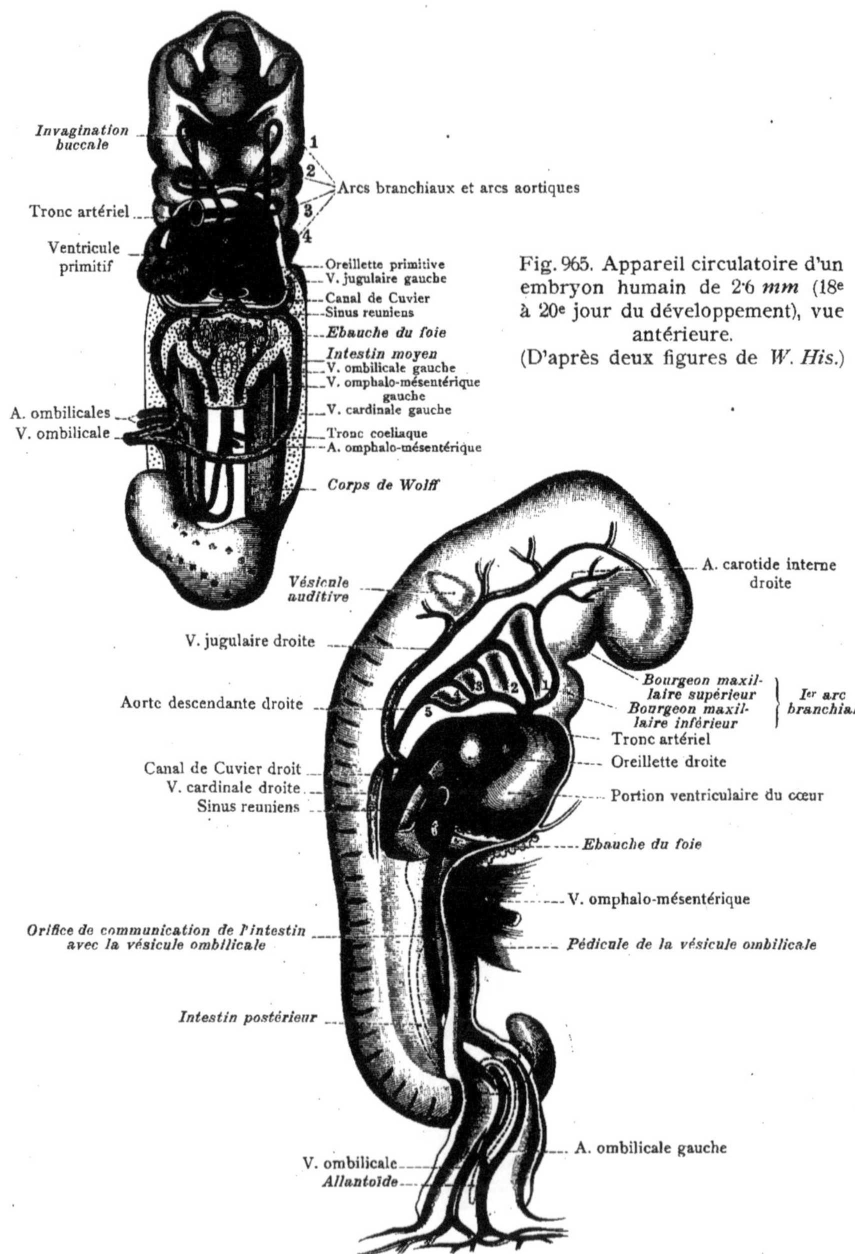

Fig. 965. Appareil circulatoire d'un embryon humain de 2·6 *mm* (18e à 20e jour du développement), vue antérieure.
(D'après deux figures de *W. His.*)

Fig. 966. Reconstruction de l'appareil circulatoire d'un embryon humain de 4·2 *mm* (22e à 23e jour du développement) vue latérale droite. (D'après *W. His.*)

Etat de l'appareil circulatoire à la fin de la troisième et au commencement de la quatrième semaine de la vie fœtale.

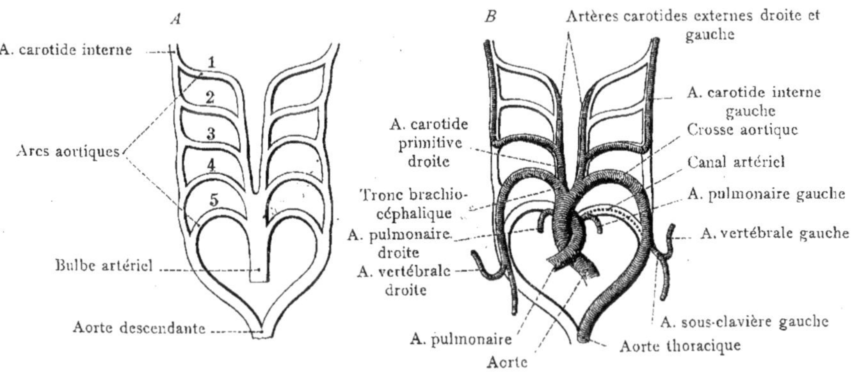

Fig. 967. Arcs aortiques: *A*. disposition primitive; *B*. état définitif.
(Schéma de *Rathke* légèrement modifié par *F. Hochstetter.*)

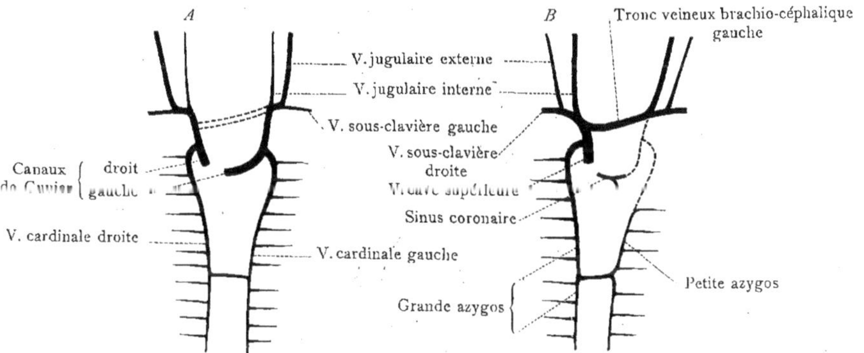

Fig. 968. Développement des veines: *A*. état primitif, système veineux symétrique;
B. formation de la veine cave supérieure. (Schématique.)

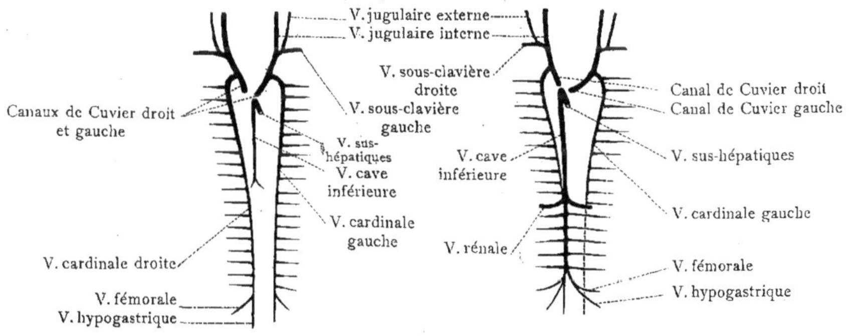

Fig. 969. Figures schématiques destinées à montrer le mode de développement de la
veine cave inférieure.

Développement des gros troncs artériels et veineux.

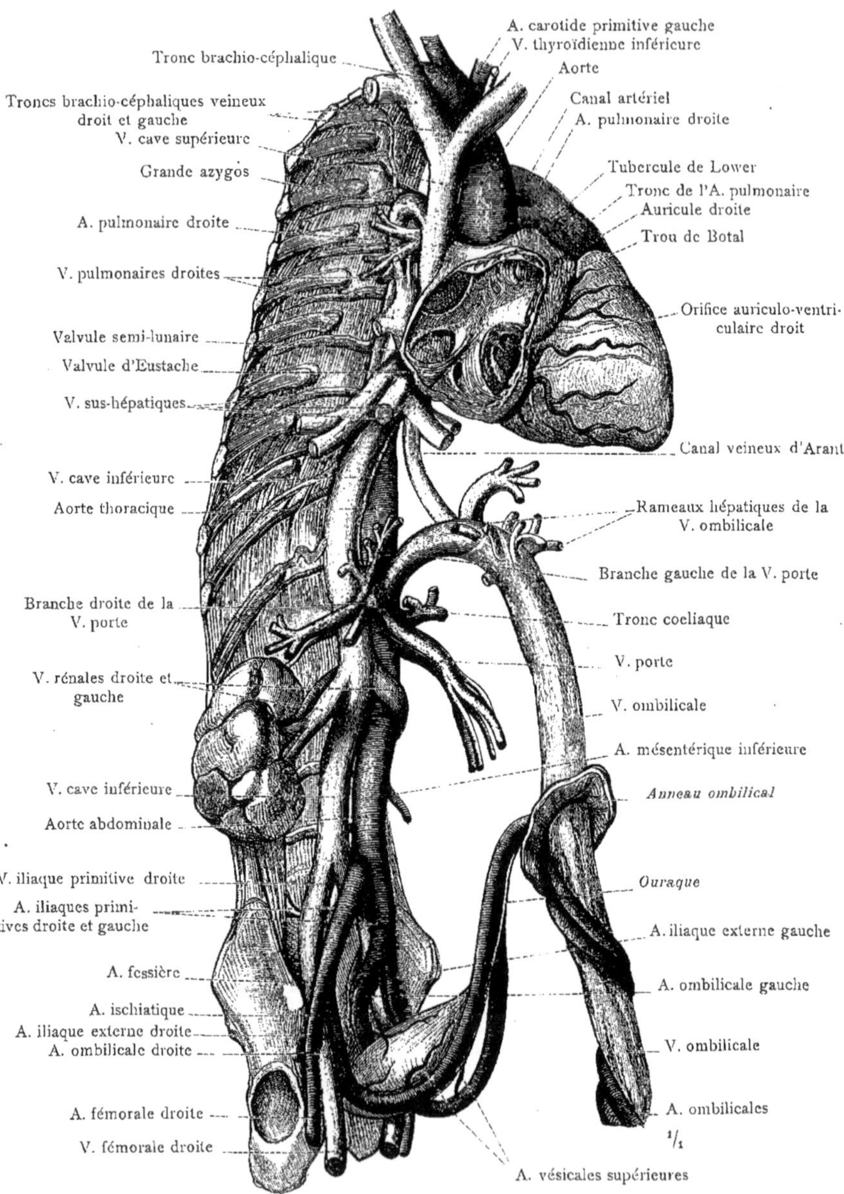

Fig. 970. Appareil circulatoire d'un fœtus humain à terme. Vue latérale droite.
(La paroi externe de l'oreillettte droite a été ouverte pour montrer la cloison interauriculaire, le trou de Botal et sa valvule semi-lunaire. La veine ombilicale et le canal veineux d'Arantius ont été figurés en jaune, la veine porte, les artères pulmonaires et le canal artériel en vert.)

Appareil circulatoire du fœtus humain.

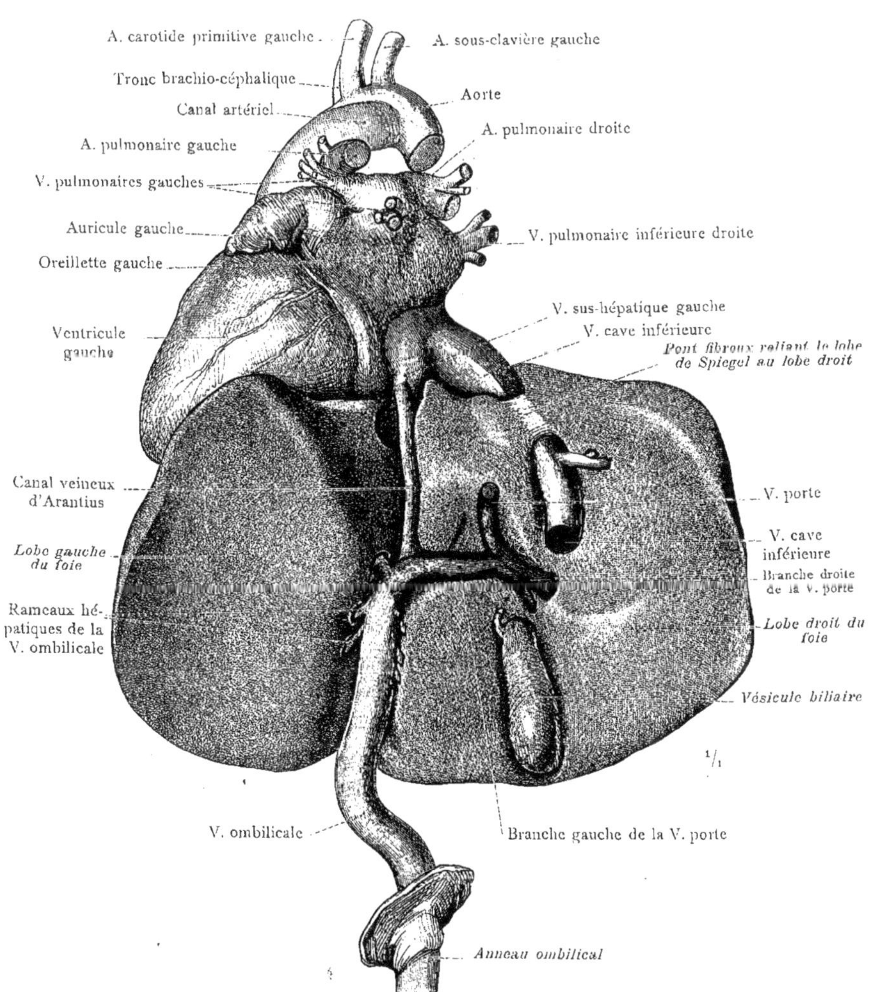

Fig. 971. Foie et cœur d'un fœtus à terme. Veine ombilicale depuis l'anneau ombilical jusqu'à son abouchement dans la branche gauche de la veine porte. Rameaux hépatiques de la veine ombilicale. Branches de division de la veine porte. Canal veineux d'Arantius reliant la branche gauche de la veine porte à la veine sus-hépatique gauche. (Le foie est vu par sa face inférieure et le cœur par sa face postérieure; la portion terminale de la veine porte a été réclinée vers le haut.)

Veine ombilicale et canal veineux d'Arantius.

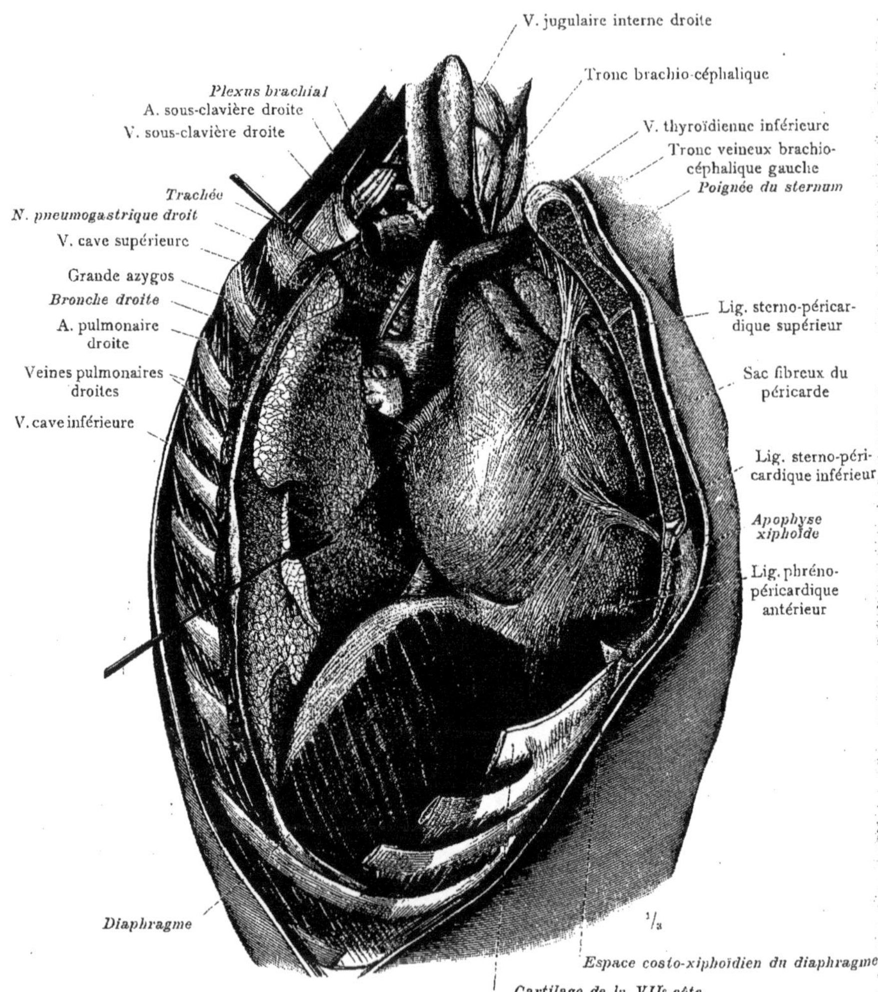

Fig. 972. Sac fibreux du péricarde et ses rapports avec le diaphragme; ligament phréno-péricardique antérieur. Insertions du sac péricardique sur l'aorte, la veine cave inférieure et les veines pulmonaires droites. Ligaments sterno-péricardiques supérieur et inférieur.
(La cage thoracique a été largement ouverte du côté droit et le poumon a été fortement récliné en arrière pour laisser voir les vaisseaux du pédicule pulmonaire.)

Sac fibreux du péricarde. — Ligaments sterno-péricardiques.

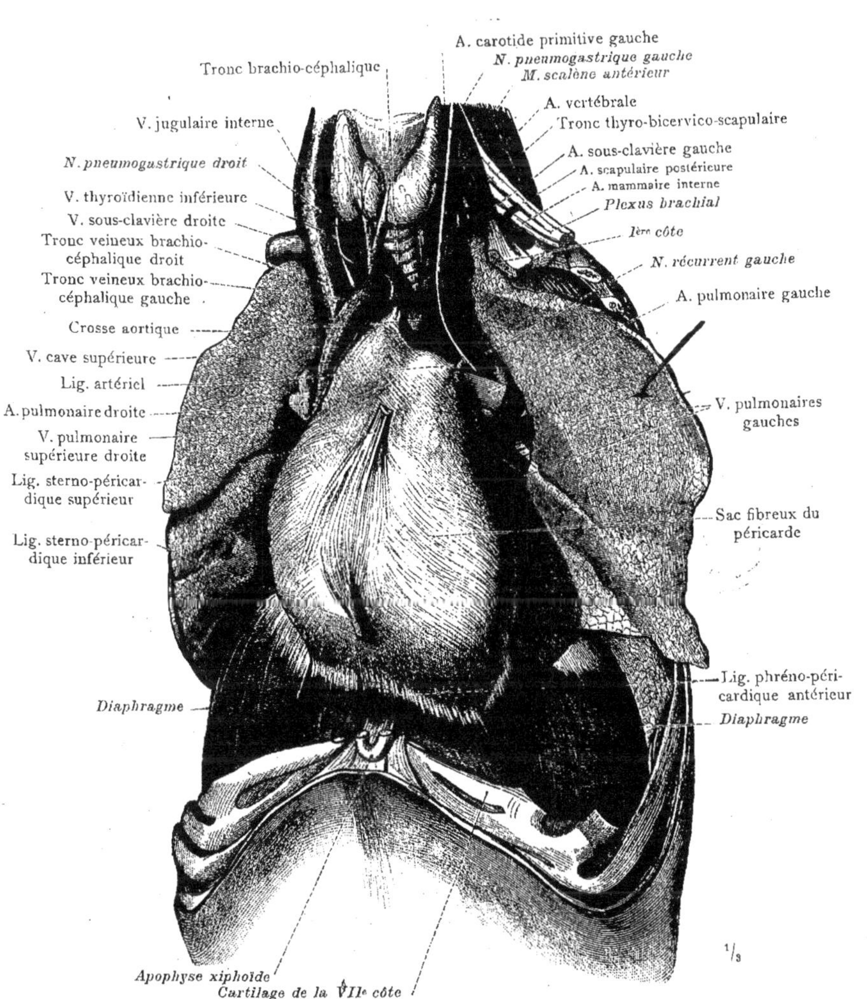

Fig. 973. Sac fibreux du péricarde et ses rapports avec le diaphragme; ligament phréno-péricardique antérieur. Insertions du sac péricardique sur l'aorte, l'artère pulmonaire gauche et la paroi antérieure des veines pulmonaires gauches.
(Les cavités pleurales ont été ouvertes et les deux poumons érignés en dehors pour laisser voir à droite et à gauche les vaisseaux du pédicule pulmonaire.)

Sac fibreux du péricarde. — Ligaments sterno-péricardiques.

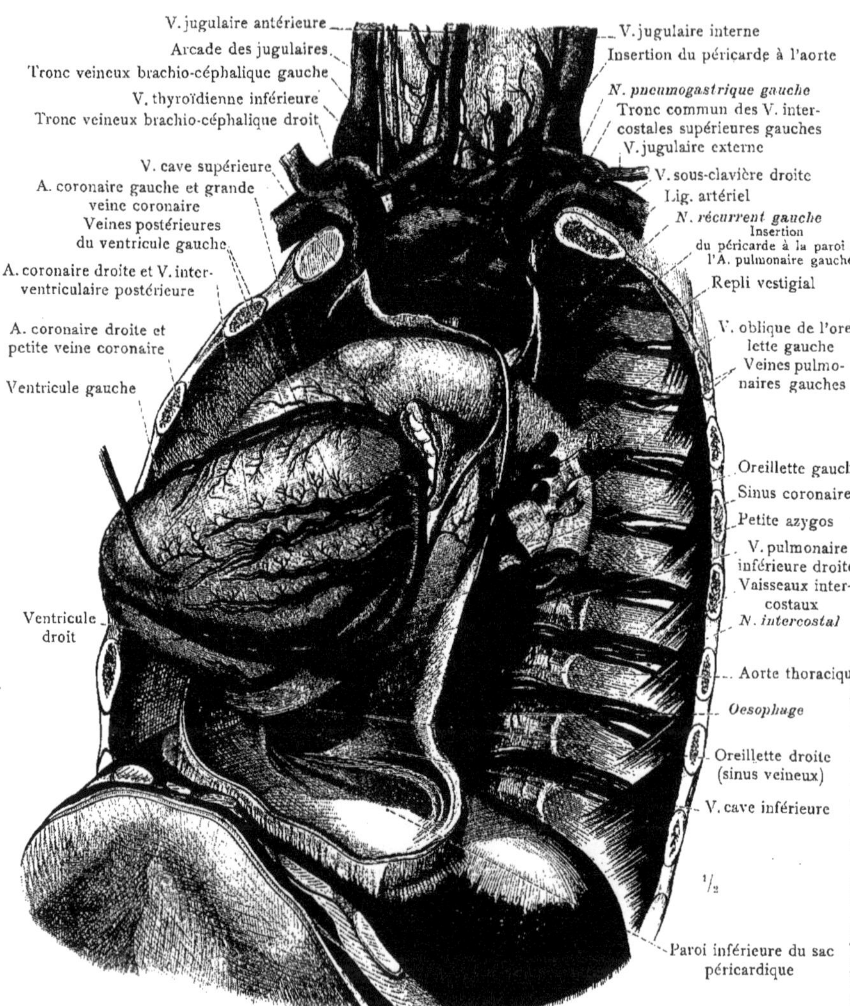

Fig. 974. Péricarde. Repli vestigial et ses rapports avec la veine oblique de l'oreillette gauche.

(La cage thoracique a été largement ouverte du côté gauche; le sac fibreux du péricarde a été incisé le long de ses insertions aux gros vaisseaux de la base du cœur et suivant sa zone d'adhérence au diaphragme. Le cœur a été érigné en haut et à droite et présente sa face inférieure. Les vaisseaux coronaires ont été mis en évidence après ablation partielle du feuillet viscéral de la séreuse péricardique.)

Péricarde. Repli vestigial. Veines du cœur.

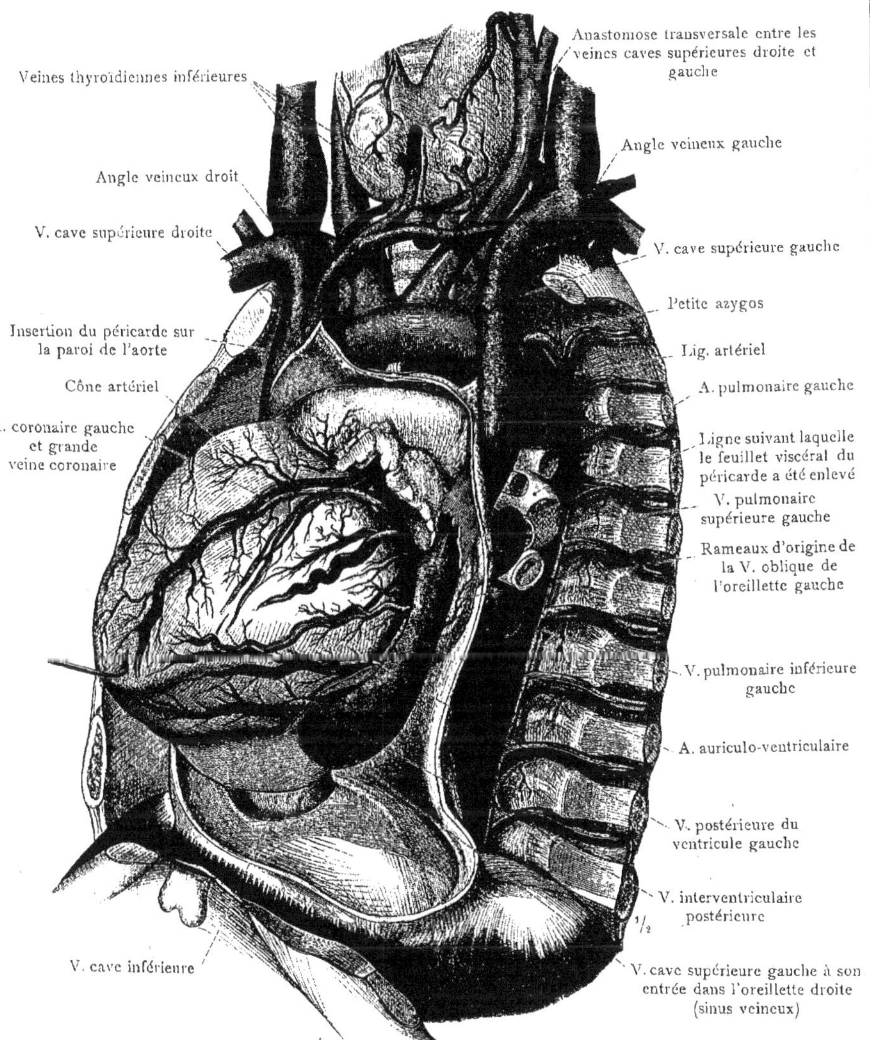

Fig. 975. Veine cave supérieure gauche et ses rapports avec les veines du cœur. La petite veine azygos vient se jeter dans la veine cave supérieure gauche, à la hauteur du corps de la IVe vertèbre dorsale. Anastomose transversale reliant les deux veines caves supérieures droite et gauche et aux dépens de laquelle se constitue normalement le tronc veineux brachio-céphalique gauche.

(La cage thoracique et le péricarde ont été ouverts comme dans la préparation représentée figure 974. La veine cave supérieure gauche aboutit à l'oreillette droite au niveau du sinus veineux et reçoit comme affluents la grande veine coronaire, la veine postérieure du ventricule gauche et la veine interventriculaire postérieure.

Persistance de la veine cave supérieure gauche.

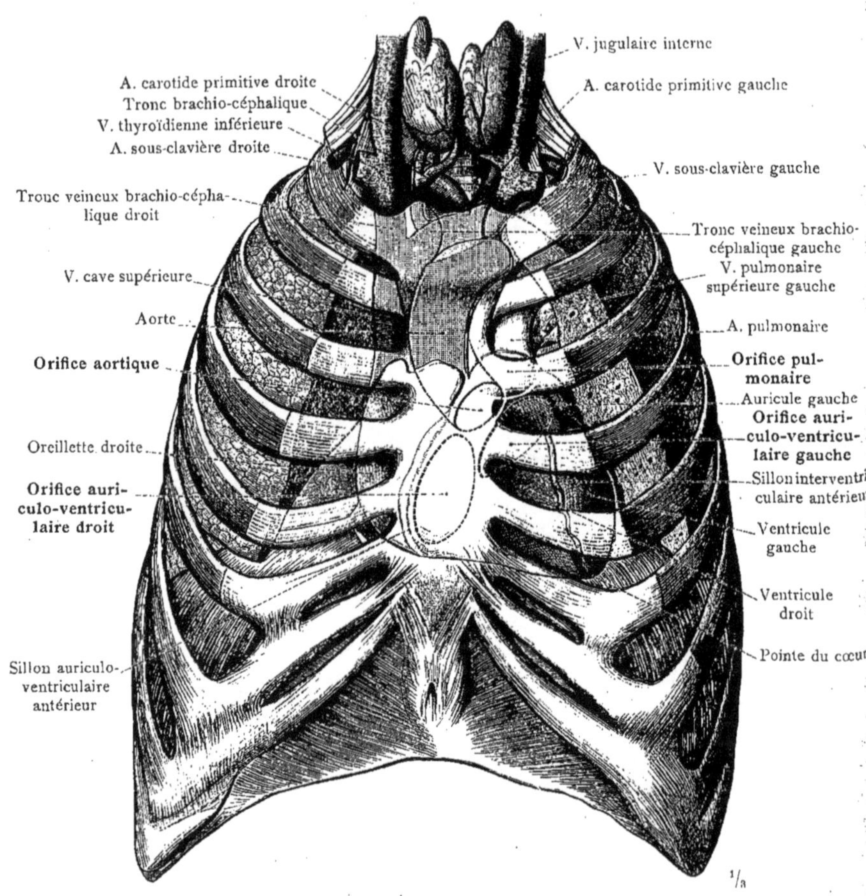

Fig. 976. Projection du cœur et de ses orifices sur le plastron sterno-costal.
(Dans ce cas, le cartilage de la VIIIᵉ côte s'articulait avec le sternum et l'artère carotide primitive gauche prenait naissance sur le tronc brachio-céphalique.)

Rapports du cœur avec le plastron sterno-costal.

ARTÈRE PULMONAIRE.

ARTÈRES DU TRONC.

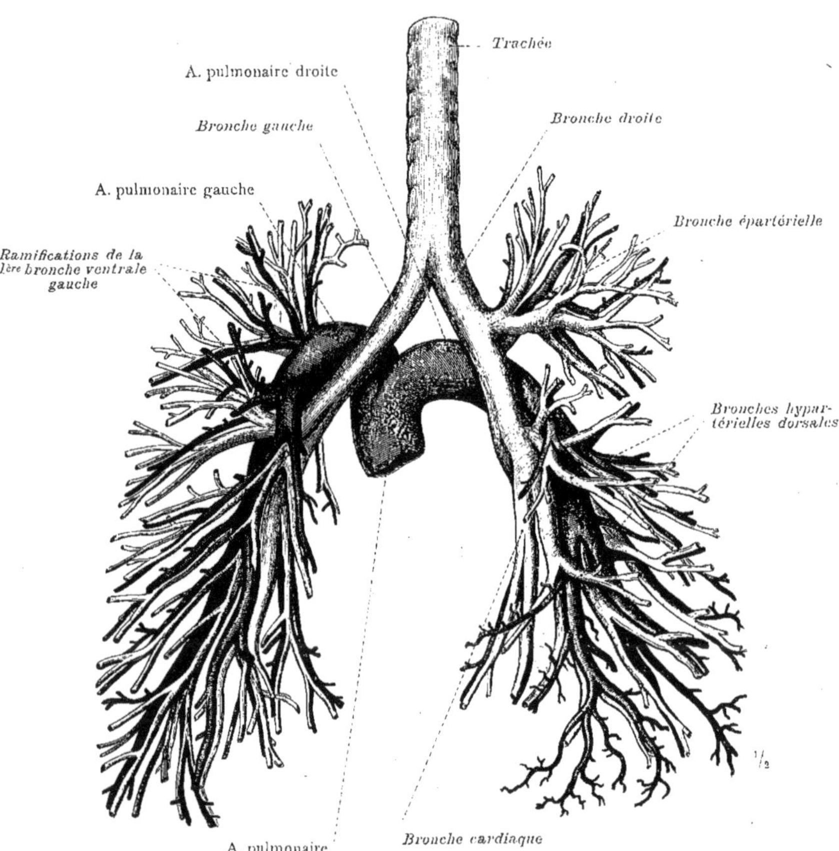

Fig. 977. Artère pulmonaire et sa division en artère pulmonaire droite et artère pulmonaire gauche. Ramifications des artères pulmonaires à l'intérieur des poumons et leurs rapports avec l'arbre bronchique.
(Préparation obtenue par corrosion, vue postérieure.)

Artère pulmonaire.

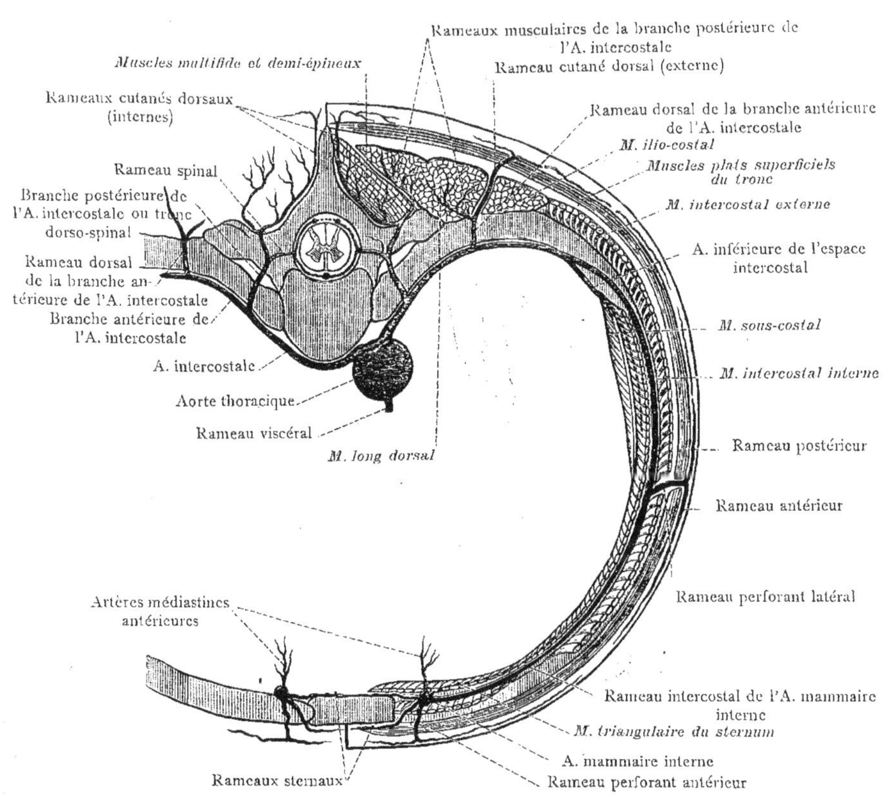

Fig. 978. Figure schématique destinée à montrer le mode de distribution des artères intercostales dans un segment du tronc.

Artères intercostales.

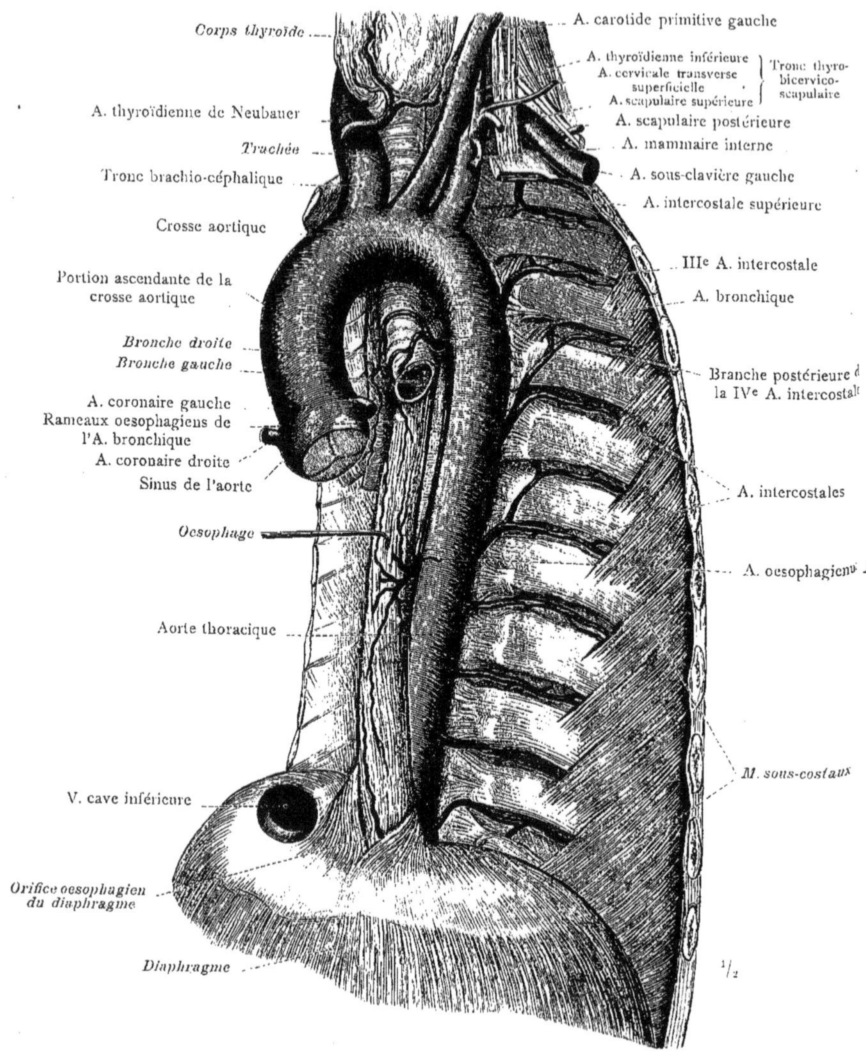

Fig. 979. Aorte thoracique et ses branches pariétales et viscérales. Artères bronchiques et oesophagiennes. Les artères intercostales ont été disséquées jusqu'au niveau de leur passage en arrière des muscles intercostaux internes et sous-costaux; on voit l'origine de leurs branches postérieure et antérieure. Les IVe et Ve, VIe et VIIe artères intercostales naissent dans ce cas d'un tronc commun, disposition relativement fréquente. La deuxième artère intercostale est formée par la portion terminale de l'artère intercostale supérieure. Du tronc brachio-céphalique se détache une artère thyroïdienne impaire, l'artère thyroïdienne de Neubauer.

Aorte thoracique. — Artères bronchiques et œsophagiennes. — Artères intercostales.

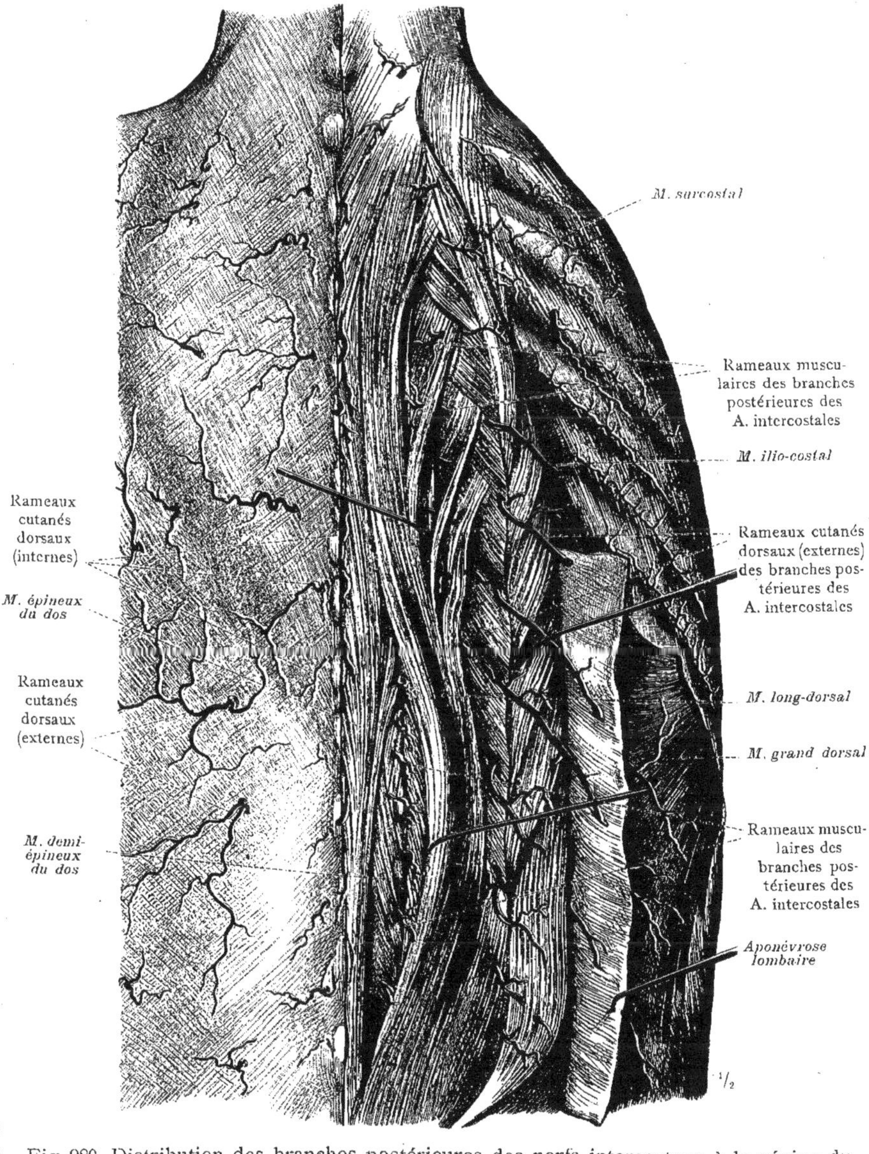

Fig. 980. Distribution des branches postérieures des nerfs intercostaux à la région du dos. Du côté gauche, on a figuré les rameaux cutanés dorsaux internes et externes; du côté droit, les rameaux musculaires. A droite, l'aponévrose lombaire à été détachée des apophyses épineuses et réclinée en dehors. Le muscle ilio-costal et la portion inférieure du muscle long dorsal ont été érignés en dehors, la portion supérieure du muscle long dorsal a été au contraire érignée en dedans.

Branches postérieures des artères intercostales.

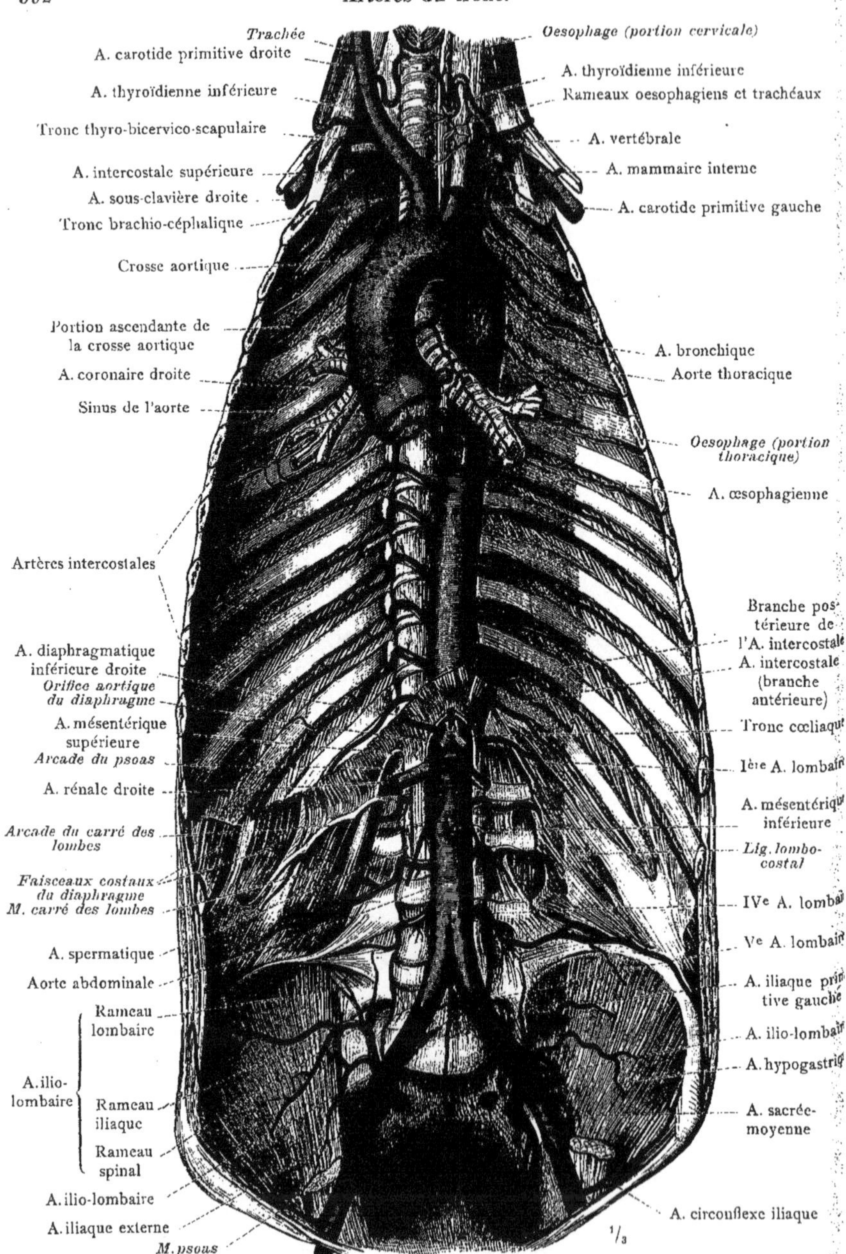

Fig. 981. Branches pariétales de l'aorte: artères intercostales, artères lombaires et artère sacrée-moyenne. Les branches viscérales de l'aorte, à l'exception de l'artère bronchique, ont été coupées près de leur origine.

Artères intercostales et artères lombaires.

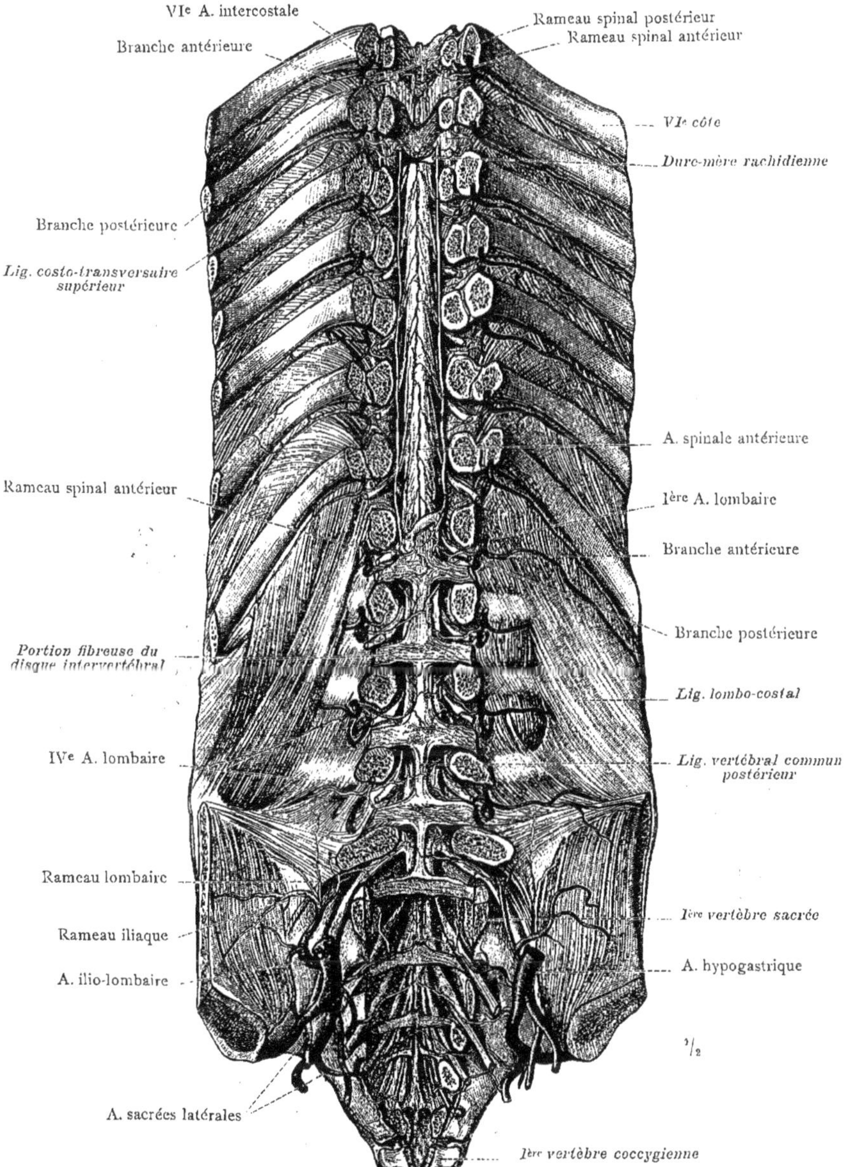

Fig. 982. Rameaux spinaux des artères intercostales, lombaires et sacrées latérales; vue antérieure. Le canal vertébral et les trous transversaires ont été ouverts après ablation des corps vertébraux. La moelle épinière et la dure-mère rachidienne ont été enlevées jusqu'au niveau de la huitième vertèbre dorsale. De la huitième vertèbre dorsale à la première lombaire, la moelle a été mise à nu et dépouillée de son enveloppe durale. A partir de ce point, on a conservé le ligament vertébral commun postérieur et la portion fibreuse attenante des disques intervertébraux.

Artères du canal vertébral.

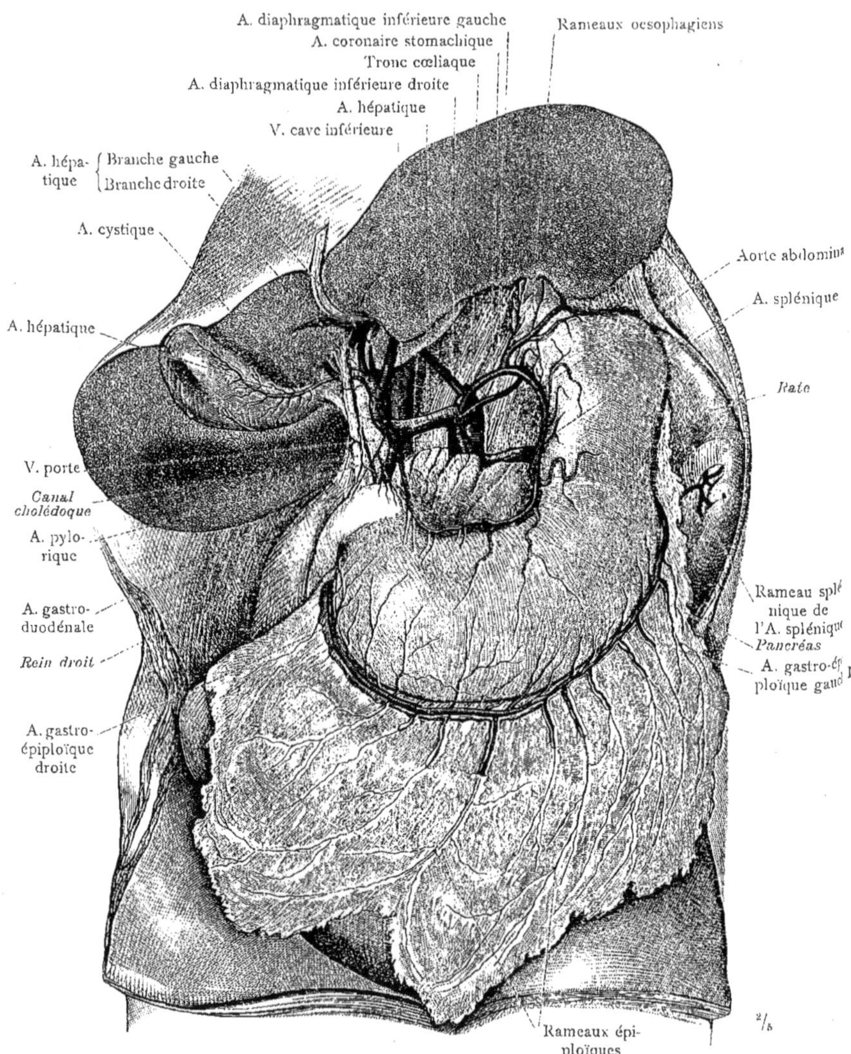

Fig. 983. Tronc cœliaque et ses branches; vue antérieure. Artères coronaire stomachique
splénique et hépatique. Artères cystique et gastro-duodénale. Artère pylorique. Artères
gastro-épiploïques droite et gauche. Dans le grand épiploon, étalé à la surface de
l'intestin, on voit cheminer les rameaux épiploïques des artères gastro-épiploïques.
Rapports de l'artère hépatique avec la veine porte et le canal cholédoque. L'artère
diaphragmatique inférieure gauche est fournie dans ce cas par le tronc cœliaque.

Tronc cœliaque.

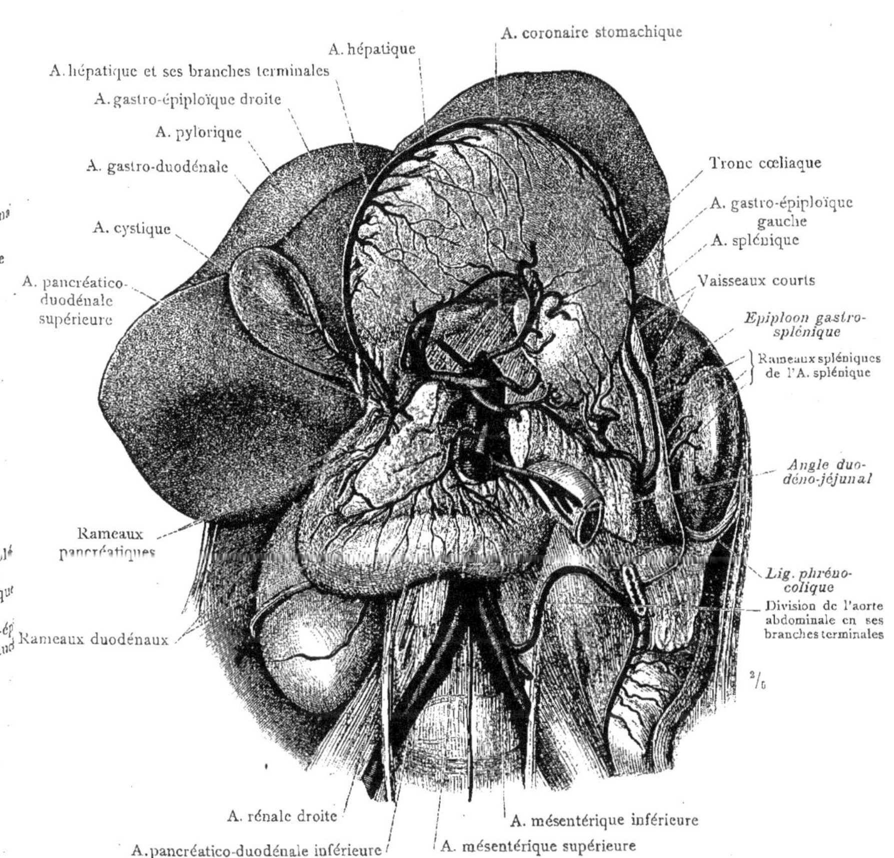

Fig. 984. Tronc cœliaque et ses branches. Artère splénique avec ses rameaux pancréatiques et spléniques, les vaisseaux courts et l'artère gastro-épiploïque gauche. Anastomose des artères gastro-épiploïques droite et gauche. Rameaux pancréatiques et duodénaux des artères pancréatico-duodénales supérieure et inférieure. (L'estomac a été récliné vers le haut pour laisser voir le pancréas, la rate et le duodénum. On a réséqué une portion du corps du pancréas afin de mettre en évidence l'aorte abdominale, l'origine des deux artères rénales et de l'artère mésentérique supérieure.)

Tronc cœliaque.

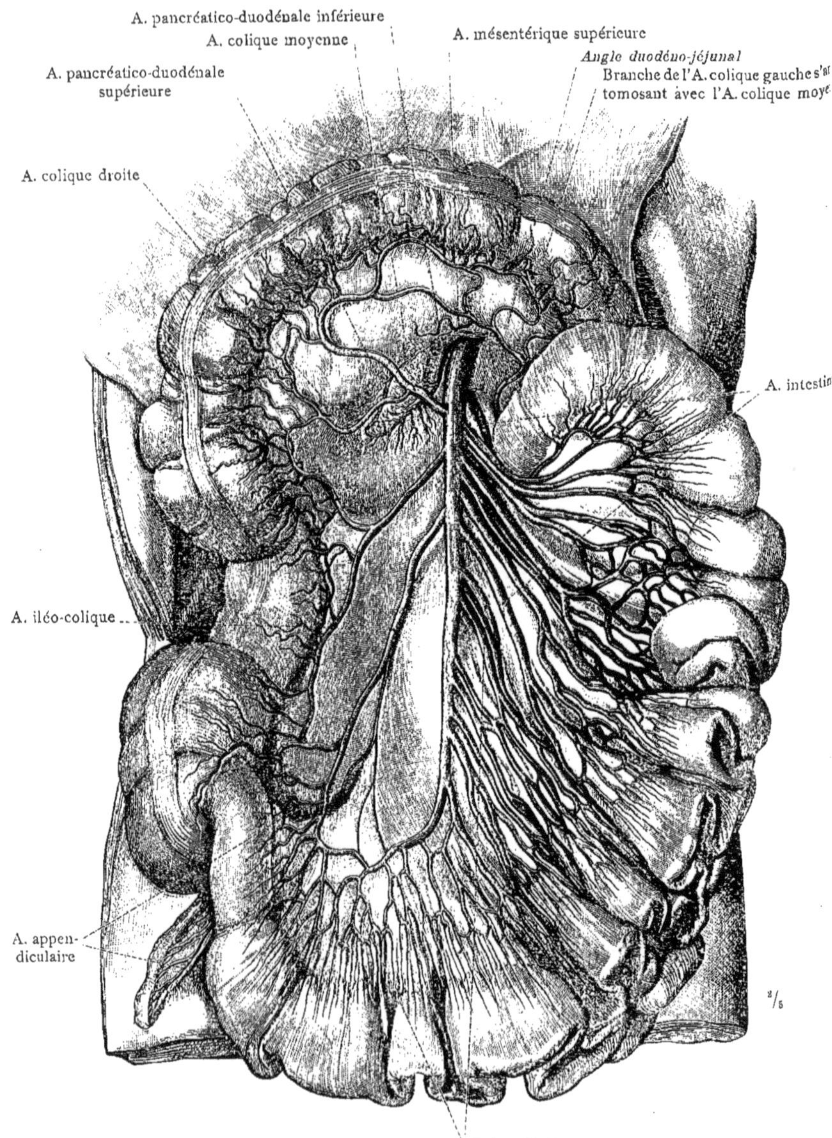

Fig. 985. Artère mésentérique supérieure et ses branches. Artère pancréatico-duodénale
inférieure et artères de l'intestin grêle. Artères iléo-colique et appendiculaire. Artère
colique droite et artère colique gauche.
(L'intestin grêle a été récliné du côté gauche, le colon transverse a été attiré vers le
haut.)

Artère mésentérique supérieure.

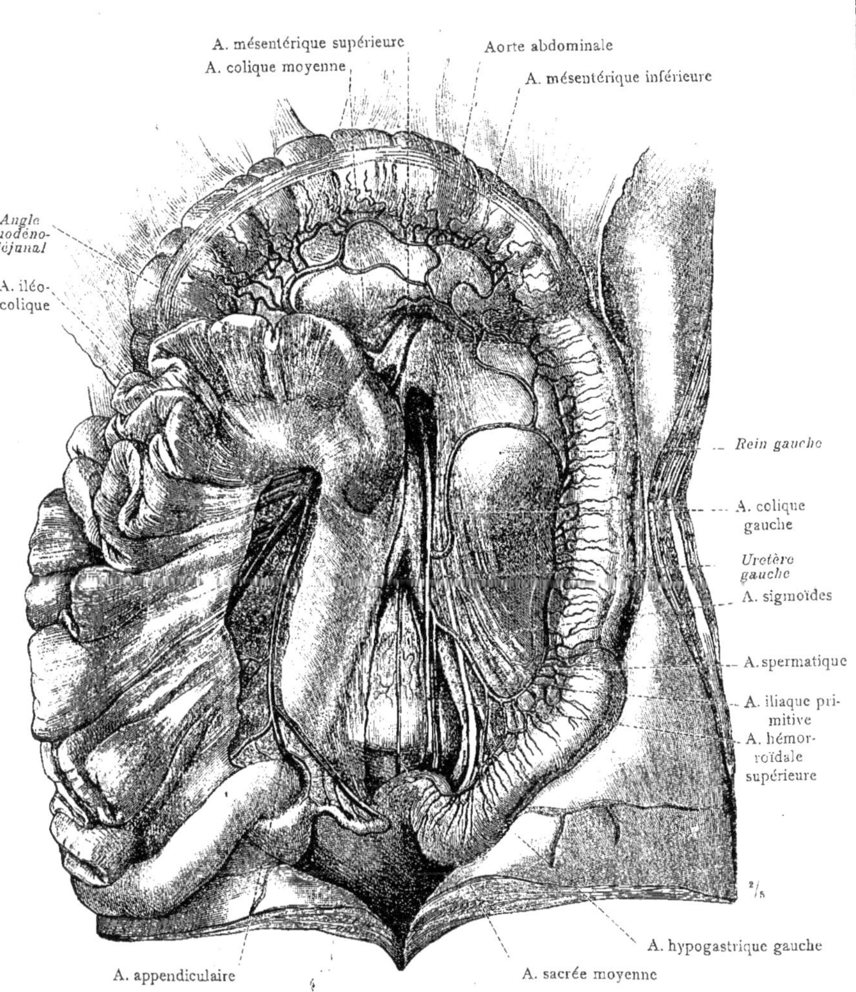

Fig. 986. Artère mésentérique inférieure et ses branches. Artère colique gauche et son anastomose avec l'artère colique moyenne. Artères sigmoïdes et artère hémorroïdale supérieure.
(L'intestin grêle a été récliné du côté droit avec le mésentère; l'artère iléo-colique et l'artère appendiculaire ont été ensuite disséquées.)

Artère mésentérique inférieure.

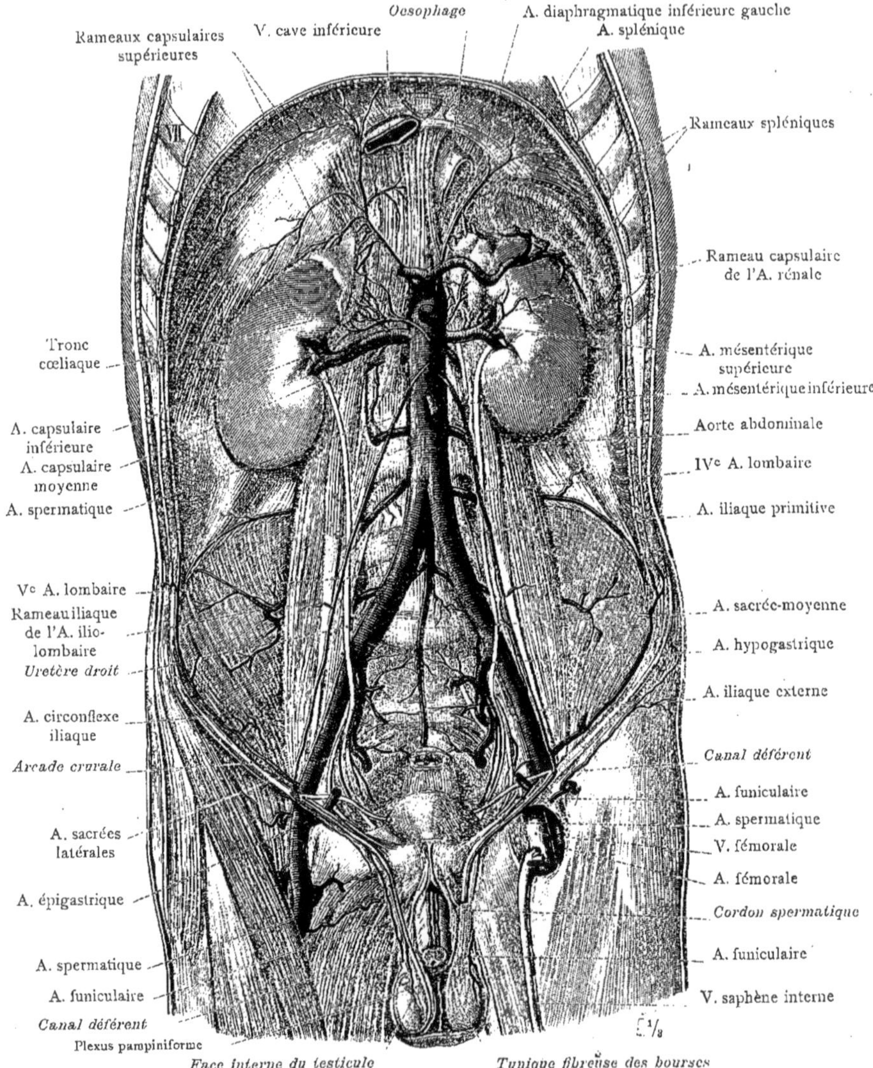

Fig. 987. Branches pariétales et viscérales de l'aorte abdominale. Artères diaphragmatiques inférieures et artères lombaires. Artères sacrée moyenne et sacrées-latérales. Artère splénique. Artères rénales et capsulaires. Artères spermatique et funiculaire. (Les viscères abdominaux ont été enlevés à l'exception de la rate, des reins et des capsules surrénales. Du côté droit, le testicule a été mis à nu pour montrer le point de pénétration de l'artère spermatique; du coté gauche, après ouverture du scrotum, on a conservé la tunique fibreuse des bourses pour mettre en évidence la terminaison de l'artère funiculaire entre les deux faisceaux du crémaster.)

Aorte abdominale.

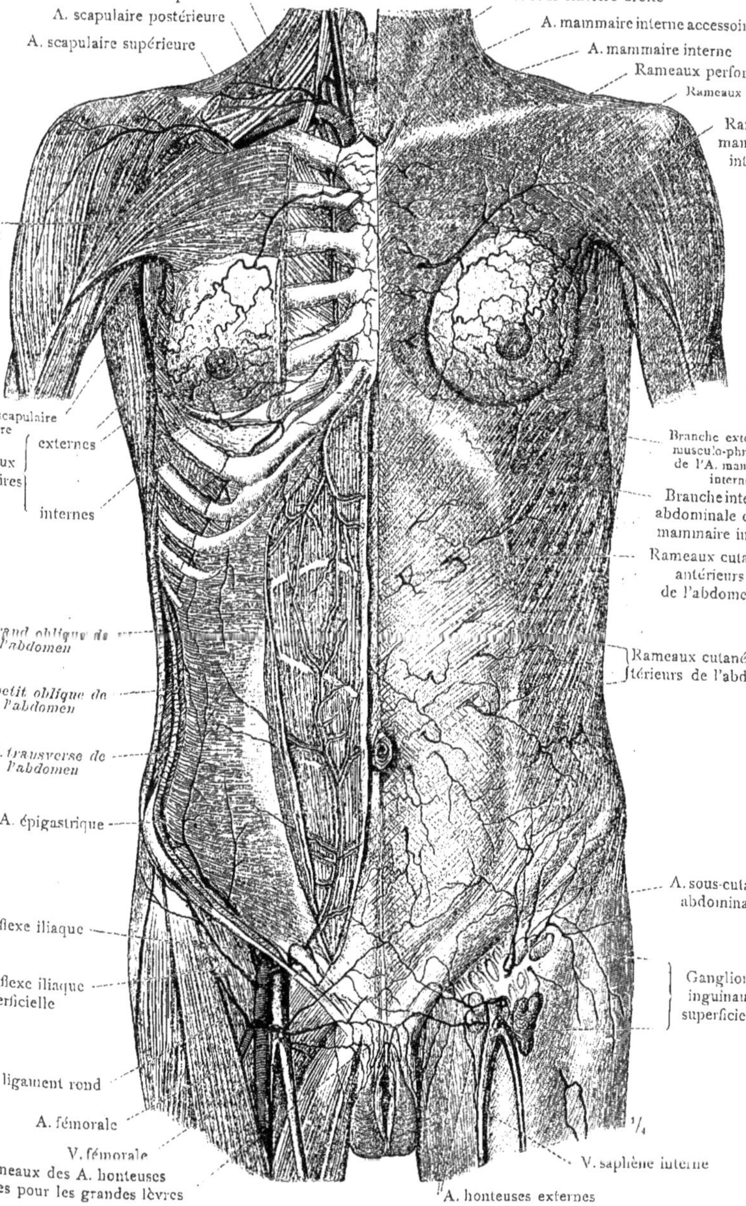

Fig. 988. Du côté gauche, on a figuré les artères superficielles; du côté droit, on a mis en évidence l'artère mammaire interne et ses branches terminales. Anastomose des artères épigastrique et mammaire interne.

Artères de la paroi antérieure du tronc.

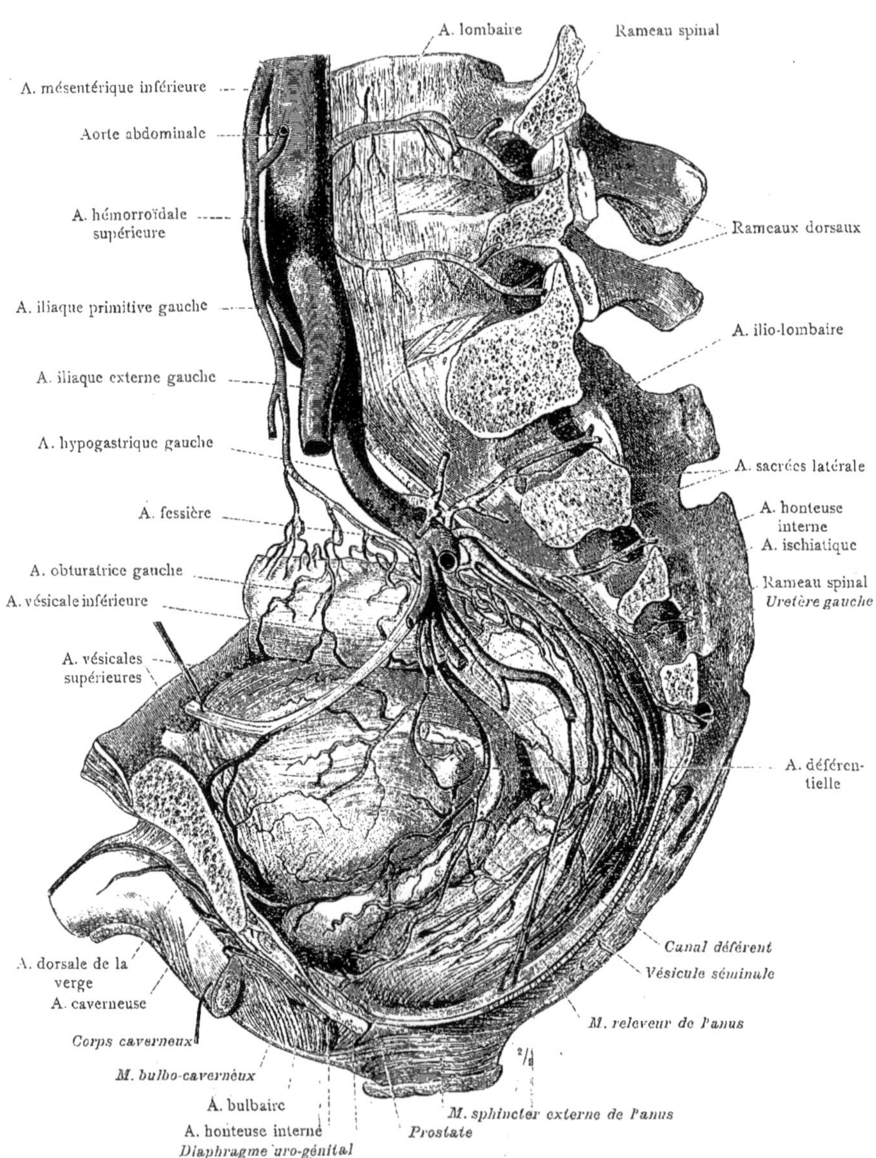

Fig. 939. Branches viscérales de l'artère hypogastrique chez l'homme; vue du côté gauche.
(Coupe oblique du bassin passant en avant au voisinage de la symphyse pubienne
et intéressant en arrière les trous sacrés antérieurs et postérieurs.)

Artères des organes pelviens de l'homme.

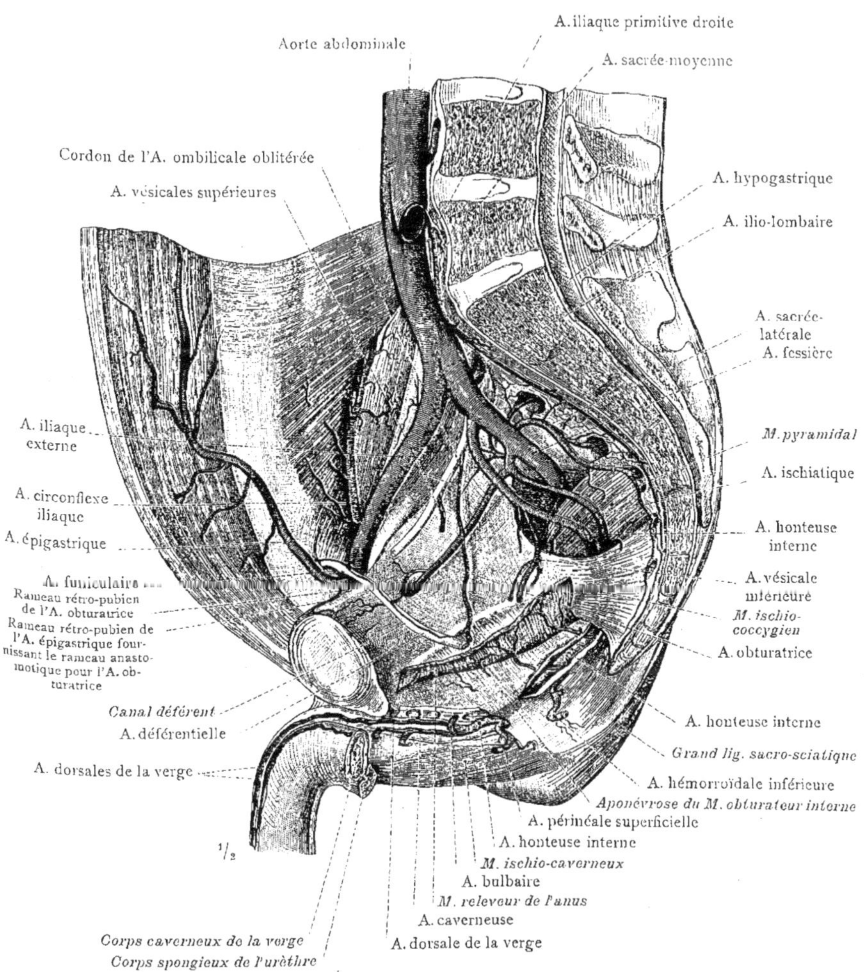

Fig. 990. Branches pariétales de l'artère hypogastrique: artère ilio-lombaire, artères sacrées-latérales, artère fessière, artère ischiatique et artère obturatrice. Anastomose du rameau rétro-pubien de l'artère obturatrice avec le rameau rétro-pubien de l'artère épigastrique. Artères circonflexe iliaque et épigastrique. Artères funiculaire et déférentielle. Artère honteuse interne et ses branches destinées aux organes génitaux externes de l'homme.
(Coupe sagittale du bassin. Les organes pelviens ont été enlevés; le muscle releveur de l'anus a été récliné vers le haut et l'aponévrose du muscle obturateur interne a été incisée pour mettre à nu l'artère honteuse interne.)

Artères de la paroi du bassin et des organes génitaux externes de l'homme.

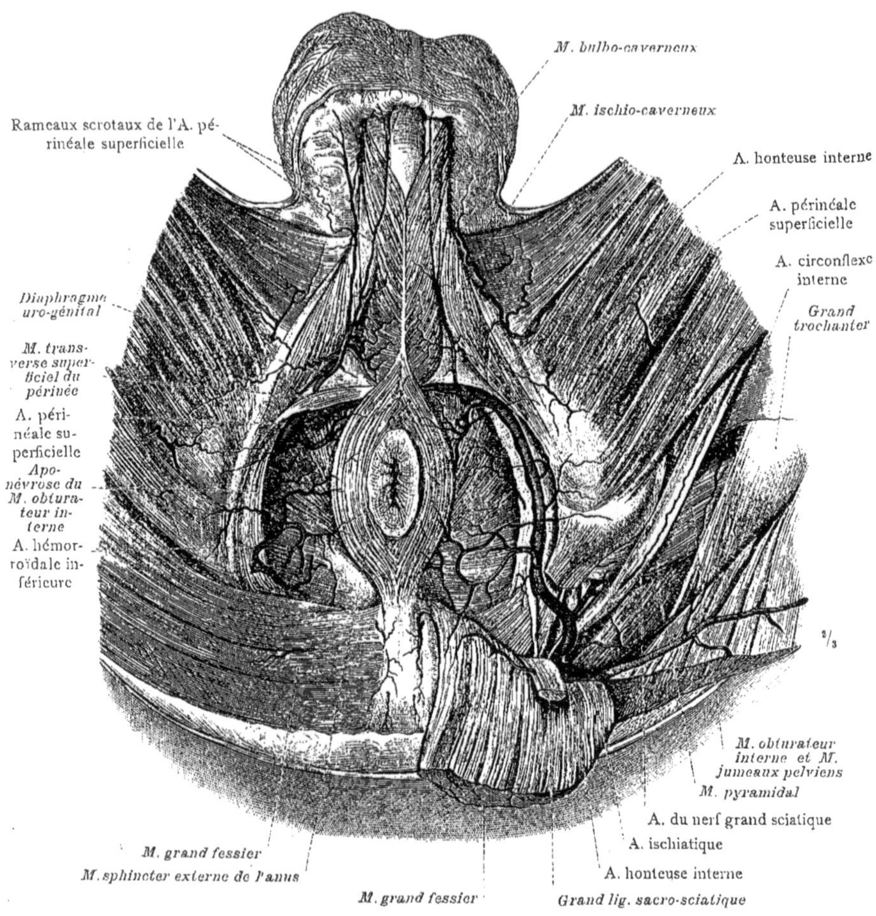

Fig. 991. Distribution de l'artère honteuse interne à la région périnéale de l'homme. Artère hémorroïdale inférieure; artère périnéale superficielle et ses rameaux pour le scrotum.

(Du côté gauche, l'artère honteuse interne a été figurée depuis sa sortie du bassin par la grande échancrure sciatique jusqu'à son entrée dans le diaphragme uro-génital; le muscle grand fessier a été incisé au niveau de son bord inférieur et récliné vers le bas, le grand ligament sacro-sciatique a été sectionné, l'aponévrose du muscle obturateur interne ouverte parallèlement à la branche ischio-pubienne et le muscle transverse superficiel du périnée entièrement enlevé.)

Artères du périnée de l'homme.

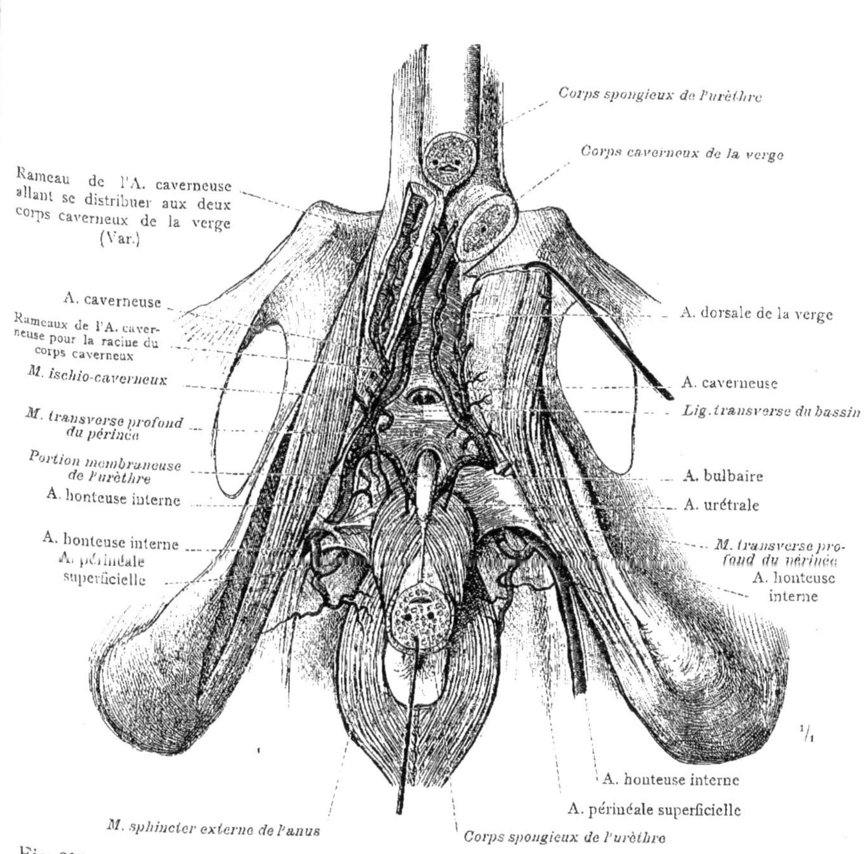

Fig. 992. Distribution de l'artère honteuse interne à la région périnéale de l'homme. Artère bulbaire, artère urétrale, artère caverneuse et artère dorsale de la verge. (Du côté gauche, l'aponévrose du muscle obturateur interne a été incisée et l'artère honteuse interne mise à nu jusqu'à son entrée dans le diaphragme uro-génital. Le corps spongieux de l'urèthre a été sectionné transversalement au-dessous de la symphyse pubienne; le bulbe de l'urèthre a été détaché du diaphragme uro-génital et récliné en arrière pour mettre en évidence l'artère bulbaire. La racine du corps caverneux gauche a été coupée transversalement et attirée en dehors afin de montrer plus nettement le mode de pénétration des rameaux de l'artère caverneuse. A droite cette dernière artère a été suivie à l'intérieur même du corps caverneux.)

Artères du périnée de l'homme.

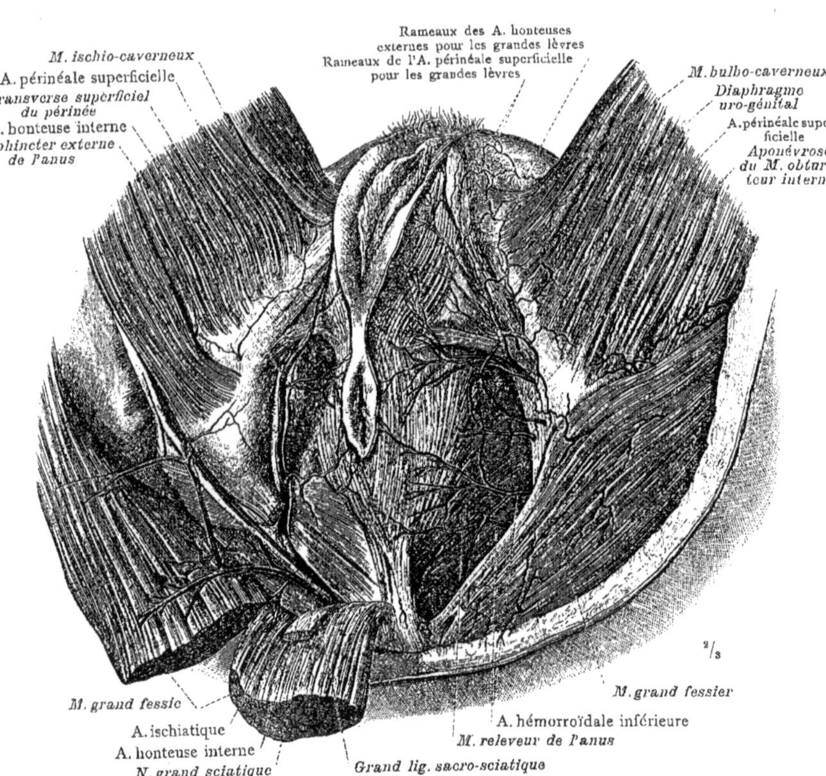

Fig. 993. Branches superficielles de l'artère honteuse interne chez la femme. Artère hémorroïdale inférieure; artère périnéale superficielle et ses rameaux pour les grandes lèvres.

(Du côté droit, le muscle grand fessier a été incisé au niveau de son bord inférieur et récliné vers le bas; le grand ligament sacro-sciatique a été sectionné complètement et attiré également vers le bas. L'aponévrose du muscle obturateur interne a été ouverte parallèlement à la branche ischio-pubienne et l'artère honteuse interne mise à nu depuis sa sortie du bassin jusqu'à son entrée dans le diaphragme uro-génital.)

Artères du périnée de la femme.

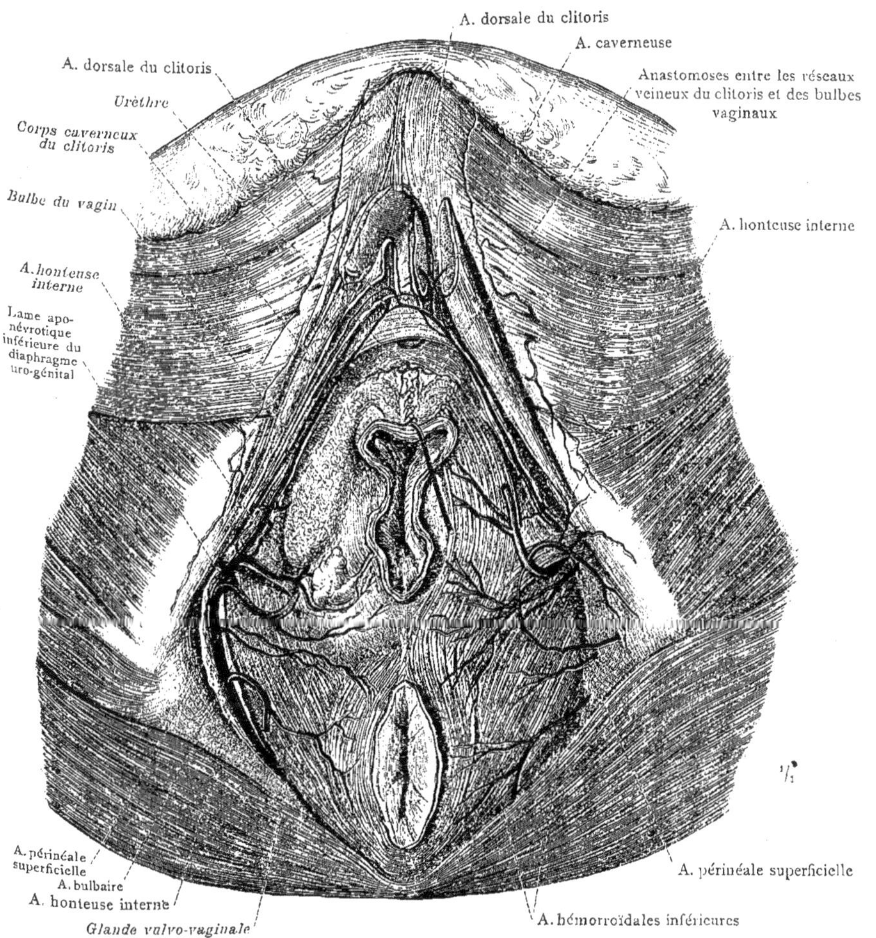

Fig. 994. Branches profondes de l'artère honteuse interne chez la femme. Artère bulbaire, artère caverneuse et artère dorsale du clitoris. Les deux artères dorsales du clitoris se trouvent reliées par une anastomose transversale passant en avant du ligament arqué du pubis.

(Du côté droit, les muscles bulbo-caverneux et transverse superficiel du périnée ont été enlevés. Le clitoris a été séparé des bulbes vaginaux et la paroi antérieure du vagin a été attirée en arrière pour montrer le passage de l'urèthre à travers le diaphragme uro-génital. Le corps caverneux droit du clitoris a été incisé longitudinalement au niveau du point de pénétration de l'artère caverneuse afin de suivre à son intérieur le trajet de ce vaisseau. Le corps caverneux gauche a été sectionné transversalement pour mettre en évidence l'artère dorsale du clitoris.)

Artères du périnée de la femme.

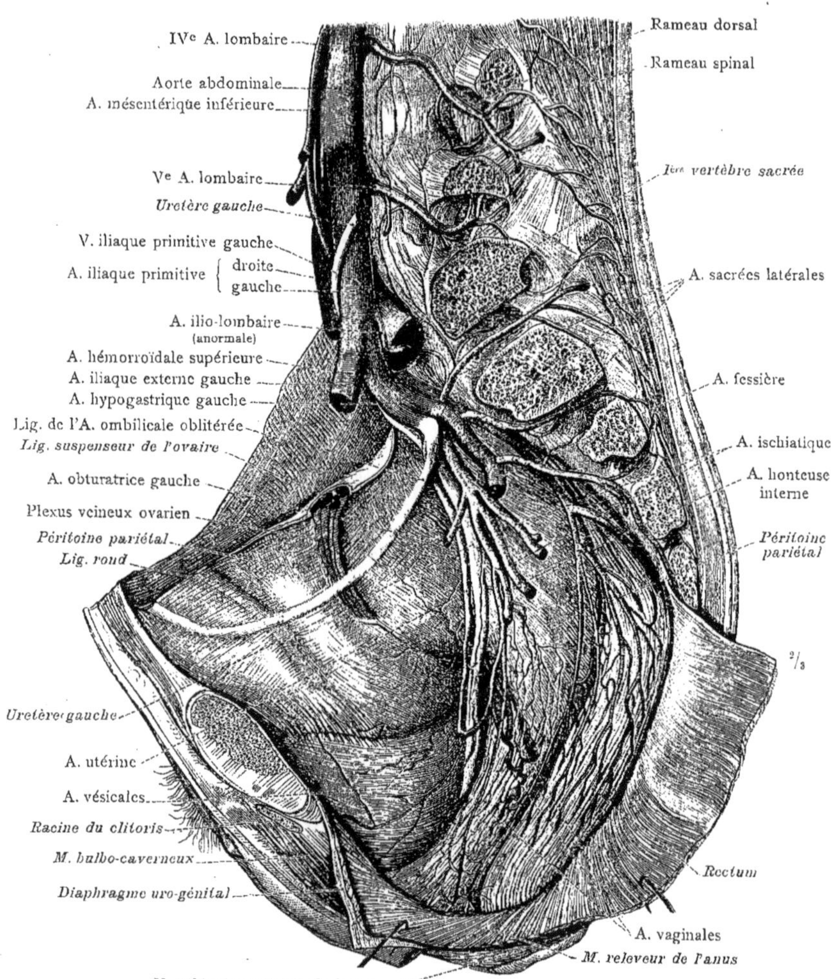

Fig. 995. Artère hypogastrique gauche et ses branches viscérales chez la femme. Artère hémorroïdale supérieure. Artère utérine figurée jusqu'à son entrée dans le ligament large. Artères vésicales et vaginales. (Coupe oblique du bassin passant en avant par la symphyse pubienne et intéressant en arrière les trous sacrés antérieurs et postérieurs.)

Artères des organes pelviens de la femme.

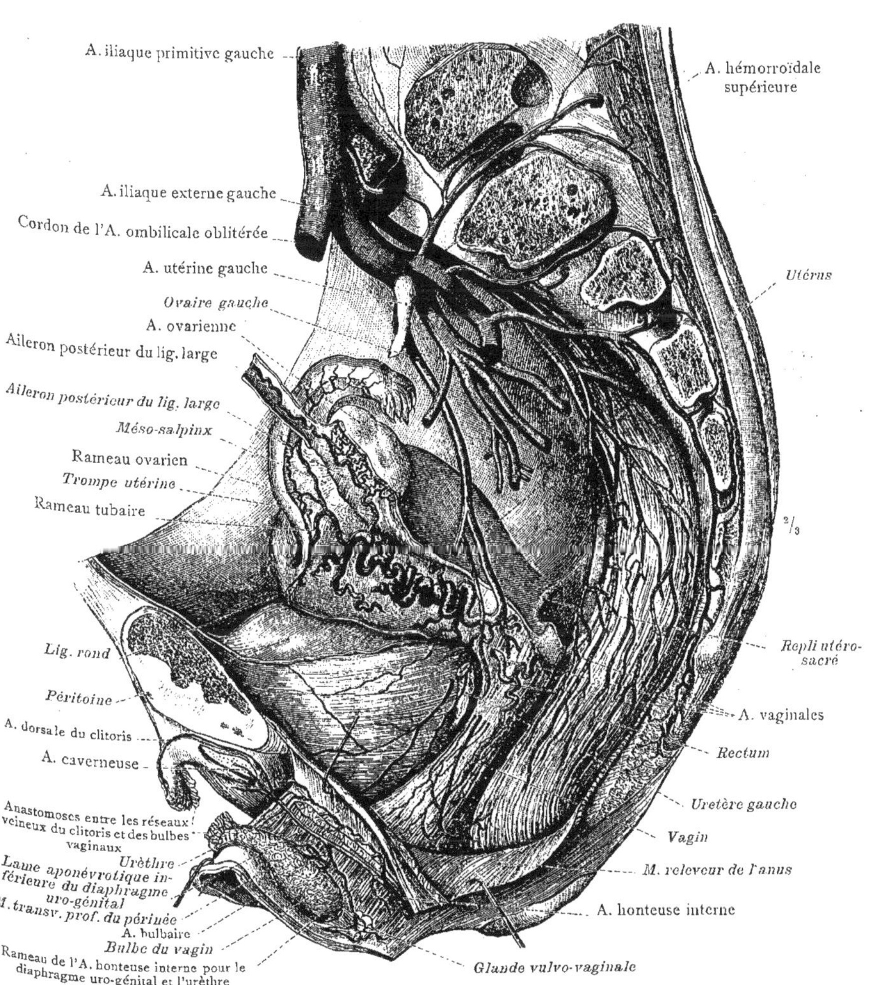

Fig. 996. Artère hypogastrique gauche et ses branches viscérales chez la femme. Artère hémorroïdale supérieure, artère utérine, artère ovarienne et branches terminales de l'artère honteuse interne.

Artères des organes pelviens de la femme.

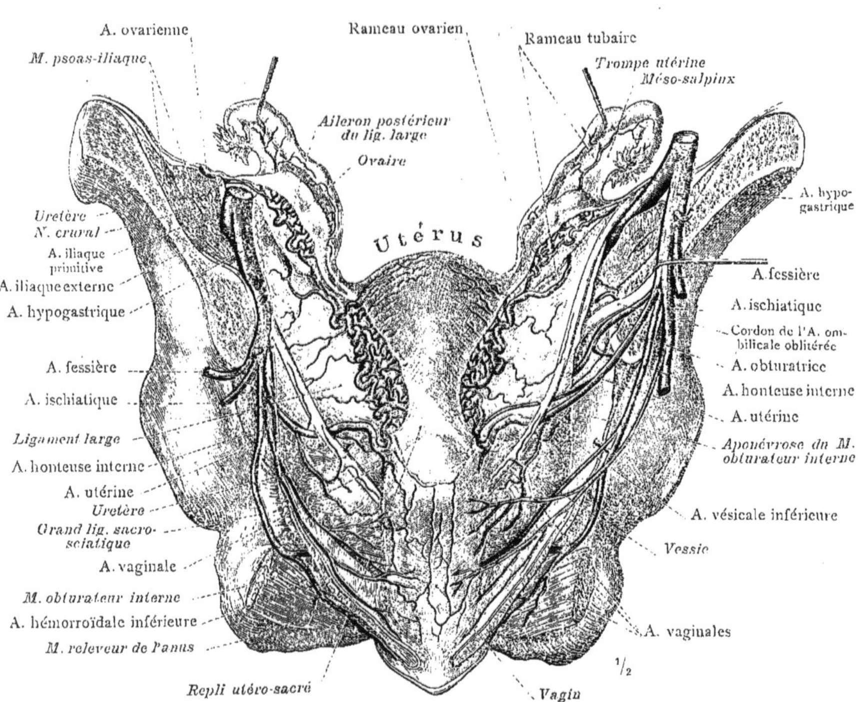

Fig. 997. Artères de l'utérus, de l'ovaire, de la trompe, du vagin et de la vessie. (Coupe frontale du bassin passant par les deux grandes échancrures sciatiques, segment antérieur de la coupe, vue postérieure. Le rectum a été enlevé pour laisser voir l'utérus et le vagin; l'artère hypogastrique droite a été érignée en dehors afin de mieux montrer l'origine de ses branches.)

Artères des organes pelviens de la femme.

ARTÈRES DU COU ET DE LA TÊTE.

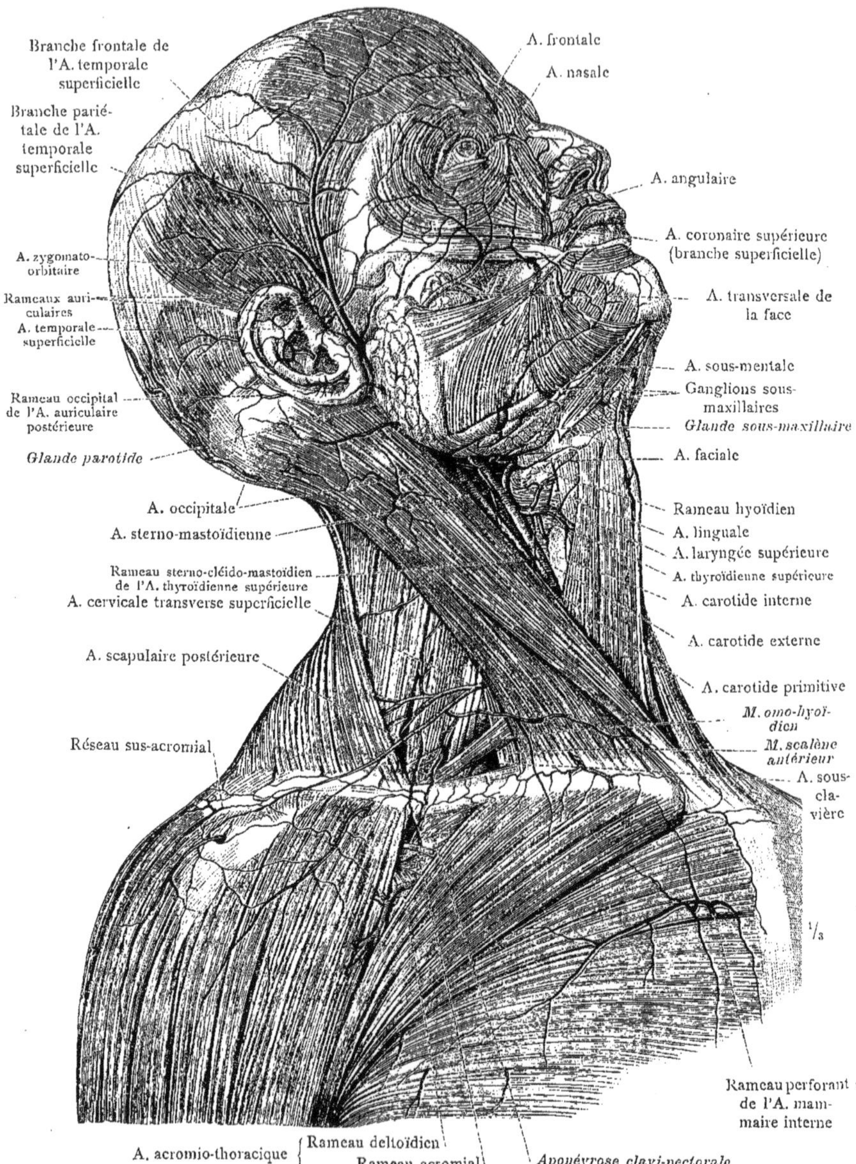

Fig. 998. Artères superficielles de la tête, du cou et de la partie supérieure de l'épaule et du thorax.
(On a réséqué la portion inférieure des muscles petit zygomatique, élévateur propre de la lèvre supérieure et élévateur commun de l'aile du nez et de la lèvre supérieure, pour mettre en évidence la terminaison de l'artère faciale et l'origine de l'artère coronaire supérieure.)

Branches superficielles des artères carotide externe, sous-clavière et axillaire.

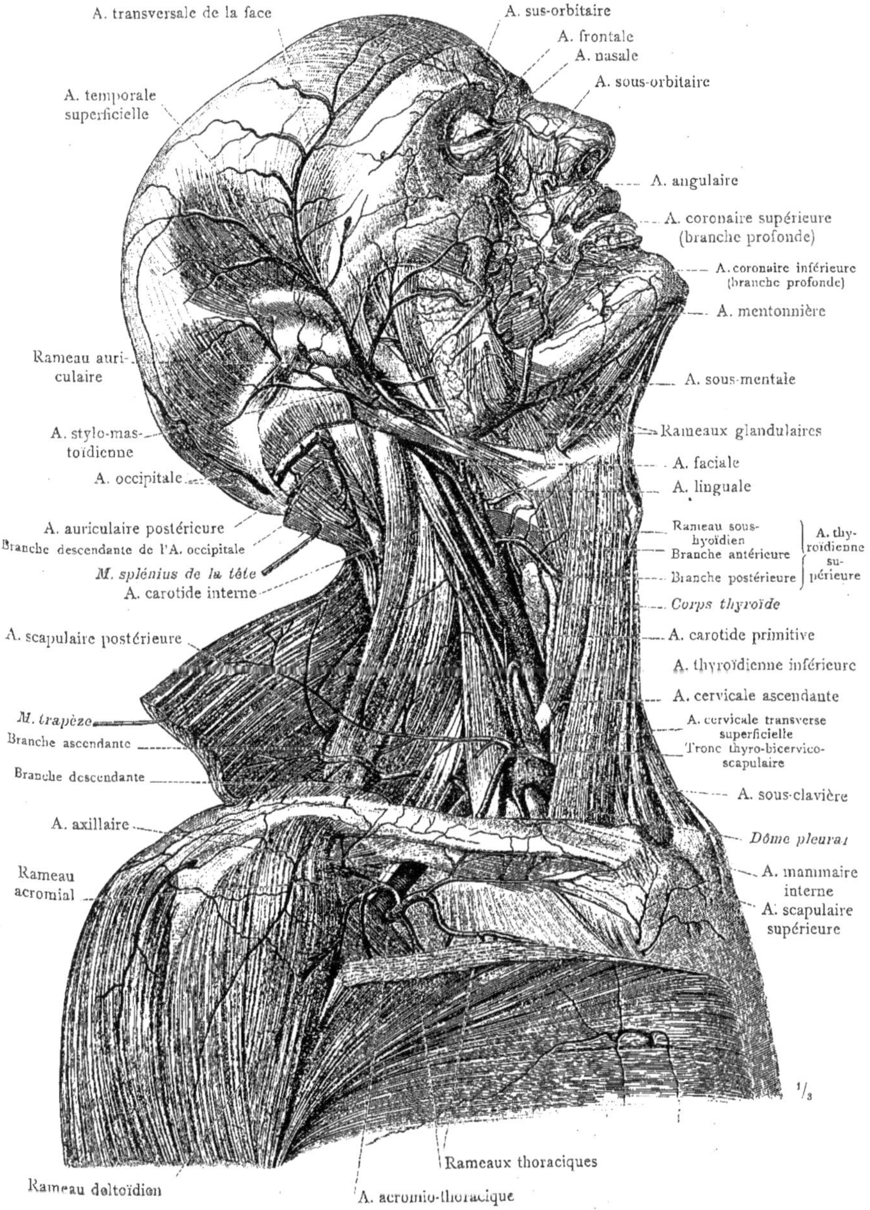

Fig. 999. Les muscles peauciers de la face, la portion postérieure de la glande parotide, la glande sous-maxillaire, le muscle sterno-cléido-hyoïdien et le ventre postérieur du muscle omo-hyoïdien ont été enlevés. Le muscle trapèze a été incisé au niveau de ses insertions claviculaires et récliné en arrière; les faisceaux claviculaires du muscle grand pectoral ont été réséqués pour laisser voir l'artère axillaire et l'artère acromio-thoracique.

Branches profondes des artères carotide externe, sous clavière et axillaire.

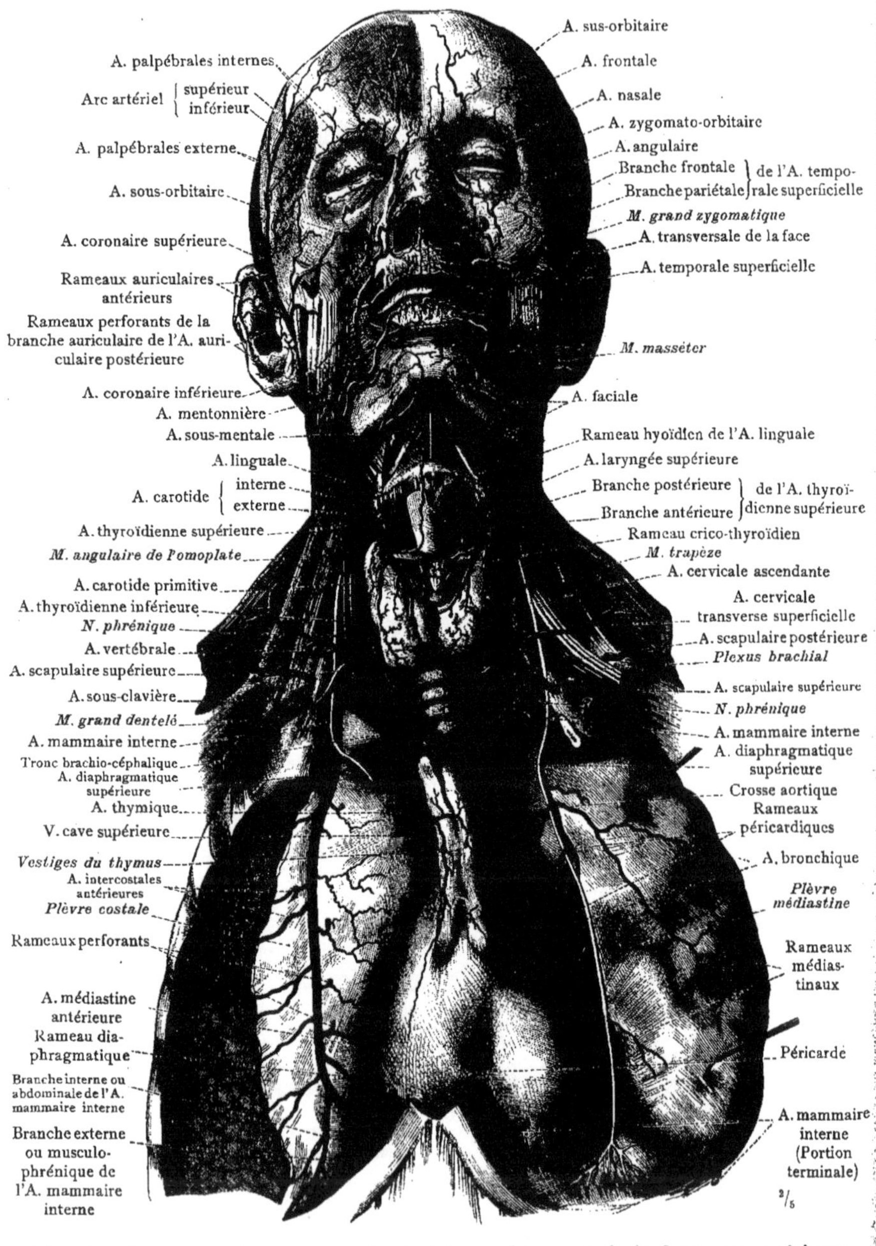

Fig. 1000. Branches de la crosse aortique. Artères du cou et de la face; vue antérieure. Artère mammaire interne.
(Le poumon gauche a été attiré en dehors pour montrer l'artère diaphragmatique supérieure.)

Artères sous-clavière, carotide primitive et carotide externe.

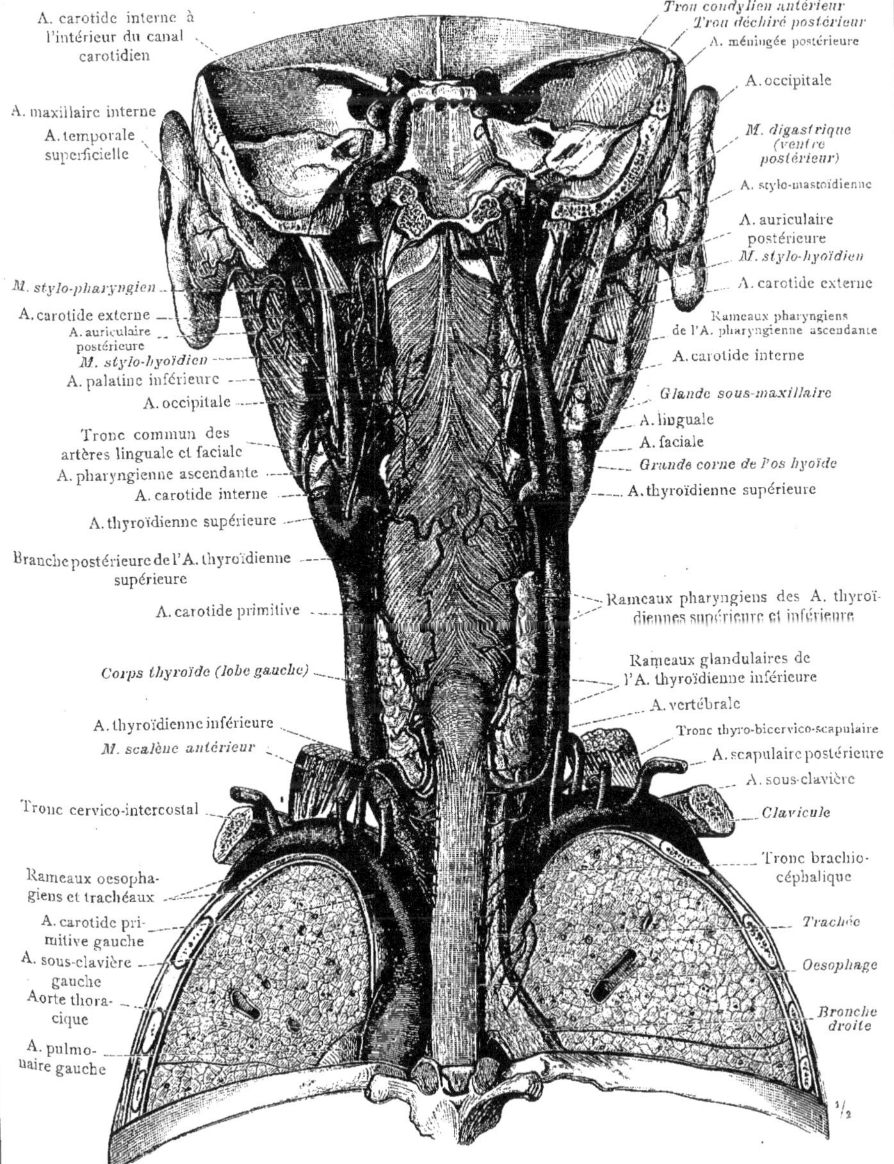

Fig. 1001. Branches de la crosse aortique et artères du cou, vue postérieure. Artères du pharynx: artère pharyngienne ascendante avec ses rameaux pharyngiens et l'artère méningée postérieure; rameaux pharyngiens des artères thyroïdiennes supérieure et inférieure. Rameaux œsophagiens et trachéaux de l'artère thyroïdienne inférieure.

Artères sous-clavière, carotide primitive et carotide interne.

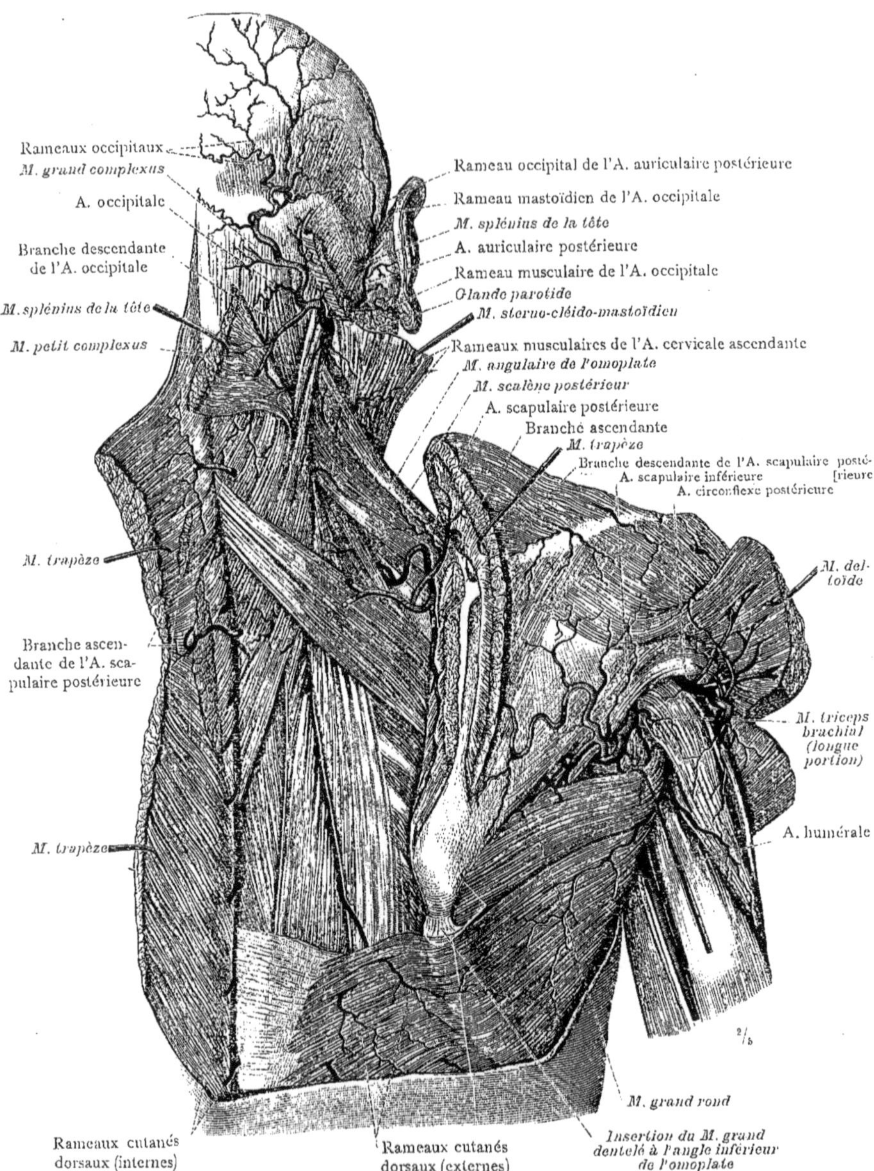

Fig. 1002. Artères profondes de la nuque et de la face postérieure de l'épaule droite. (L'omoplate a été légèrement écartée du tronc. Le muscle deltoïde a été incisé au niveau de son bord postérieur et récliné en dehors; le muscle grand rond a été attiré vers le bas pour mettre en évidence l'artère scapulaire inférieure dans le triangle omo-tricipital.)

Artères occipitale, scapulaire postérieure, scapulaire inférieure et circonflexe postérieure.

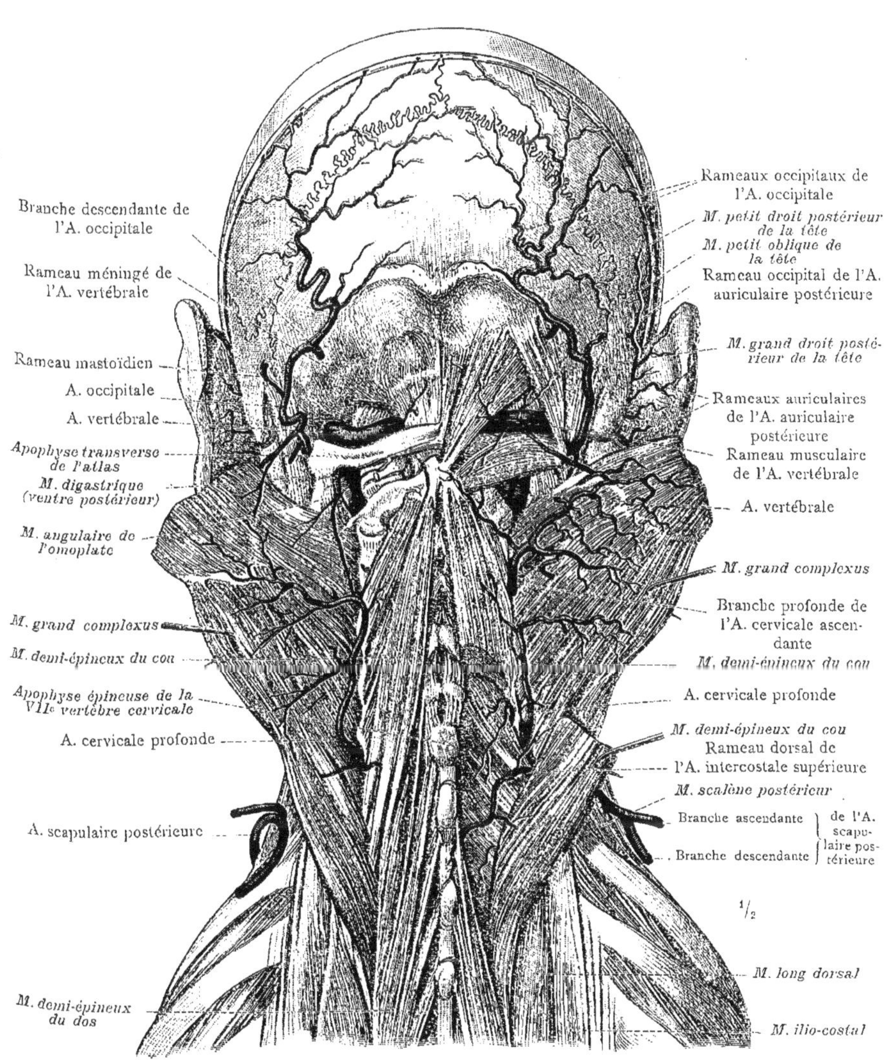

Fig. 1003. Artères de la région postérieure de la tête et artères profondes de la nuque. Du côté gauche, l'artère cervicale profonde se distribue dans toute l'étendue du muscle grand complexus; du côté droit au contraire, la partie supérieure de ce muscle est irriguée par la branche profonde de l'artère cervicale ascendante. L'artère scapulaire postérieure droite traverse le muscle scalène postérieur.

(Les deux muscles grand complexus ont été détachés du crâne et réclinés latéralement. A droite, le muscle demi-épineux du cou a été sectionné vers sa partie moyenne et son tronçon inférieur attiré en dehors afin de montrer l'artère cervicale profonde à son passage entre la 7e vertèbre cervicale et la 1ère vertèbre dorsale. A gauche, les muscles grand et petit oblique, grand et petit droit postérieur de la tête ont été enlevés pour mettre en évidence l'artère vertébrale au-dessus de l'atlas.)

Artères cervicale profonde, vertébrale et occipitale.

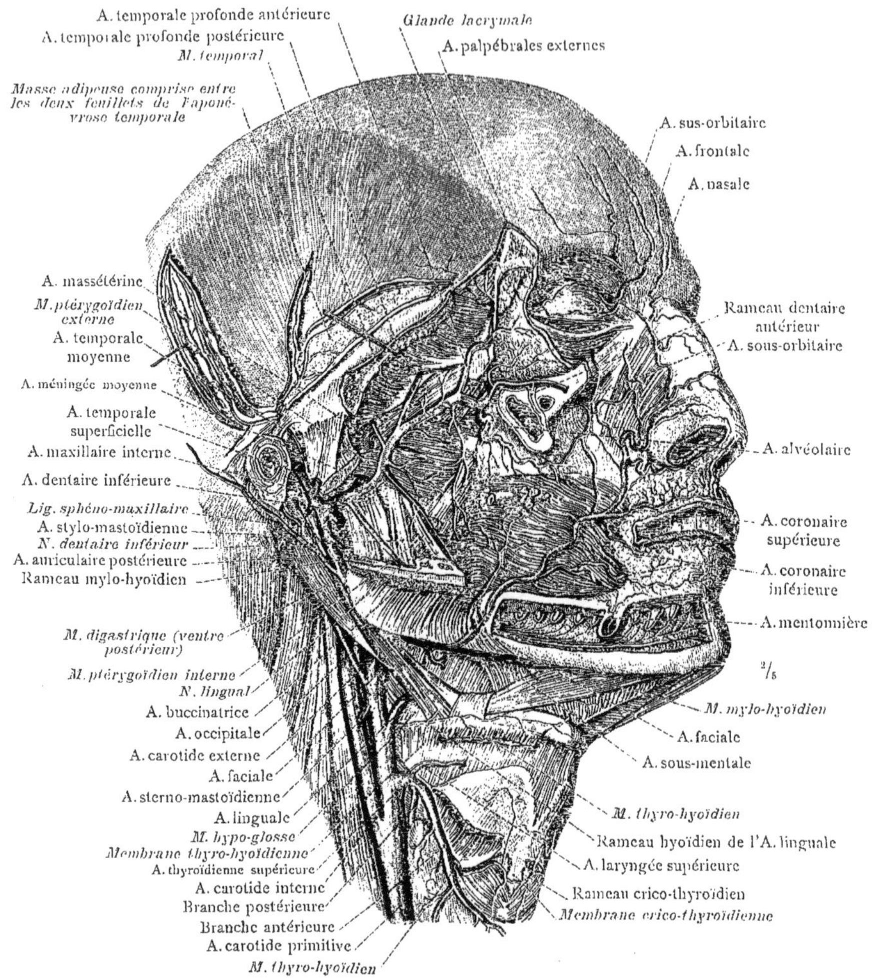

Fig. 1004. Artères de la région supérieure du cou, de l'espace rétro-maxillaire et de la fosse zygomatique.

(L'artère temporale superficielle a été sectionnée un peu au-dessus de l'origine de l'artère temporale moyenne. L'arcade zygomatique a été enlevée ainsi que la plus grande partie du muscle masséter. La branche du maxillaire inférieur a été réséquée au-dessous du condyle; mais l'on a conservé le ligament sphéno-maxillaire. Le feuillet superficiel de l'aponévrose temporale a été incisé pour mettre en évidence la branche antérieure de l'artère temporale moyenne; la branche postérieure de ce vaisseau a été également mise à découvert après incision de l'aponévrose et du muscle temporal. Le muscle thyro-hyoïdien a été presque totalement réséqué pour mettre à nu l'artère laryngée supérieure à son passage à travers la membrane thyro-hyoïdienne.)

Artère maxillaire interne.

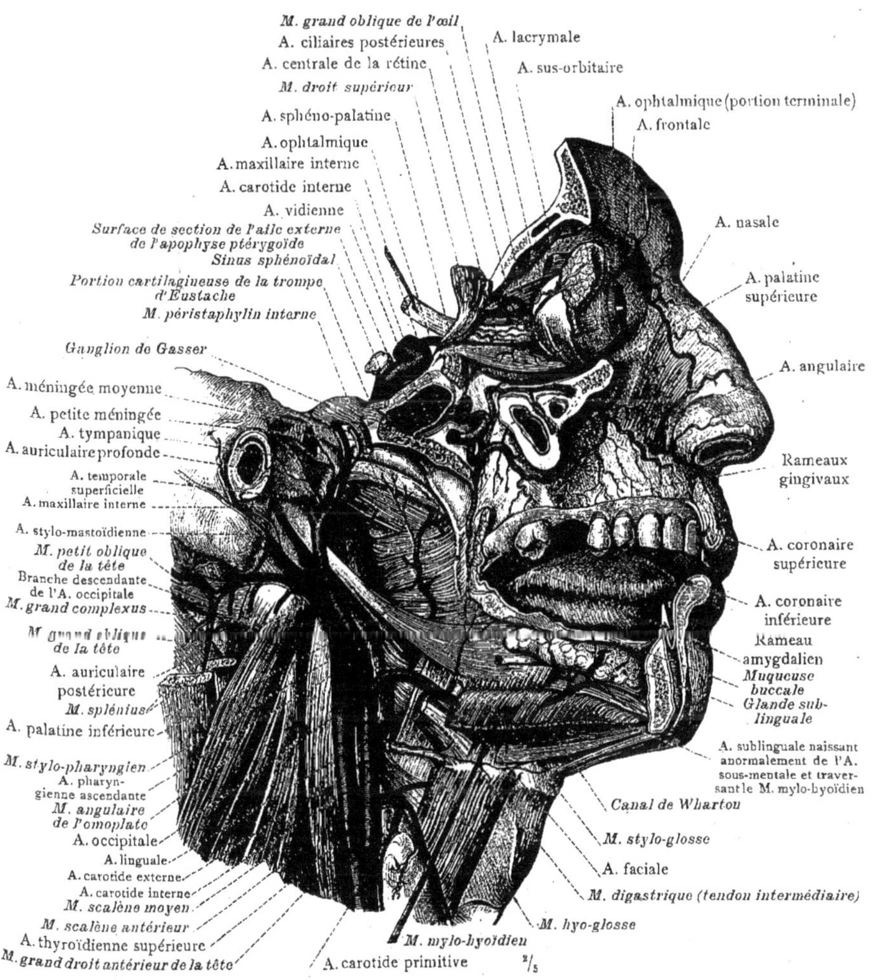

Fig. 1005. Artères de l'orbite. Branches terminales de l'artère maxillaire interne. Artères du pharynx et de la région sublinguale.
(La moitié droite du maxillaire inférieur a été enlevée avec les muscles ptérygoïdiens. La portion moyenne de l'artère maxillaire interne a été réséquée et le muscle mylo-hyoïdien récliné vers le bas pour mettre à nu la glande sublinguale. La cavité orbitaire a été ouverte par sa face externe. Après ablation de la plus grande partie de l'étage moyen du crâne par une coupe passant par le canal vidien, le sinus sphénoïdal, les trous grand rond, ovale et petit rond, après résection de l'aile externe de l'apophyse ptérygoïde, on a représenté l'artère maxillaire interne et ses différentes branches dans la fosse ptérygo-maxillaire.)

Artères maxillaire interne, ophtalmique, pharyngienne ascendante, palatine inférieure et sublinguale.

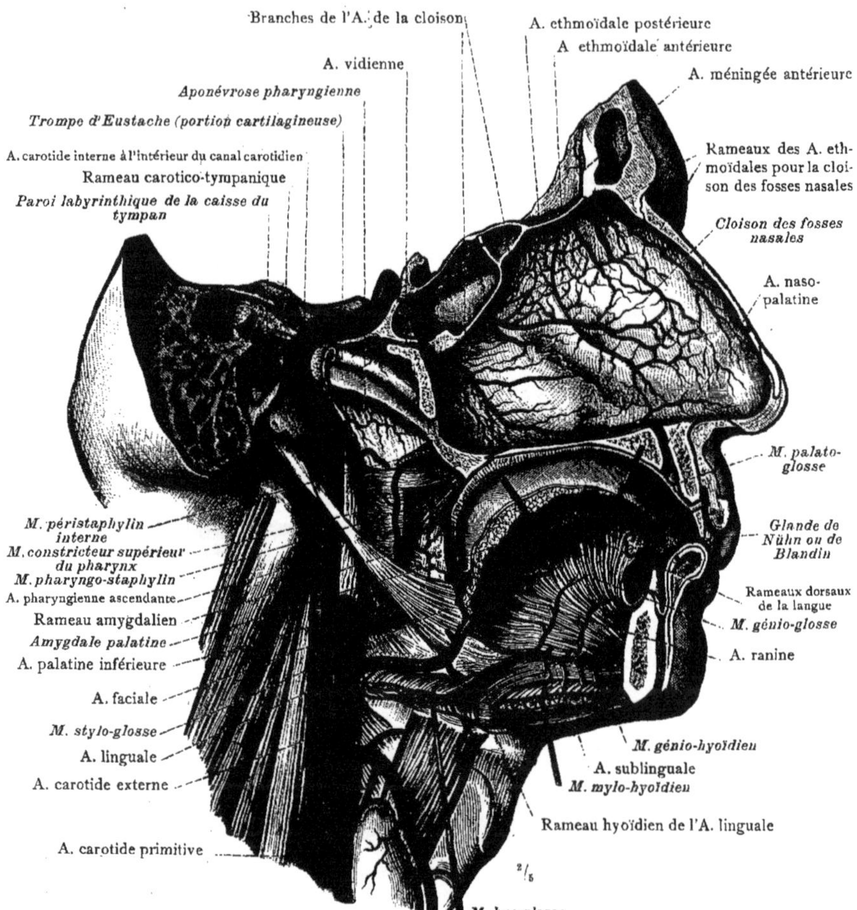

Fig. 1006. Artères de la cloison des fosses nasales. Artère carotide externe; artères faciale et palatine inférieure; artère linguale et ses deux branches terminales les artères ranine et sublinguale.

(Coupe sagittale de la tête pratiquée un peu à droite de la ligne médiane. Une seconde coupe passant un peu plus en dehors a supprimé la partie inférieure de l'aile interne de l'apophyse ptérygoïde et ouvert le canal vidien. L'artère linguale a été mise à nu après ablation partielle du muscle hyo-glosse et l'on a suivi le trajet de l'artère ranine à travers le corps musculaire de la langue.)

Artères de la cloison des fosses nasales. Artères carotide externe et carotide interne.

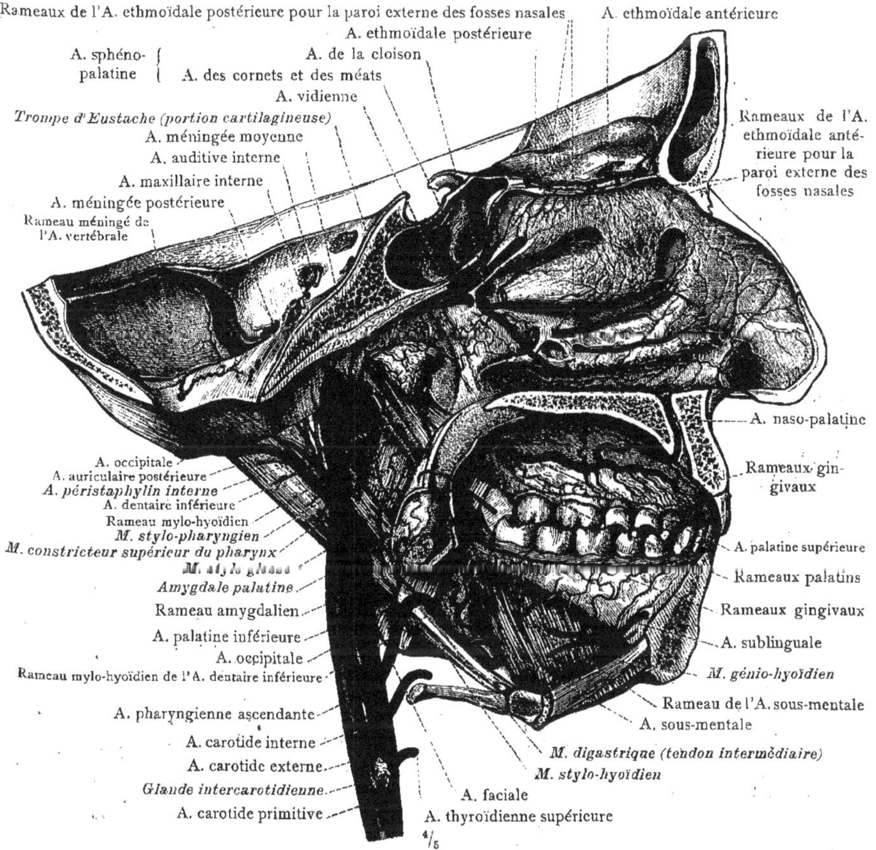

Fig. 1007. Artères de la paroi externe des fosses nasales, de la portion cartilagineuse de la trompe d'Eustache, de la voûte palatine et de l'amygdale. Artères carotide interne et carotide externe.

(Coupe sagittale de la tête passant un peu à gauche de la ligne médiane, segment gauche de la coupe, vue interne. L'amygdale palatine a été attirée en avant pour montrer les rameaux amygdaliens de l'artère palatine inférieure. L'extrémité postérieure du cornet moyen a été réséquée afin de mettre en évidence l'artère des cornets et des méats, branche de l'artère sphéno-palatine. La langue et la glande sublinguale ont été enlevées et l'on a figuré les rameaux gingivaux des artères sublinguale, sous-mentale et de la branche mylo-hyoïdienne de l'artère dentaire inférieure.)

Artères de la paroi externe des fosses nasales.

Artères ptérygo-palatine, vidienne, palatine inférieure et pharyngienne ascendante.

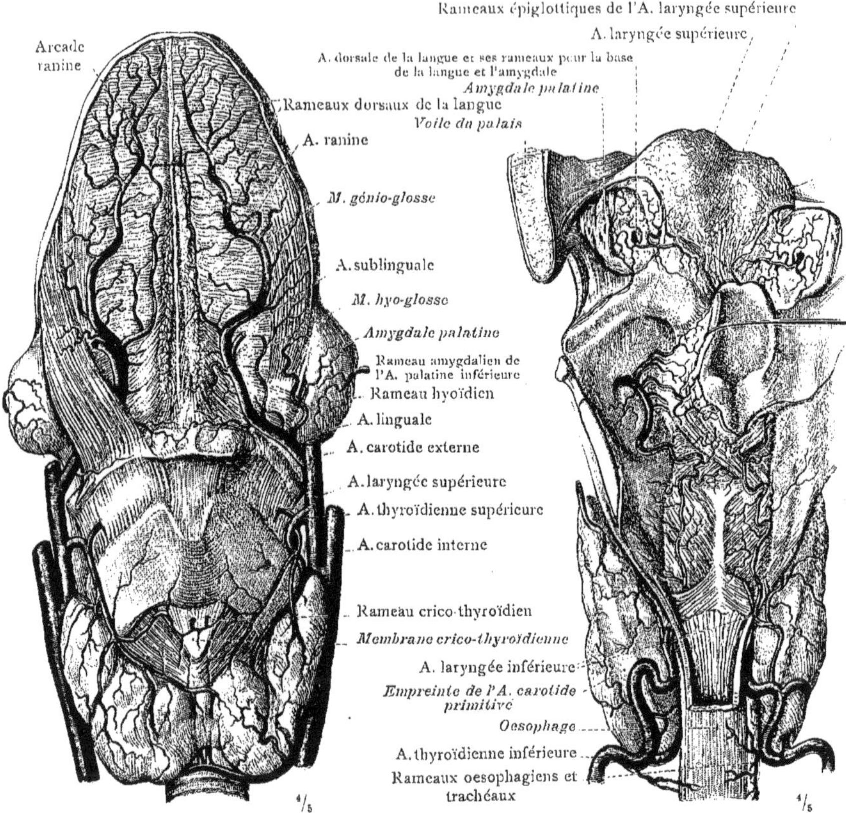

Fig. 1008. Langue, larynx et corps thyroïde. Artère linguale et son rameau hyoïdien. Artère ranine et arcade ranine. Artères de l'amygdale palatine. Artères thyroïdienne supérieure et laryngée supérieure. (Du coté gauche, le muscle hyo-glosse a été enlevé pour mettre entièrement à découvert l'artère linguale. L'artère sublinguale a été sectionnée près de son origine.)

Fig. 1009. Base de la langue, larynx, pharynx et corps thyroïde, vue postérieure. (Après ouverture du pharynx par sa paroi postérieure, la muqueuse de la paroi antérieure du pharynx a été enlevée pour mettre à nu les artères laryngées supérieure et inférieure. Des deux côtés, la muqueuse de la base de la langue a été partiellement enlevée pour montrer l'artère dorsale de la langue et ses ramifications terminales.)

Artères de la langue, du larynx, de l'amygdale et du corps thyroïde.

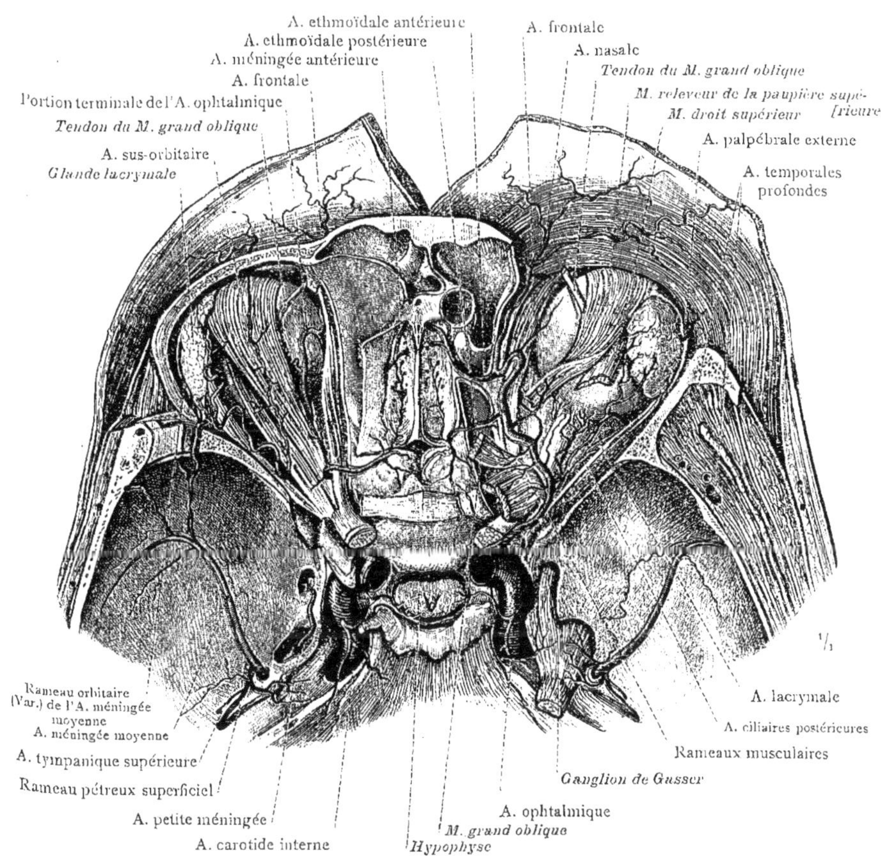

Fig. 1010. Portion intracrânienne de l'artère carotide interne et artère ophtalmique. L'artère méningée moyenne gauche envoie à la glande lacrymale un rameau qui traverse la paroi externe de l'orbite (rameau orbitaire). Du côté gauche, l'artère ethmoïdale postérieure est plus volumineuse que l'artère ethmoïdale antérieure et passe au-dessus du muscle grand oblique.

(A droite et à gauche, la paroi supérieure de l'orbite a été enlevée; la peau et les muscles sous-cutanés ont été détachés du frontal pour mettre en évidence les artères sus-orbitaire, frontale et nasale. A droite, les muscles releveur de la paupière supérieure, droit supérieur et grand oblique ont été sectionnés afin de montrer l'artère ophtalmique, ses rameaux musculaires, les artères ciliaires postérieures et les artères ethmoïdales.)

Artères de la cavité orbitaire.

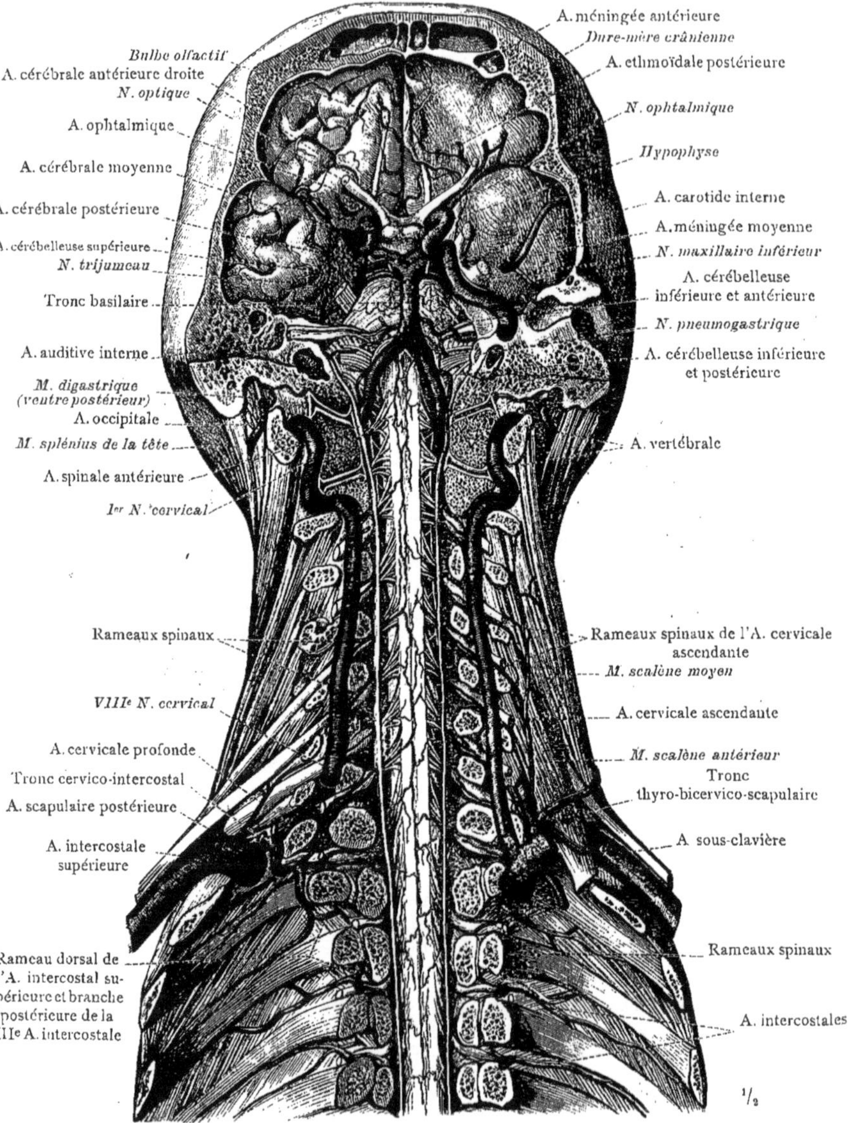

Fig. 1011. Artères vertébrales et tronc basilaire. Artères spinales antérieures et rameaux spinaux des artères vertébrales et intercostales.

(Au niveau du thorax, les corps vertébraux ont été réséqués avec la tête des côtes; à la région du cou, les corps vertébraux ont été également enlevés avec le tubercule antérieur des apophyses transverses. La dure-mère rachidienne a été incisée dans toute sa longueur. La plus grande partie de la base du crâne a été réséquée pour mettre en évidence les artères de la base du cerveau. Dans ce cas, l'artère auditive interne tire son origine de l'artère cérébelleuse inférieure et antérieure.)

Artères vertébrales et tronc basilaire. Artère carotide interne.

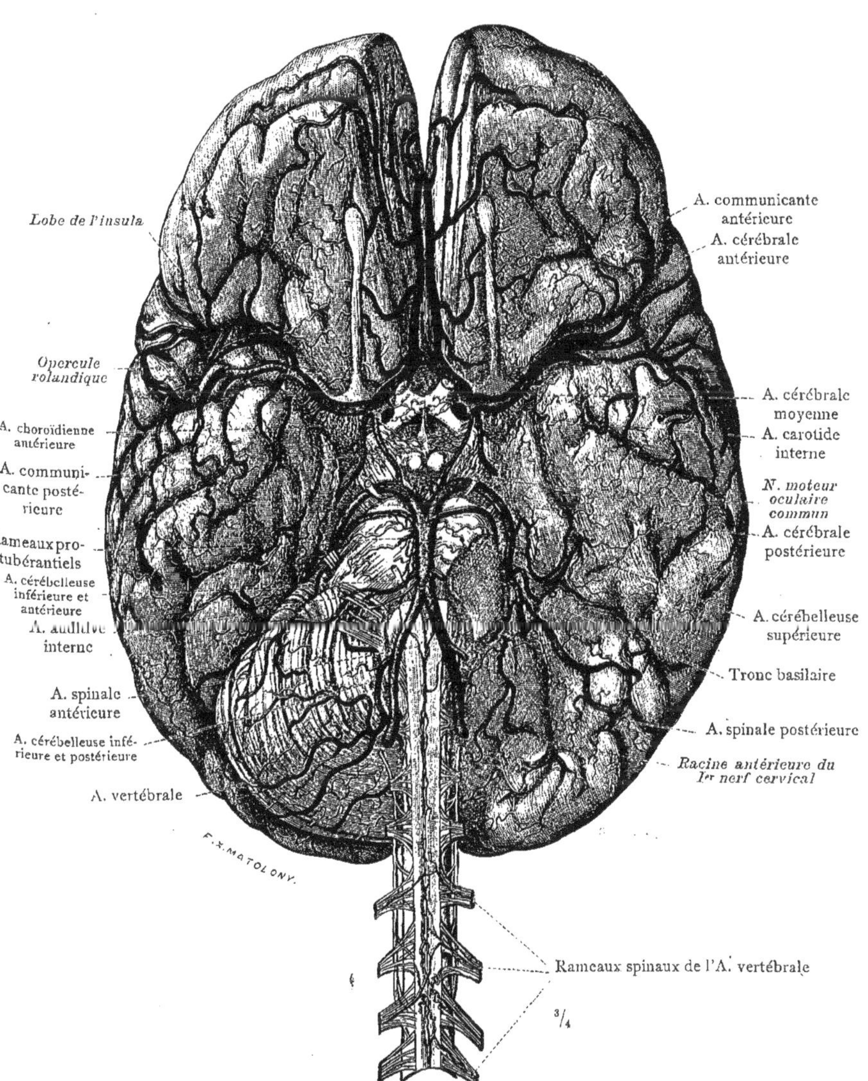

Fig. 1012. Artères de la base de l'encéphale et polygone artériel de Willis.
(Les lobes frontaux ont été légèrement écartés l'un de l'autre pour mettre en évidence les deux artères cérébrales antérieures. A droite, les deux lèvres de la scissure de Sylvius ont été également écartées pour montrer les ramifications de l'artère cérébrale moyenne. L'hémisphère gauche du cervelet a été enlevé afin de laisser voir l'artère cérébrale postérieure et ses principales branches.)

Artères du cerveau.

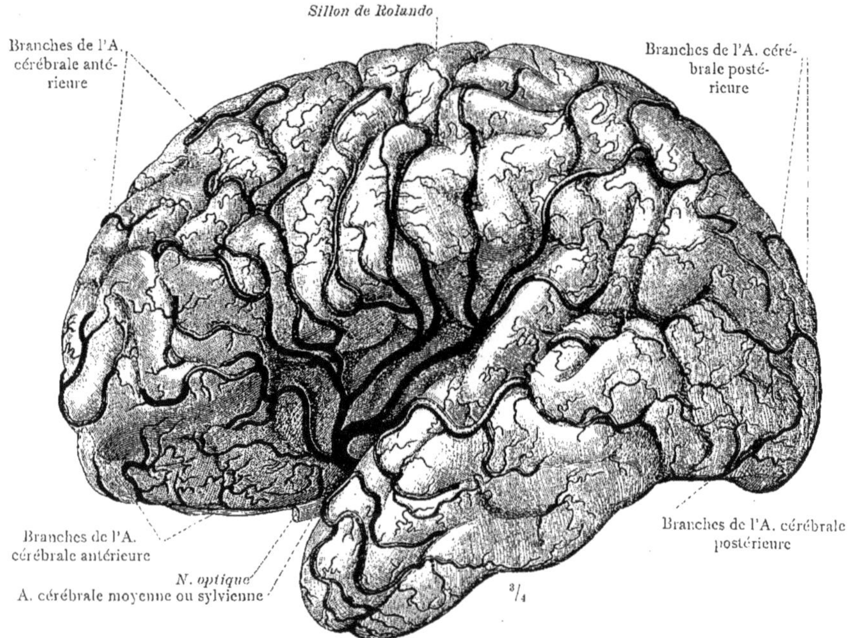

Fig. 1013. Artères de la face externe de l'hémisphère gauche. Artère cérébrale moyenne. (Les deux lèvres de la scissure de Sylvius ont été fortement écartées l'une de l'autre pour montrer, à leur origine, les branches de l'artère cérébrale moyenne destinées aux circonvolutions.)

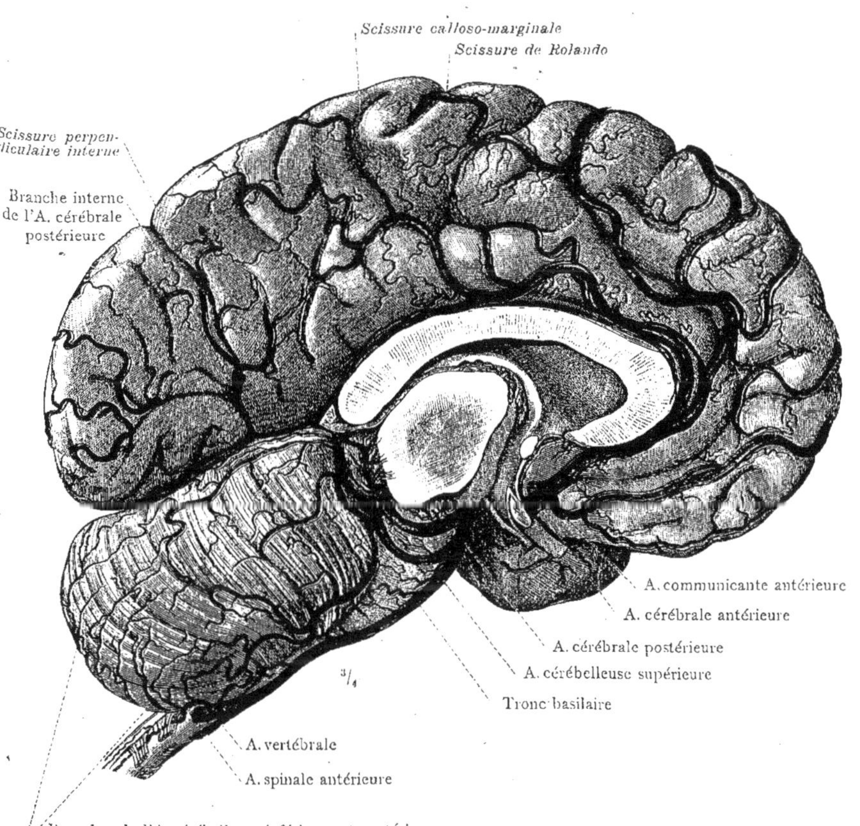

Fig. 1014. Artères de la face interne de l'hémisphère gauche. Artères cérébrales antérieure et postérieure. Artères cérébelleuses supérieure et inféro-postérieure. Artères vertébrales et tronc basilaire.
(Le corps calleux a été incisé sur la ligne médiane et l'hémisphère droit du cerveau a été détaché après section de son pédoncule.)

Artères du cerveau.

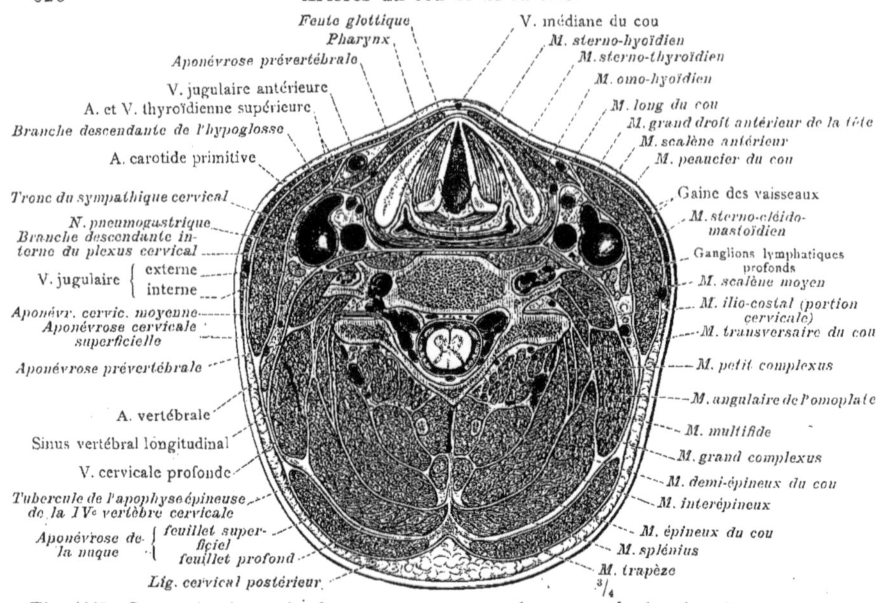

Fig. 1015. Coupe horizontale du cou passant par le corps de la cinquième vertèbre cervicale et intéressant l'orifice glottique, segment inférieur de la coupe.

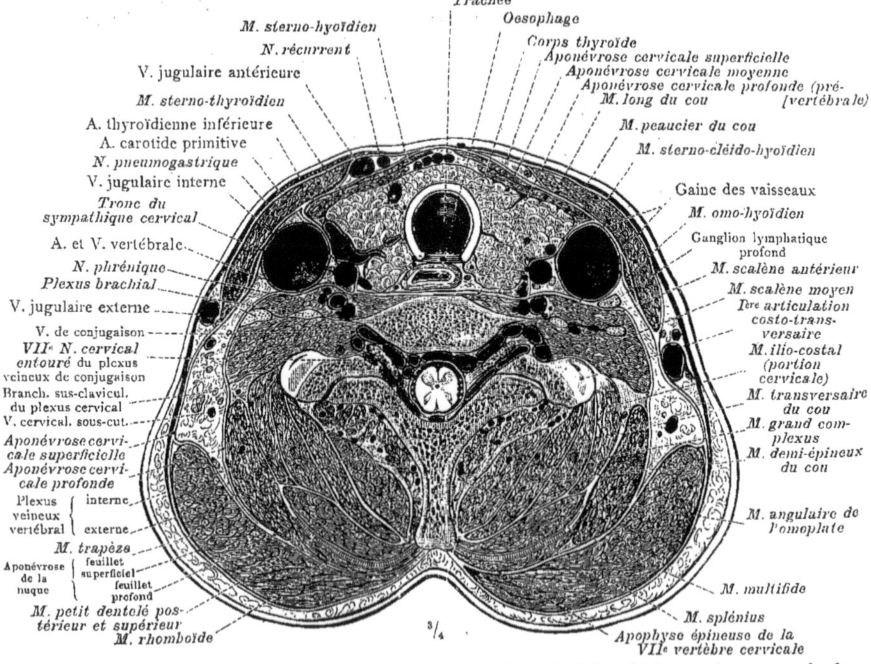

Fig. 1016. Coupe horizontale du cou passant par l'extrémité inférieure du corps de la septième vertèbre cervicale, segment inférieur de la coupe.

Topographie du cou.

ARTÈRES DES MEMBRES.

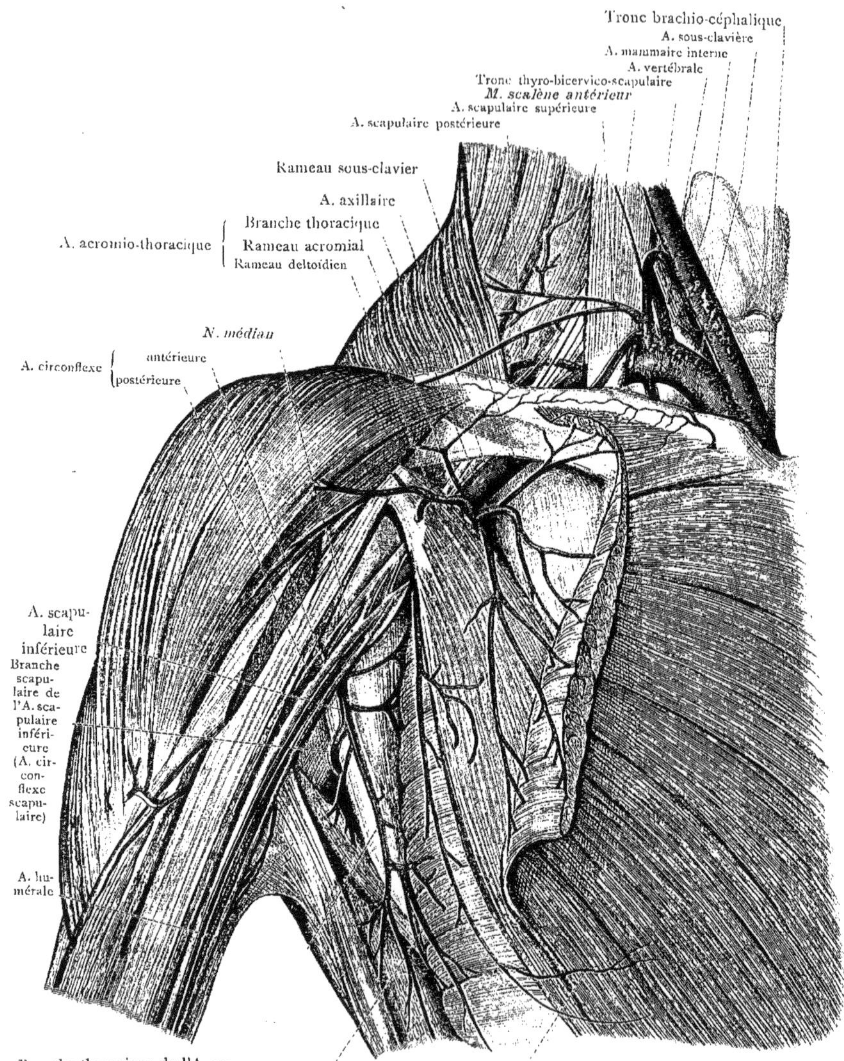

Fig. 1017. Artère sous-clavière et artère axillaire droites; leurs rapports avec le plexus brachial. Division du tronc brachio-céphalique en artères sous-clavière et carotide primitive. Portion pré-scalénique de l'artère sous-clavière avec l'origine de l'artère vertébrale, du tronc thyro-bicervico-scapulaire et de l'artère mammaire interne. Portion post-scalénique de l'artère sous-clavière avec l'origine de l'artère scapulaire postérieure. Parmi les branches de l'artère axillaire, on voit: l'artère acromio-thoracique, l'artère thoracique inférieure, l'artère scapulaire inférieure, les artères circonflexes antérieure et postérieure.

Artère sous-clavière. Artère axillaire.

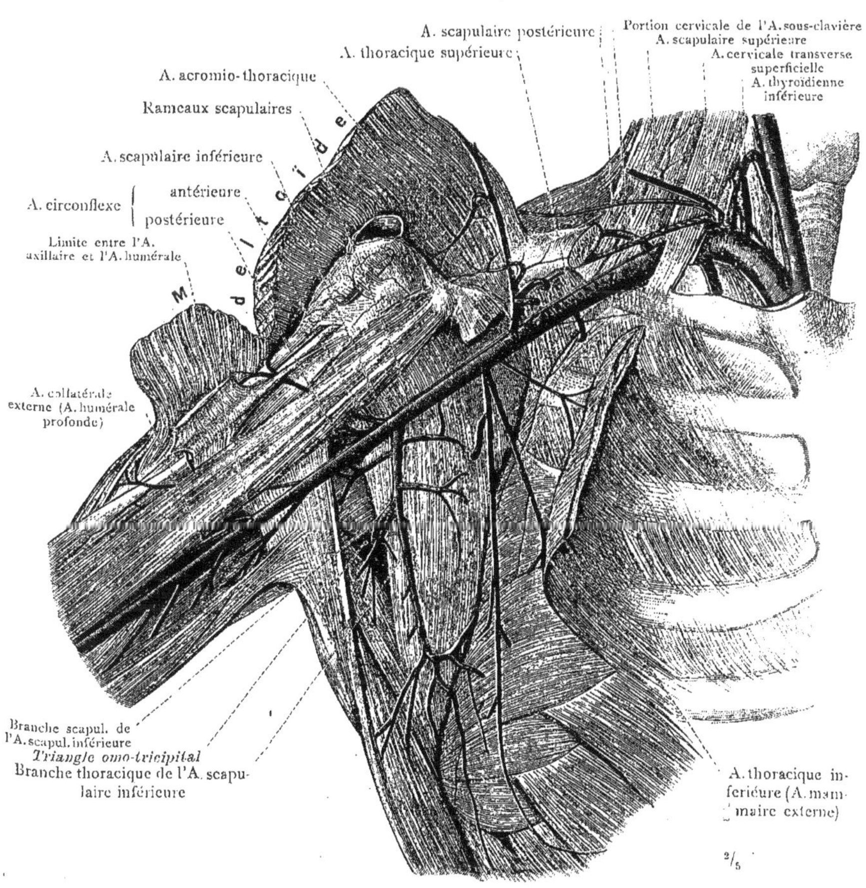

Fig. 1018. Branches de l'artère axillaire vues après ablation de la paroi antérieure du creux axillaire.
Artères thoracique supérieure, acromio-thoracique, thoracique inférieure, scapulaire inférieure, circonflexes antérieure et postérieure.

Artère sous-clavière. Artère axillaire.

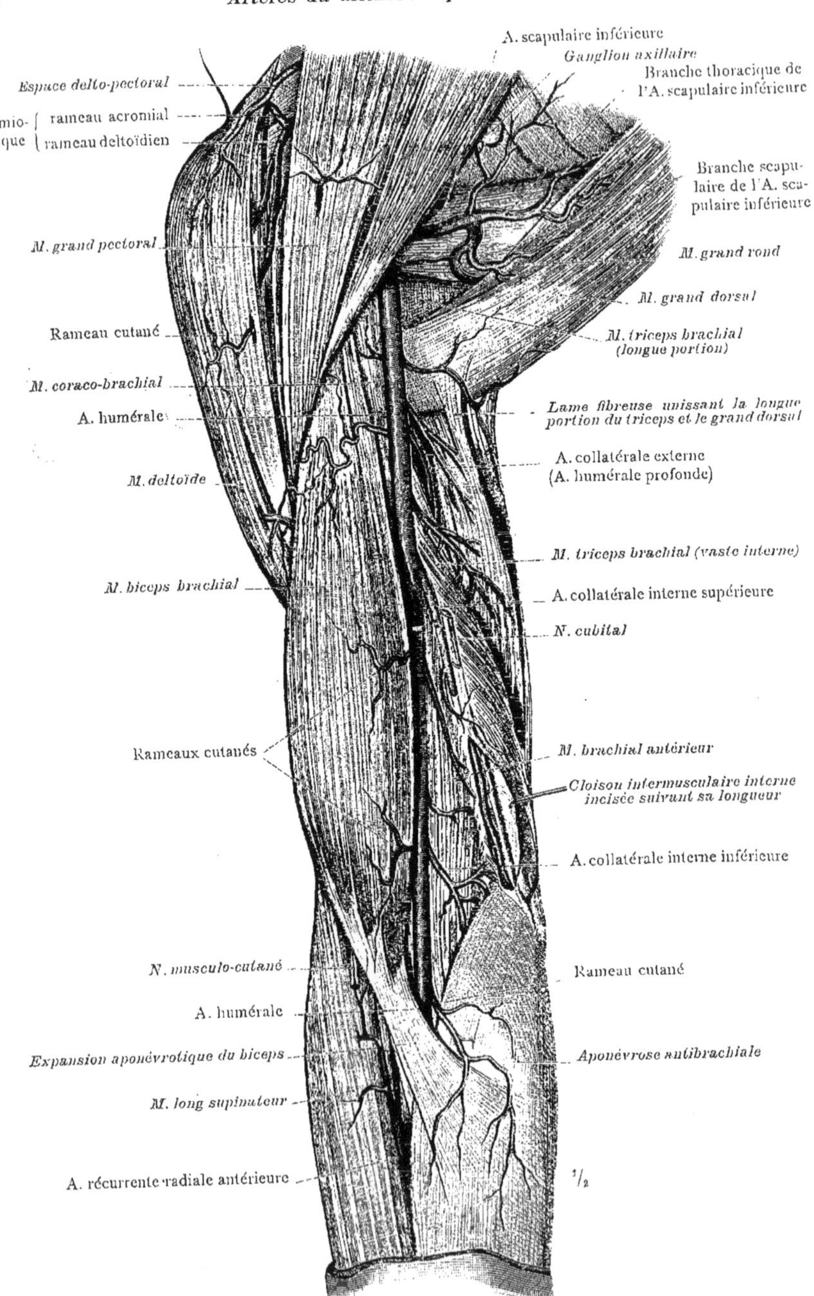

Fig. 1019. Artères du bras droit, de l'épaule et de la région axillaire, vue antérieure.

Artères du bras et de l'épaule.

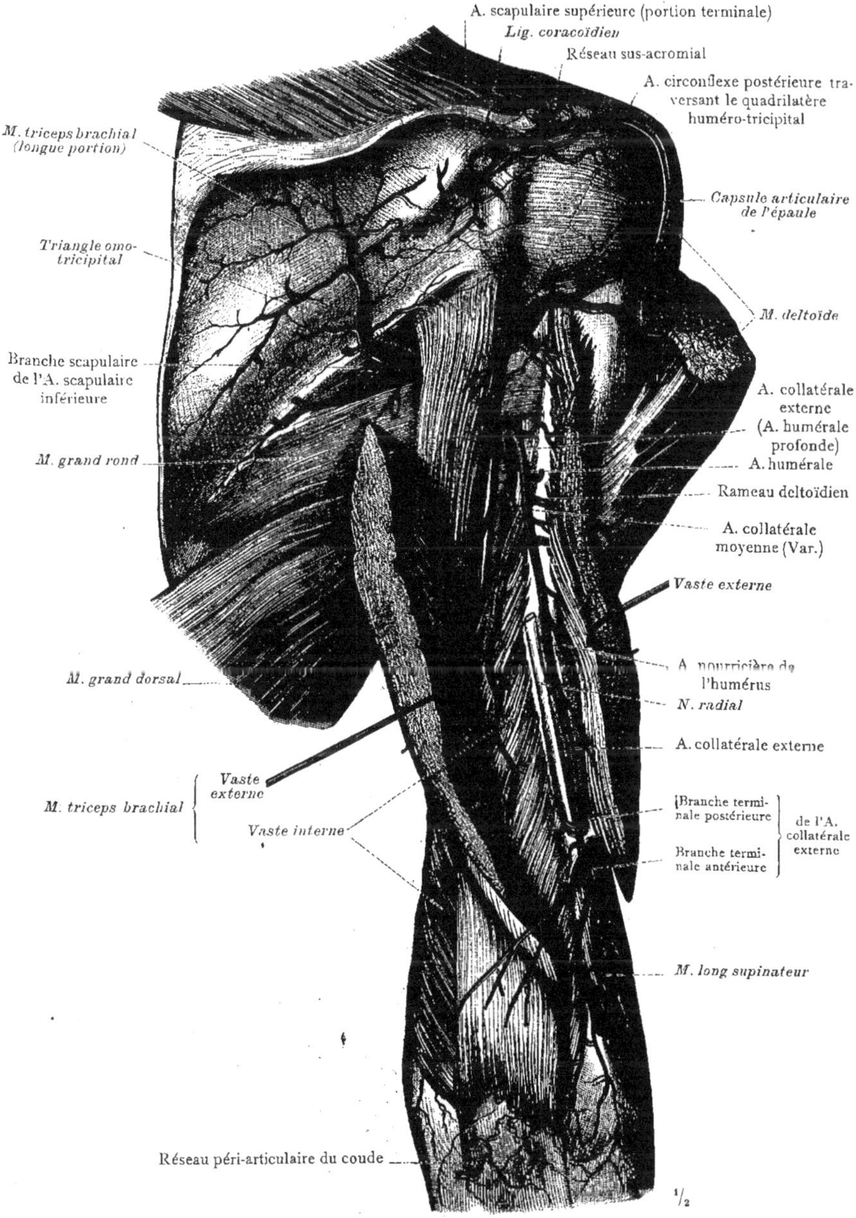

Fig 1020. Artères profondes de la face postérieure du bras et de l'épaule. Réseau péri-articulaire du coude.
(La portion postérieure du muscle deltoïde et les muscles sous-épineux et petit rond ont été enlevés; le muscle vaste externe a été incisé longitudinalement pour mettre en évidence l'artère humérale profonde.)

Artères du bras et de l'épaule.

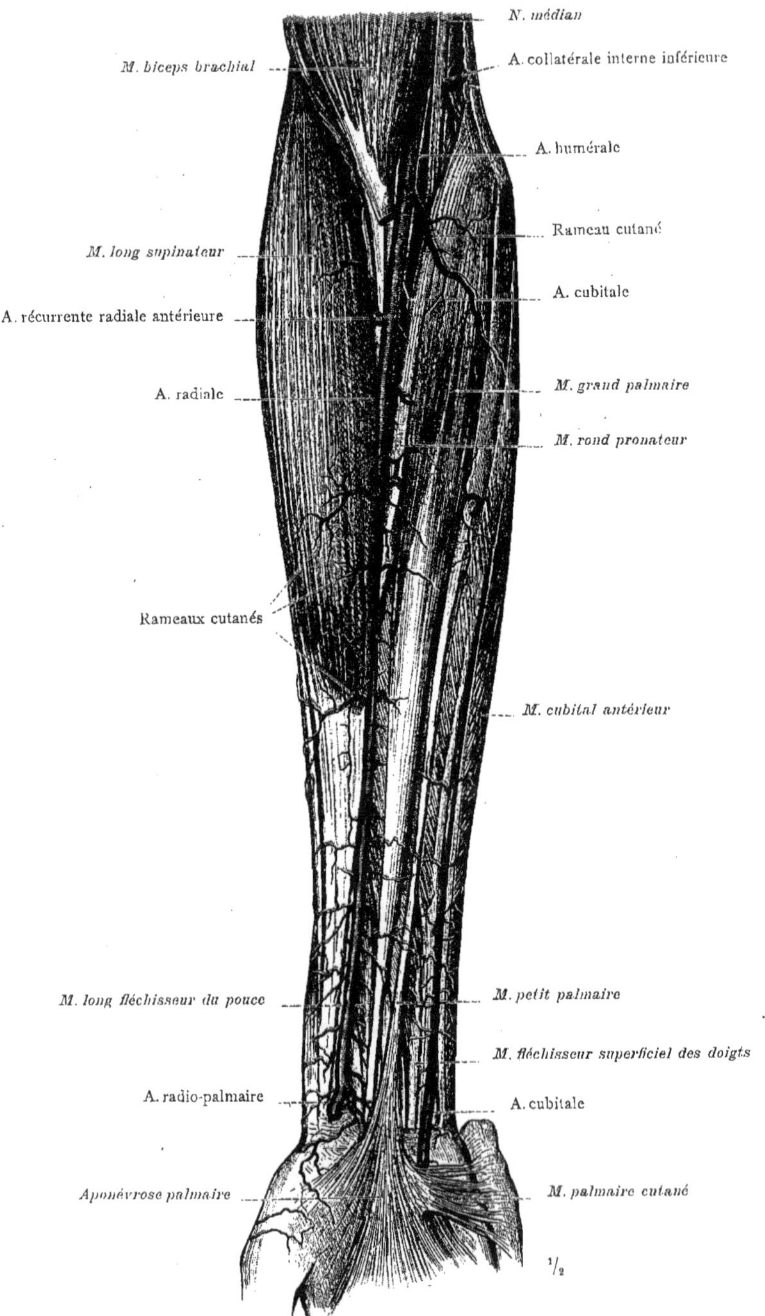

Fig. 1021. Artères superficielles de la face antérieure de l'avant-bras droit.

Artères de la face antérieure de l'avant-bras et de la main.

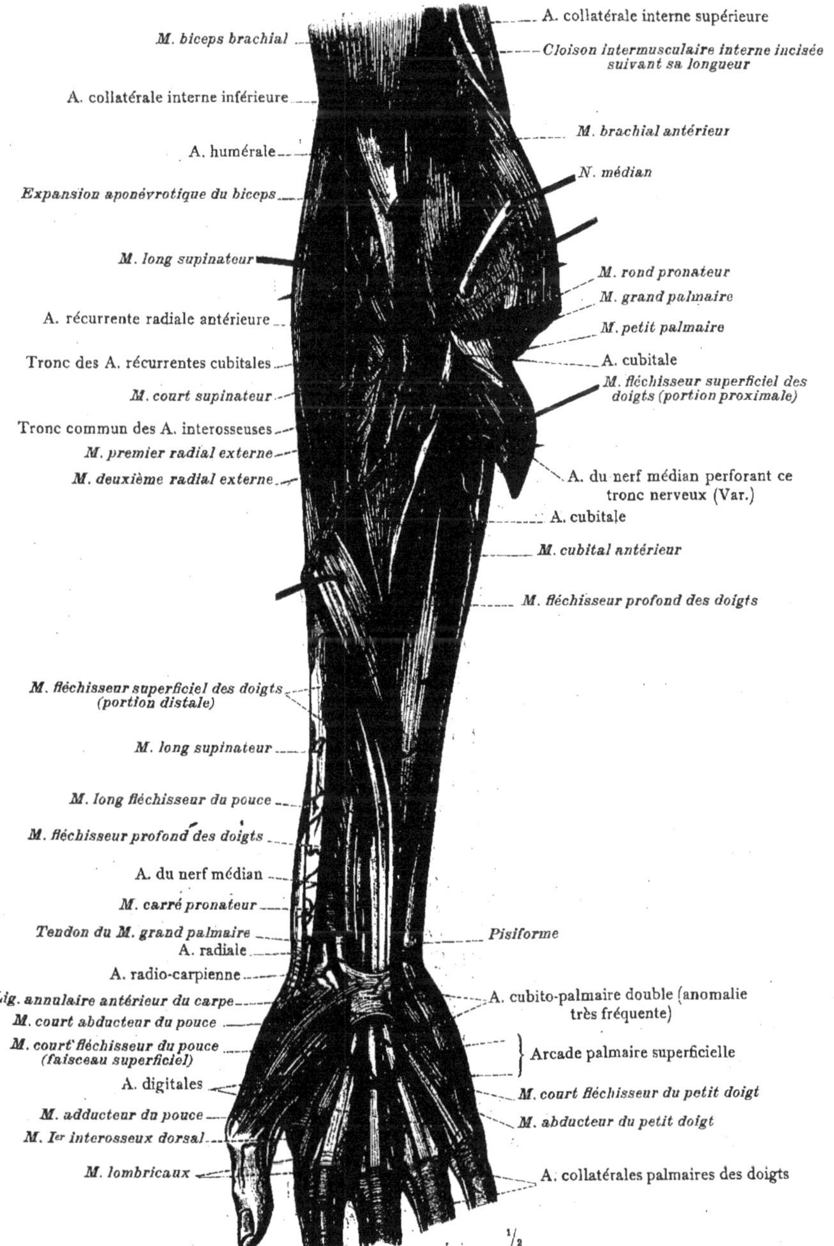

Fig. 1022. Artères radiale et cubitale. Arcade palmaire superficielle.
L'artère du nerf médian perfore anormalement ce tronc nerveux.

Artères de la face antérieure de l'avant-bras et de la main.

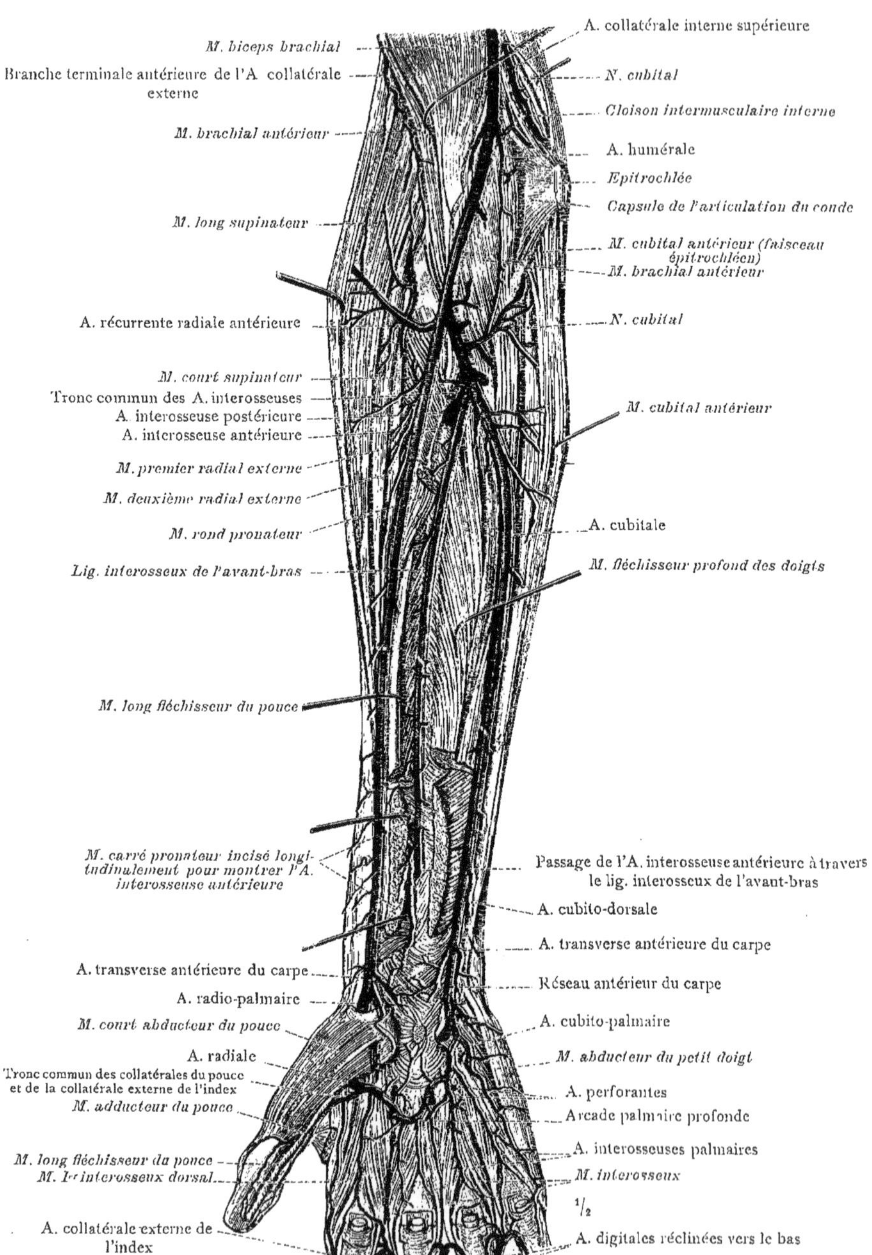

Fig. 1023. Artère interosseuse antérieure. Arcade palmaire profonde. Vue antérieure de l'avant-bras et de la main droite.

Artères de la face antérieure de l'avant-bras et de la main.

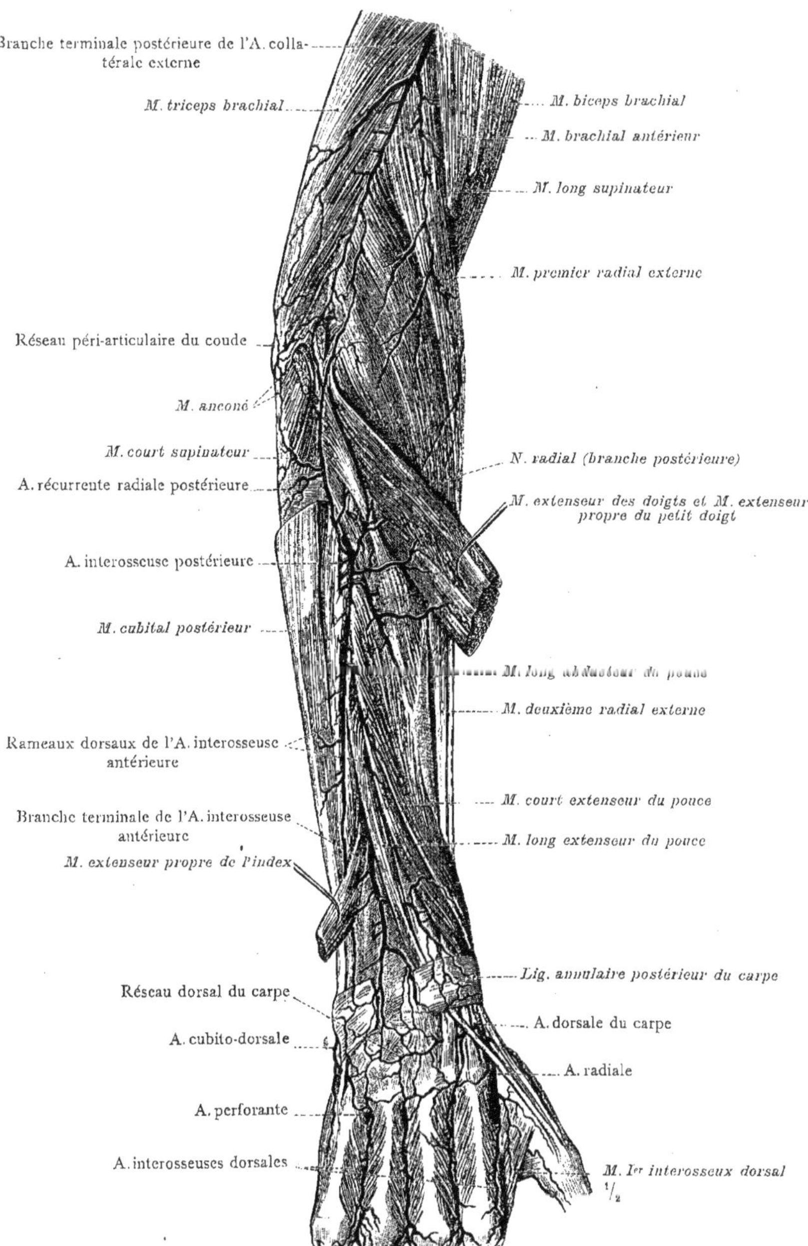

Fig. 1024. Artère interosseuse postérieure et artère récurrente radiale postérieure. Branche terminale de l'artère interosseuse antérieure. Artères profondes du dos de la main.

Artères de la face postérieure de l'avant-bras et de la main.

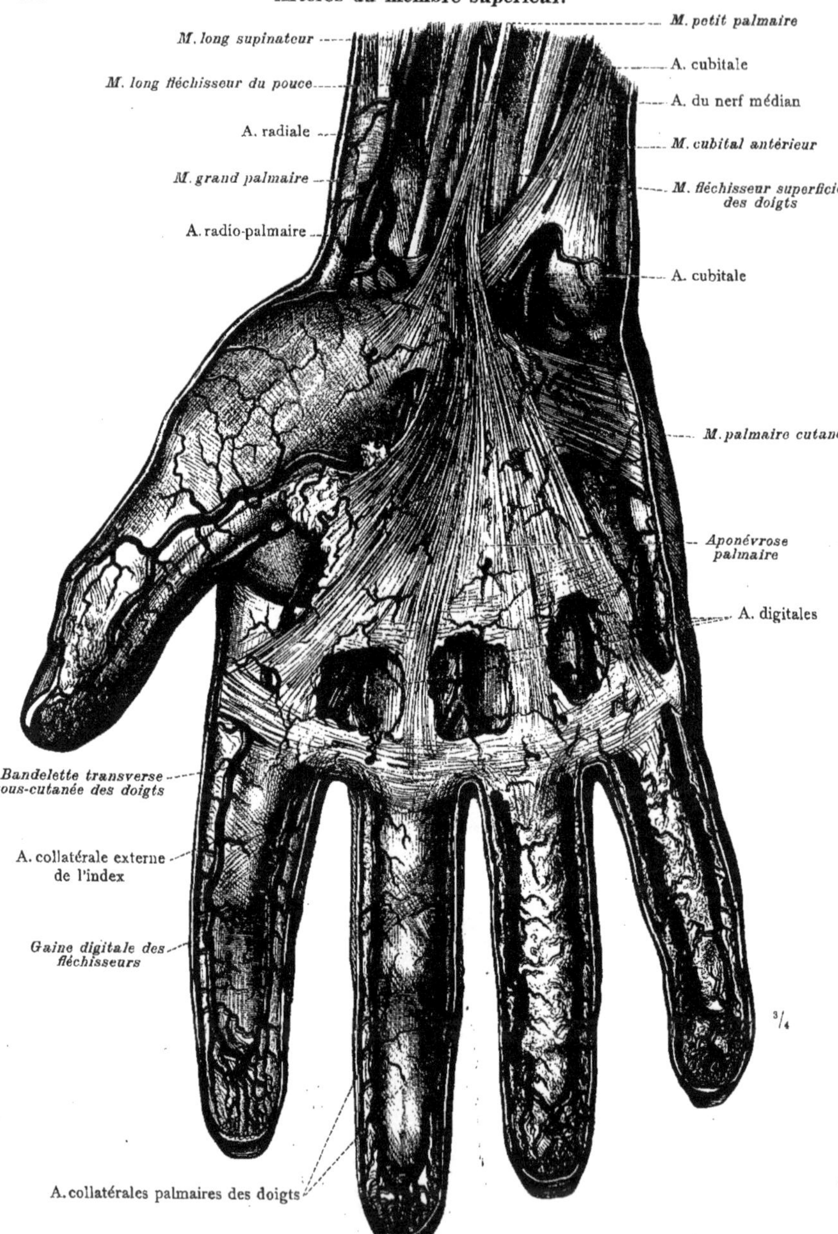

Fig. 1025. Artères superficielles de la paume de la main. Artères digitales et artères collatérales palmaires des doigts. Vue antérieure de la main droite.
(Au niveau des trois premiers doigts, la peau et le tissu cellulaire sous-cutané ont été enlevés et les gaines fibreuses des extenseurs mises à nu; au niveau des quatrième et cinquième doigts, le tissu cellulaire sous-cutané a été conservé avec les artères qui s'y ramifient.)

Artères de la paume de la main.

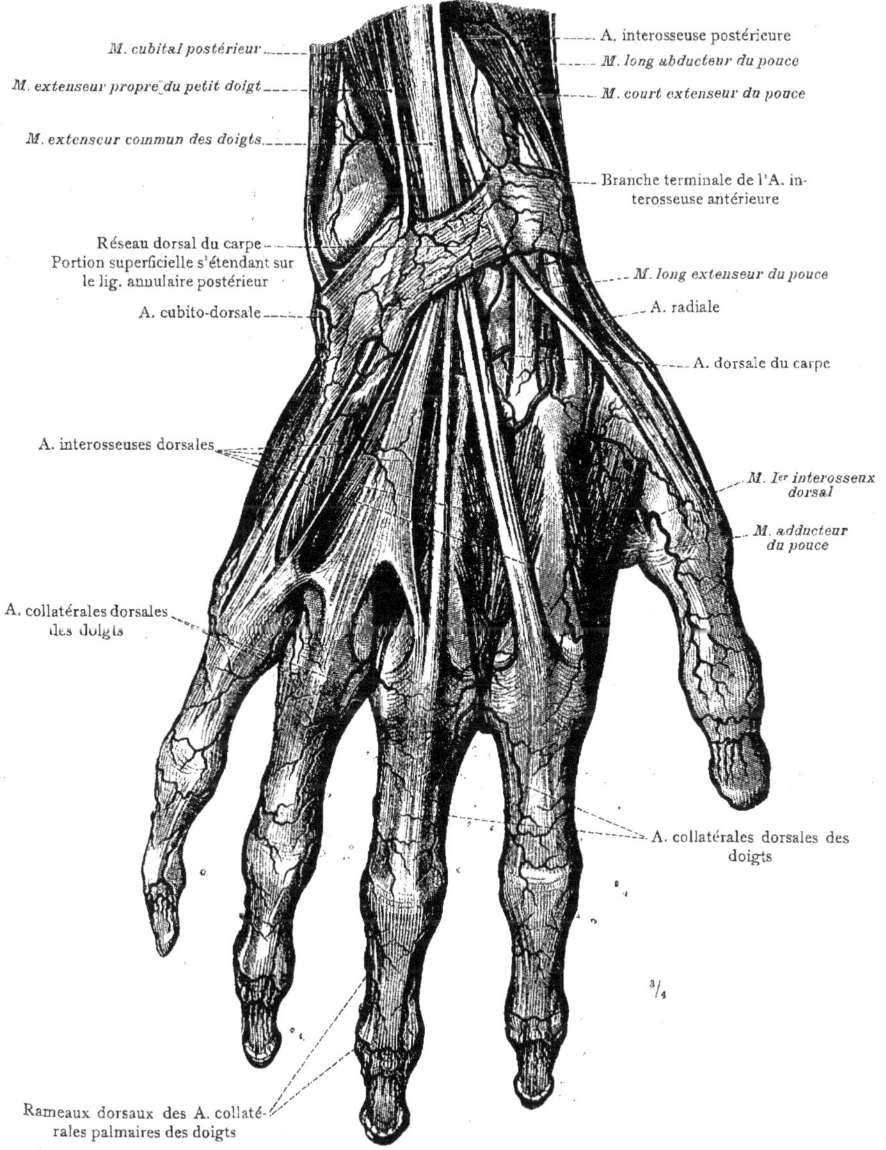

Fig. 1026. Artères superficielles du dos de la main. Artère radiale. Artères dorsale du carpe et cubito-dorsale. Branche terminale de l'artère interosseuse antérieure. Artères interosseuses dorsales. Artères collatérales dorsales des doigts et rameaux dorsaux des artères collatérales palmaires.
(Vue postérieure de la main droite.)

Artères du dos de la main.

Artères du membre supérieur.

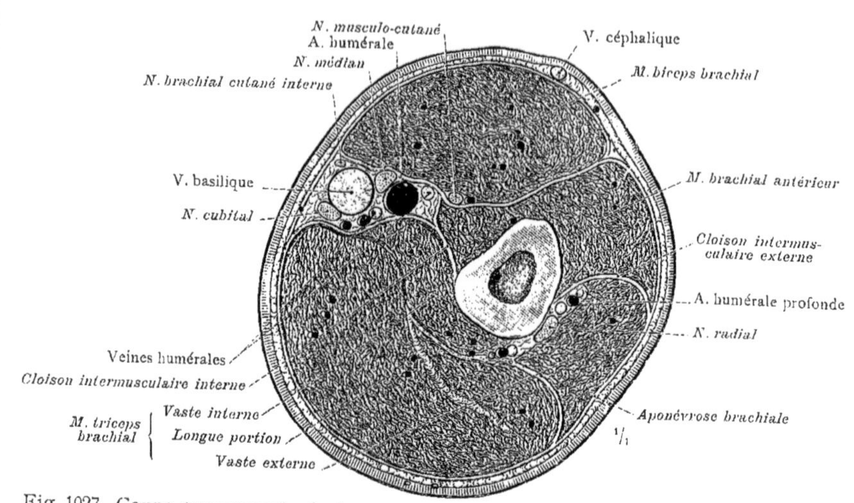

Fig. 1027. Coupe transversale du bras droit passant par sa partie moyenne, segment inférieur de la coupe.

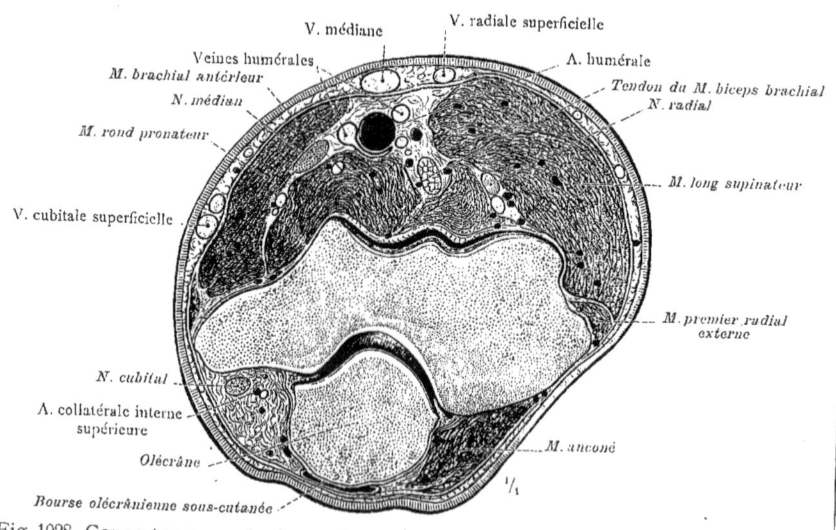

Fig. 1028. Coupe transversale du coude droit passant par la partie supérieure de l'épitrochlée et de l'épicondyle, segment inférieur de la coupe.

Topographie du bras et du coude.

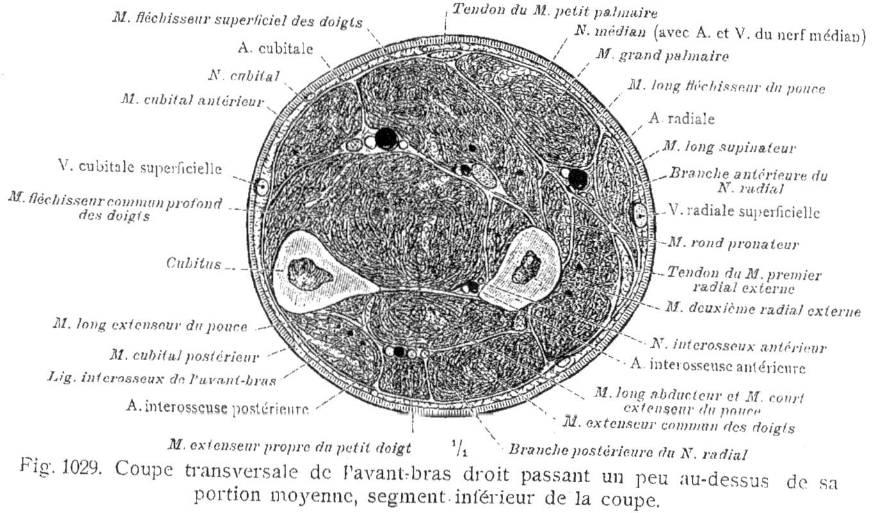

Fig. 1029. Coupe transversale de l'avant-bras droit passant un peu au-dessus de sa portion moyenne, segment inférieur de la coupe.

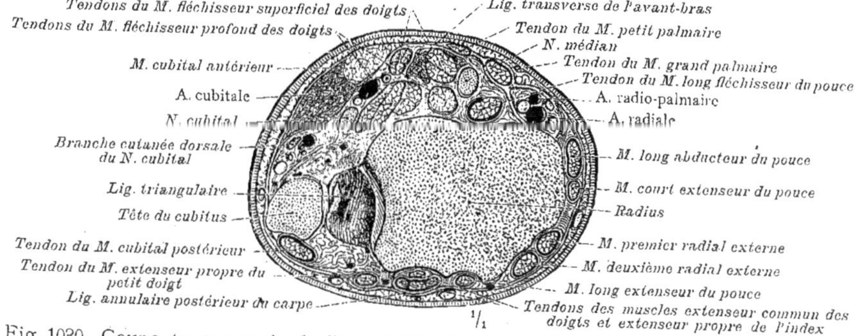

Fig. 1030. Coupe transversale de l'extrémité distale de l'avant-bras droit, segment inférieur de la coupe.

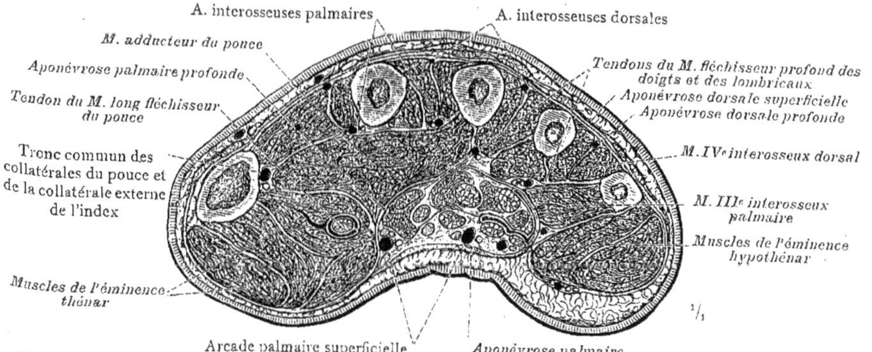

Fig. 1031. Coupe transversale de la main droite passant par l'extrémité distale de la tête des métacarpiens, segment inférieur de la coupe.

Topographie de l'avant-bras et de la main.

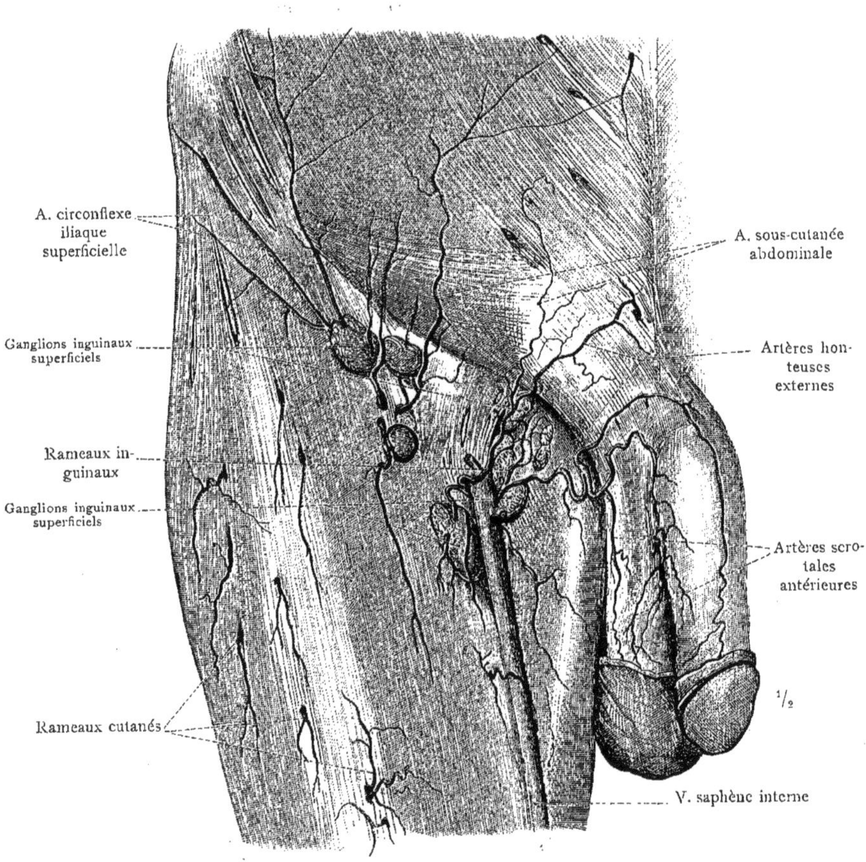

Fig. 1032. Artères sous-cutanées des régions hypogastrique et inguinale, des organes génitaux externes de l'homme et de la partie antérieure et supérieure de la cuisse.
Ganglions inguinaux superficiels et veine saphène interne.
Le fascia cribriformis, le fascia de Cooper et le fascia penis ont été conservés.

Artères de la face antérieure de la cuisse.

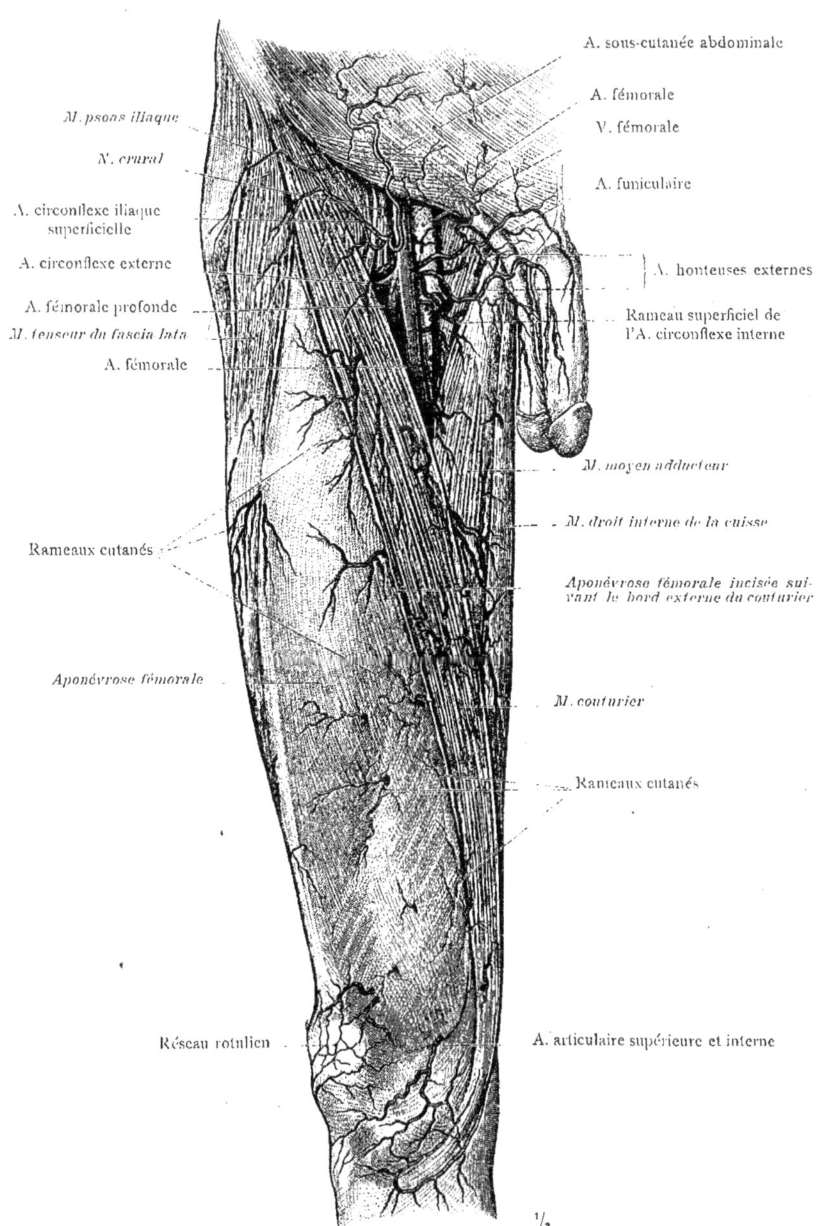

Fig. 1033. Triangle de Scarpa. Artères sous-cutanées de la face antérieure de la cuisse, du genou, des organes génitaux externes de l'homme et de la région hypogastrique. L'aponévrose fémorale a été enlevée au niveau du triangle de Scarpa et en avant des muscles couturier, moyen adducteur et tenseur du fascia lata.

Artères de la face antérieure de la cuisse.

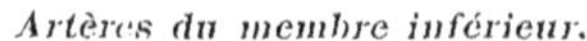

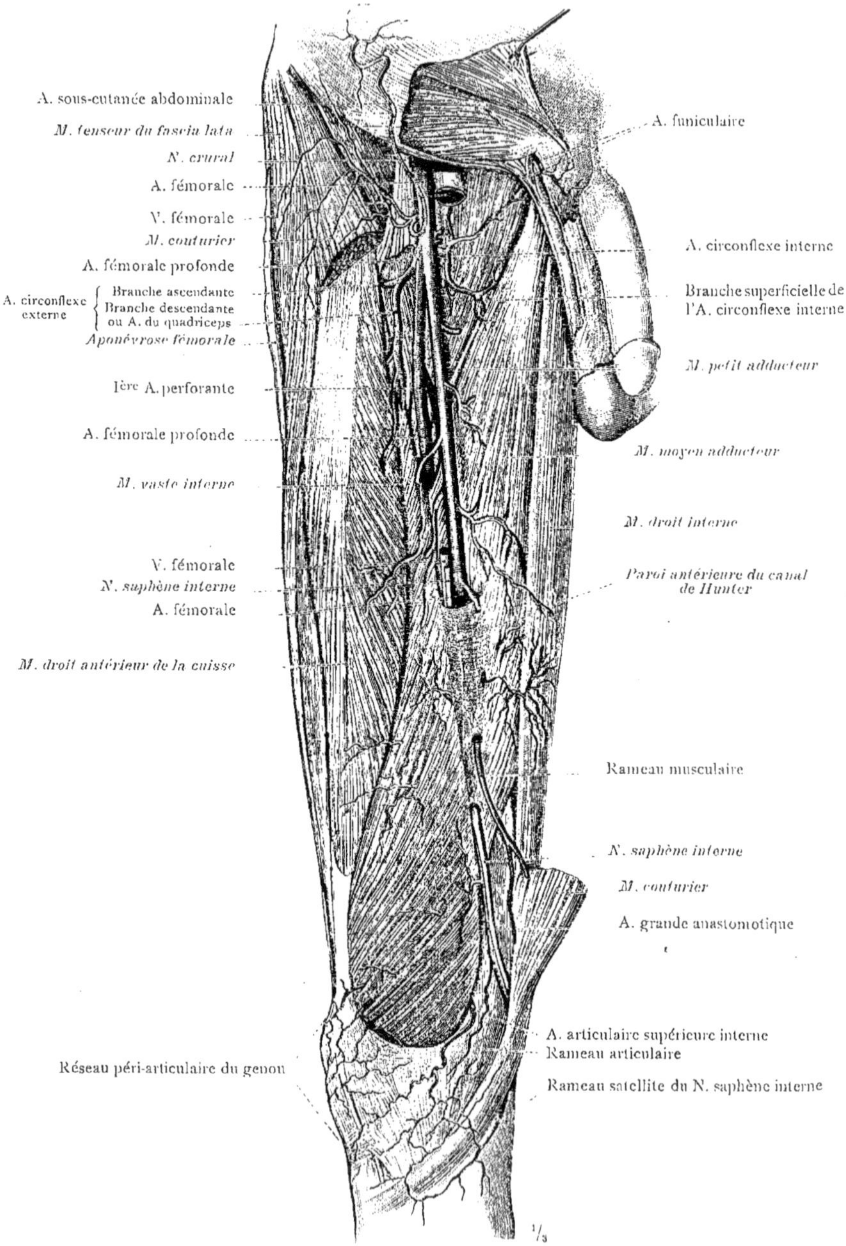

Fig. 1034. Artère fémorale figurée jusqu'à son entrée dans le canal de Hunter et artère fémorale profonde.
(La portion moyenne du muscle couturier a été réséquée.)

Artères de la face antérieure de la cuisse.

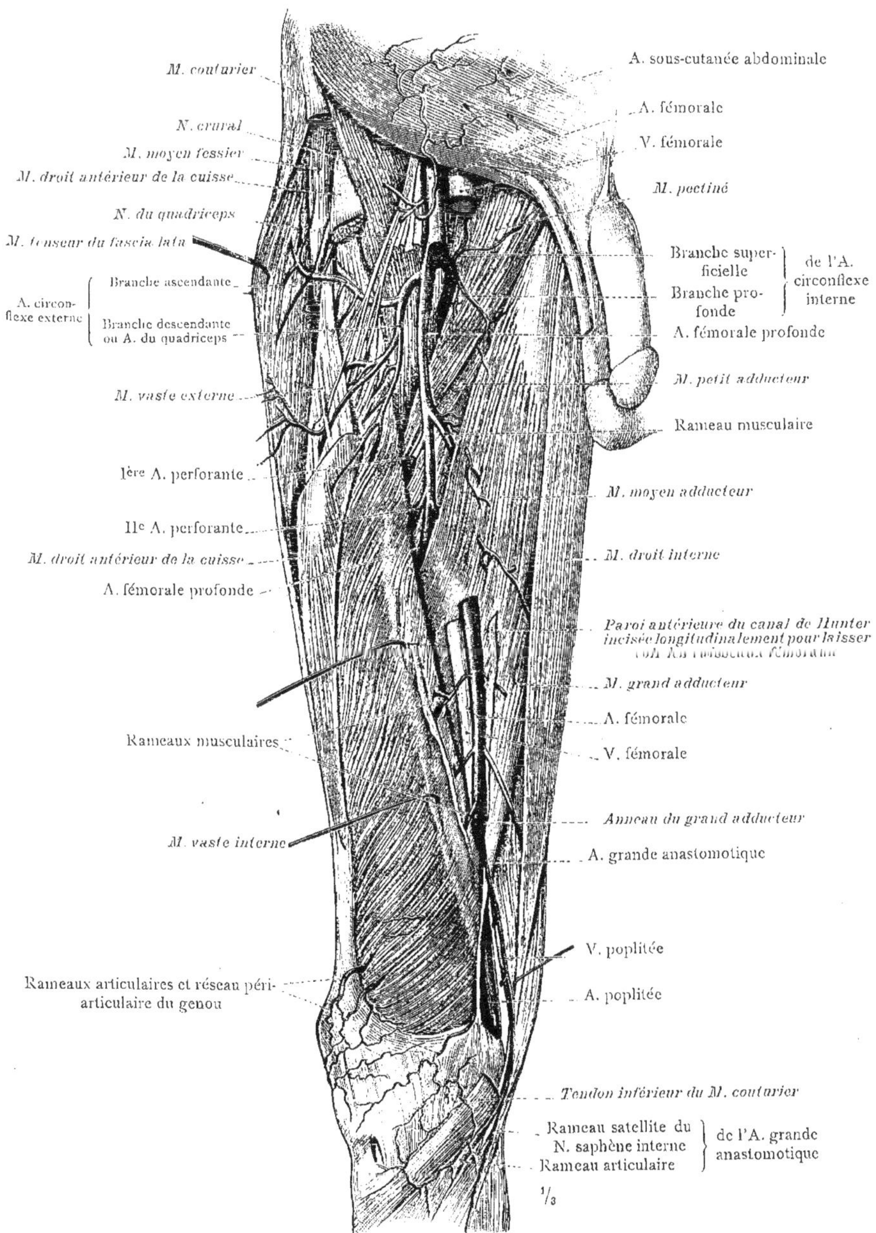

Fig. 1035. Artère fémorale profonde mise en évidence après résection partielle de l'artère fémorale. Le canal de Hunter a été ouvert et l'on voit à son intérieur l'artère et la veine fémorale jusqu'à l'anneau du grand adducteur.

Artères de la face antérieure de la cuisse.

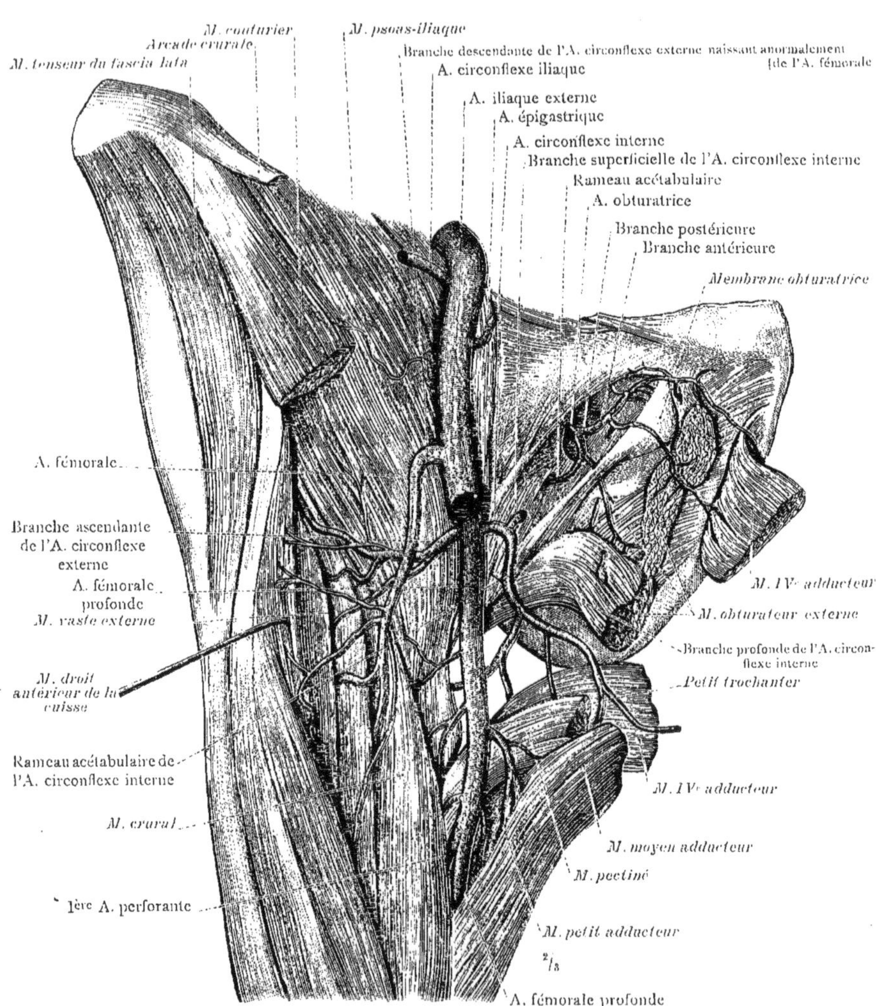

Fig. 1035. Artère obturatrice avec ses branches antérieure et postérieure et son rameau acétabulaire. Artère fémorale profonde. Branche profonde de l'artère circonflexe interne et son rameau acétabulaire. Branche ascendante de l'artère circonflexe externe; la branche descendante de cette artère ou artère du quadriceps naît anormalement de l'artère fémorale.

Artères de la face antérieure de la cuisse.

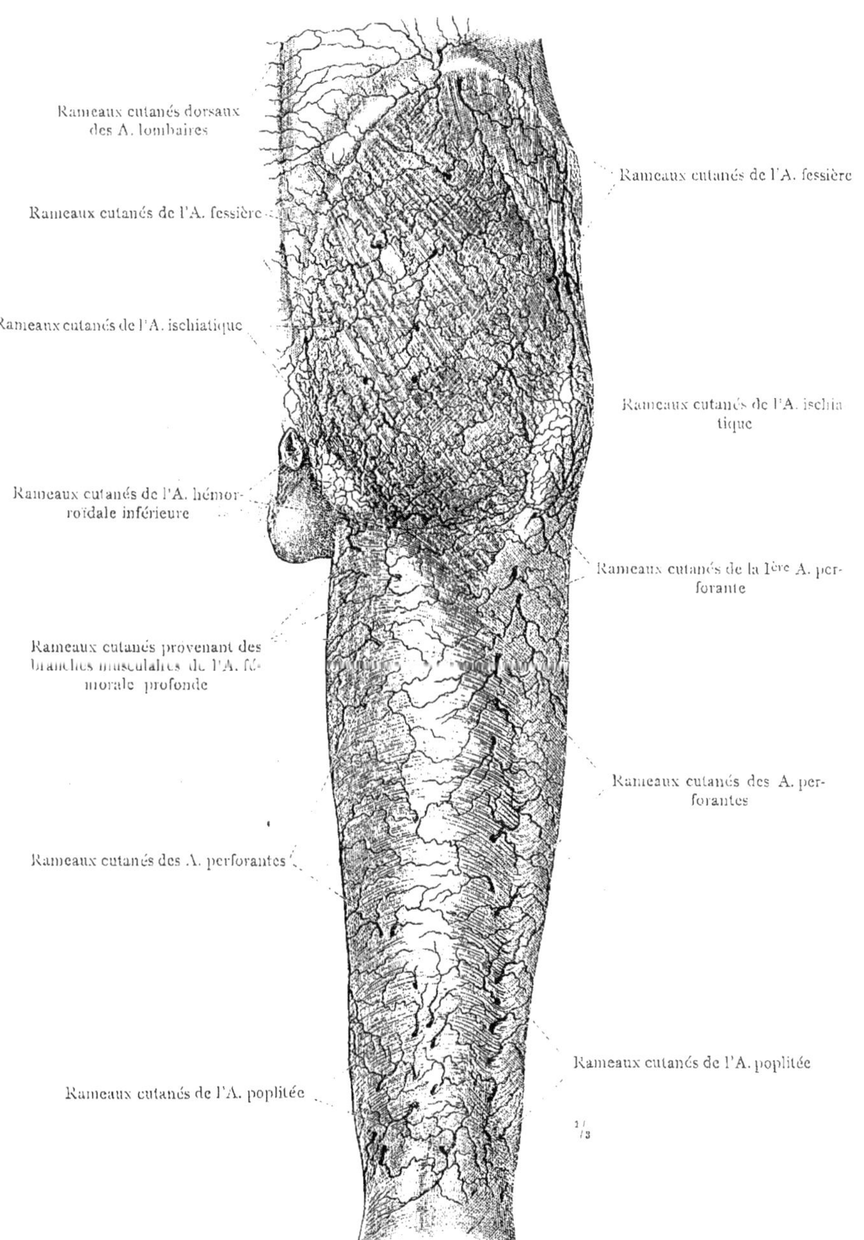

Fig. 1037. Artères sous-cutanées de la région fessière, de la face postérieure de la cuisse et de la région poplitée.

Artères de la région fessière et de la face postérieure de la cuisse.

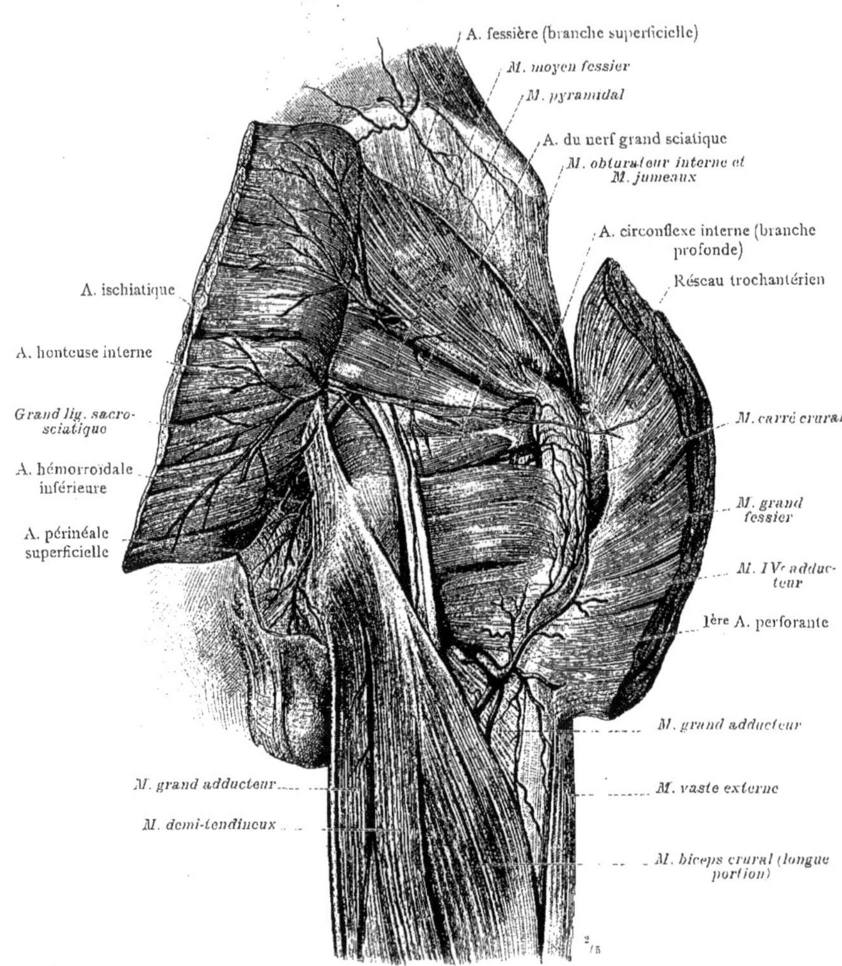

Fig. 1038. Artères profondes de la région fessière. Branche superficielle de l'artère fessière. Artère ischiatique et artère du nerf grand sciatique. Artère honteuse interne depuis sa sortie par la grande échancrure sciatique jusqu'à son entrée dans la petite échancrure sciatique; artères hémorroïdale inférieure et périnéale superficielle. Emergence de la première artère perforante entre le troisième et le quatrième adducteur; division de la première perforante en ses branches terminales.
(Le muscle grand fessier a été sectionné vers sa partie moyenne et ses deux moitiés ont été réclinées à droite et à gauche.)

Artères de la région fessière.

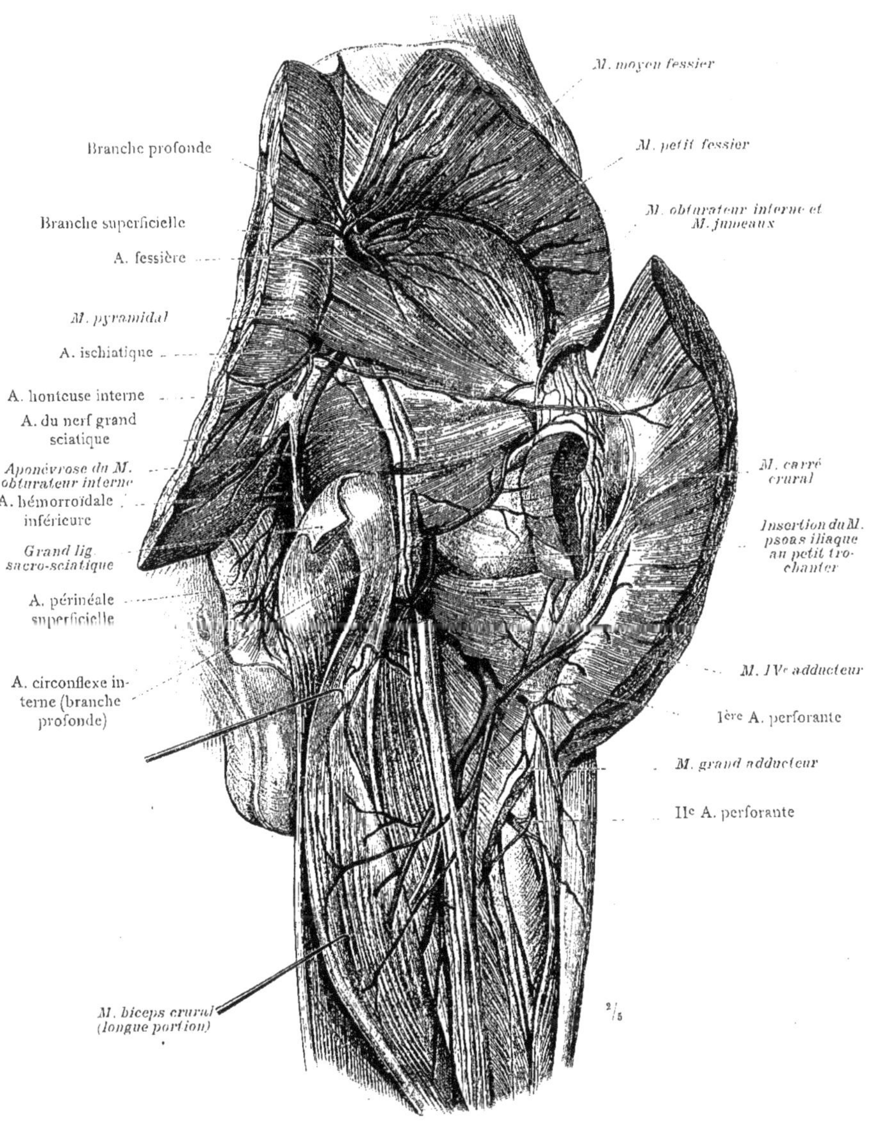

Fig. 1039. Artères profondes de la région fessière et de la partie supérieure de la cuisse. Le moyen fessier a été récliné vers le haut et le grand ligament sacro-sciatique sectionné au niveau de la petite échancrure sciatique. Le nerf grand sciatique et le muscle carré crural ont été réséqués pour mettre en évidence la branche profonde de l'artère circonflexe interne. La portion supérieure du muscle grand adducteur a été enfin incisée longitudinalement pour libérer la deuxième artère perforante.)

Artères de la région fessière.

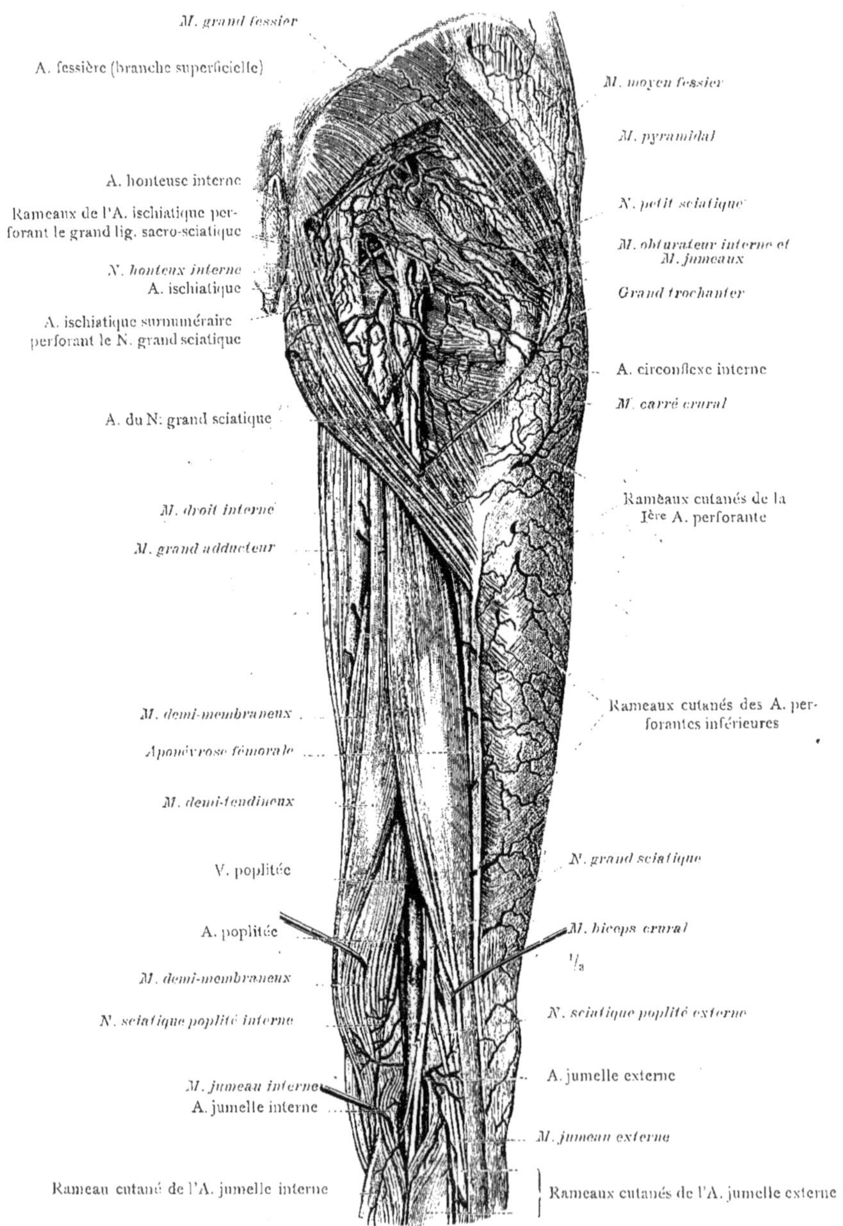

Fig. 1040. Région de la fesse et creux poplité. Artères fessière et ischiatique. Artère poplitée et artères jumelles.

Artères de la région fessière, de la face postérieure de la cuisse et du creux poplité.

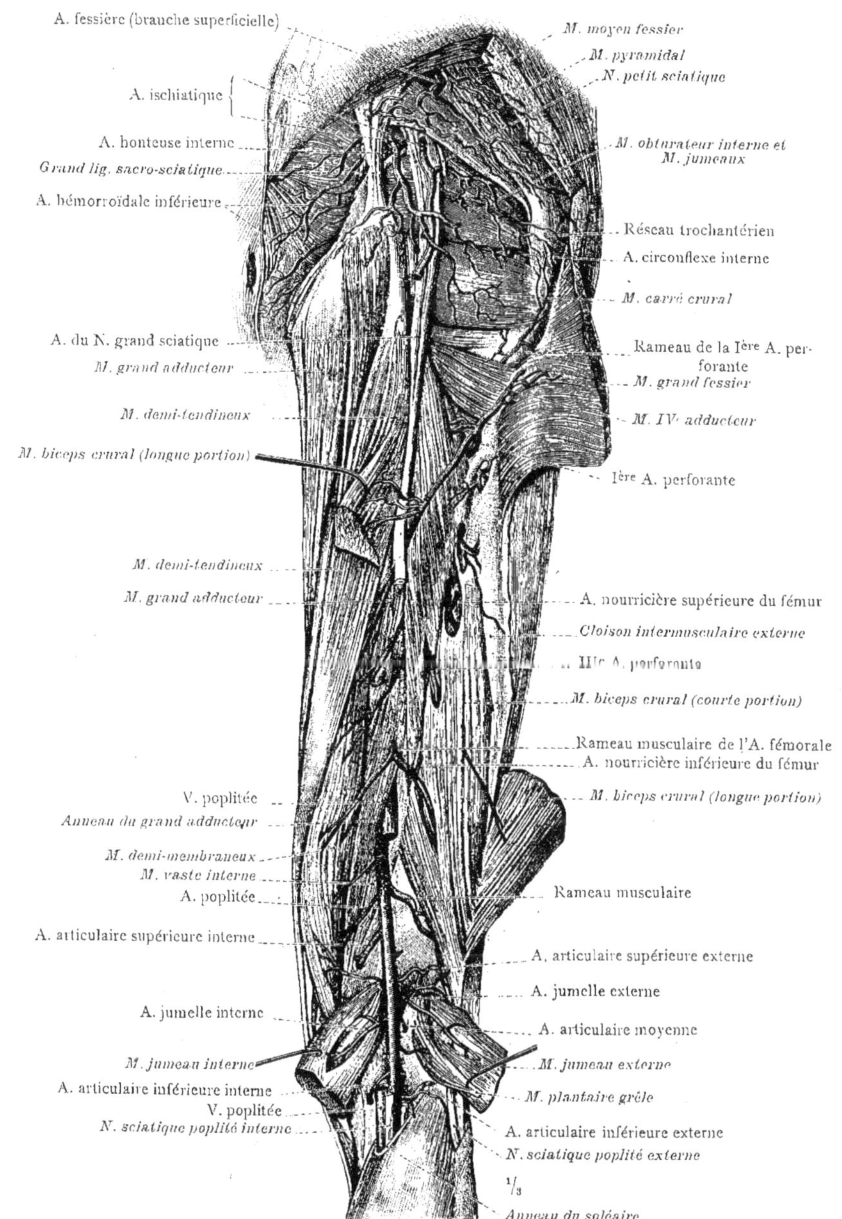

Fig. 1041. Artères profondes de la région fessière. Artères perforantes. Artère poplitée depuis l'anneau du grand adducteur jusqu'à l'arcade du soléaire; artères articulaires et artères jumelles.

Artères de la région fessière, de la face postérieure de la cuisse et du creux poplité.

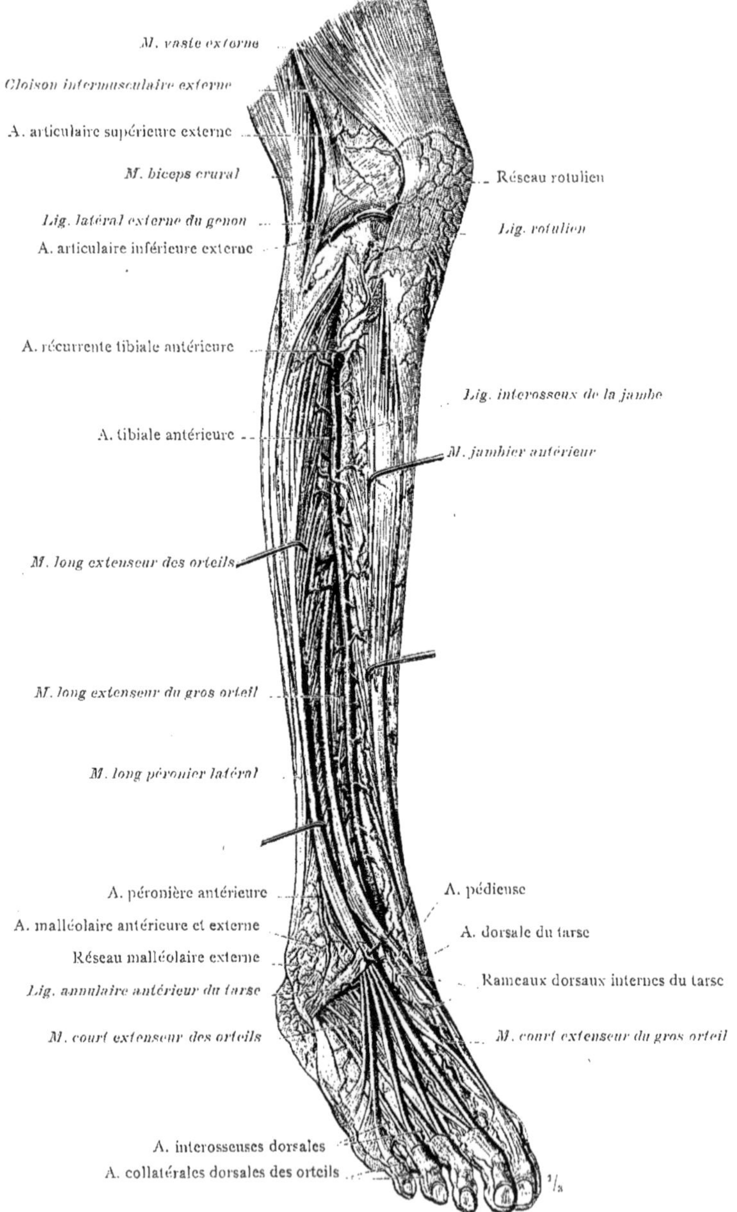

Fig. 1042. Artère tibiale antérieure et artère pédieuse.
(Le muscle jambier antérieur a été fortement écarté des autres muscles de la région antéro-externe de la jambe; son extrémité supérieure a été en partie réséquée. Le ligament annulaire antérieur du tarse a été sectionné pour montrer l'origine de l'artère pédieuse.)

Artères de la face antérieure de la jambe et de la région dorsale du pied.

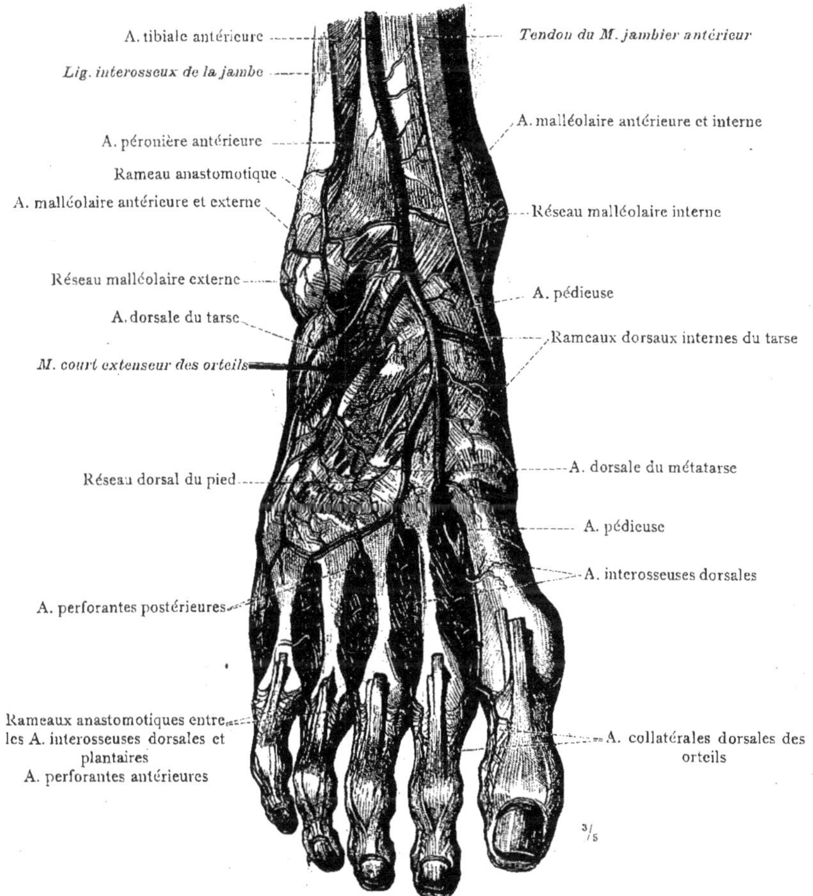

Fig. 1043. Extrémité distale de l'artère tibiale antérieure et son anastomose avec l'artère péronière antérieure. Artère pédieuse. Artères dorsales du tarse et du métatarse. Artères interosseuses dorsales. Artères perforantes antérieures et postérieures. Artères collatérales dorsales des orteils.

Artères de la face dorsale du pied.

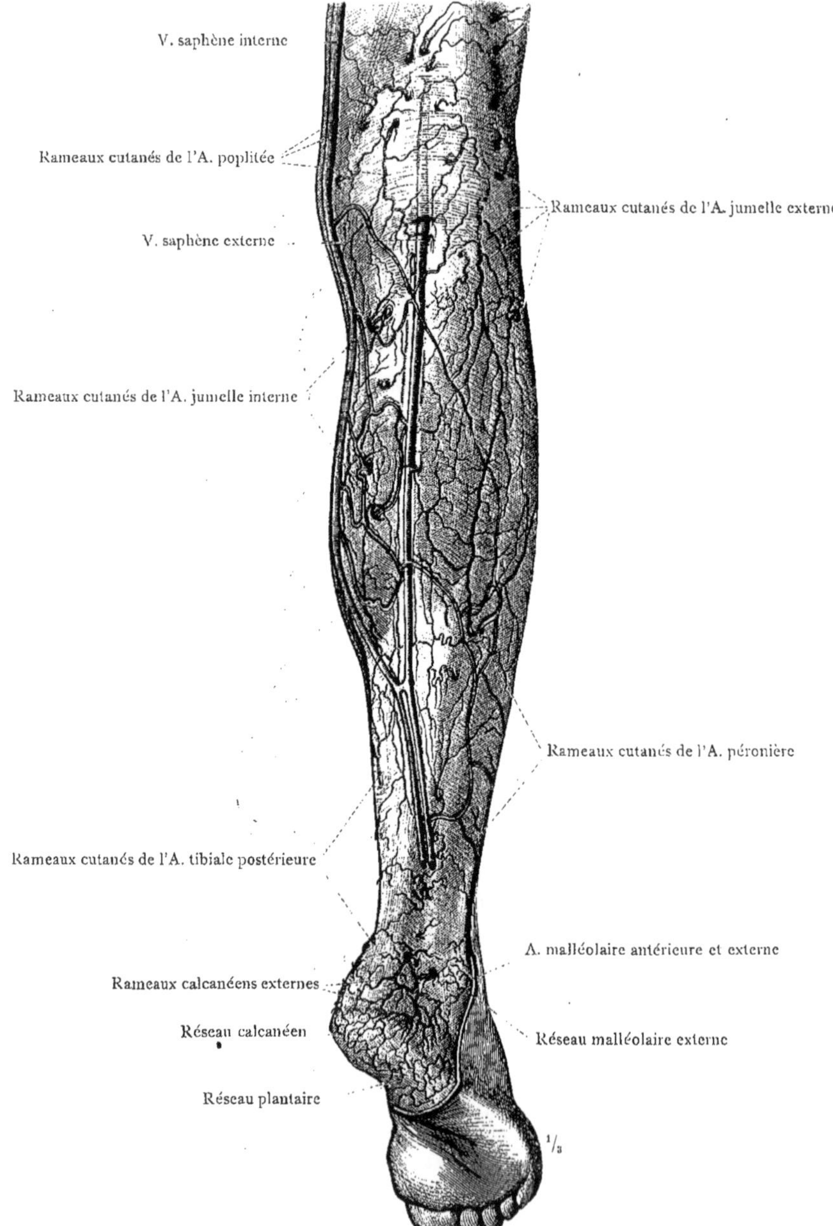

Fig. 1044. Artères sous-cutanées de la face postérieure de la jambe. Veines saphène interne et saphène externe. Réseaux malléolaire externe, calcanéen et plantaire.

Artères de la face postérieure de la jambe.

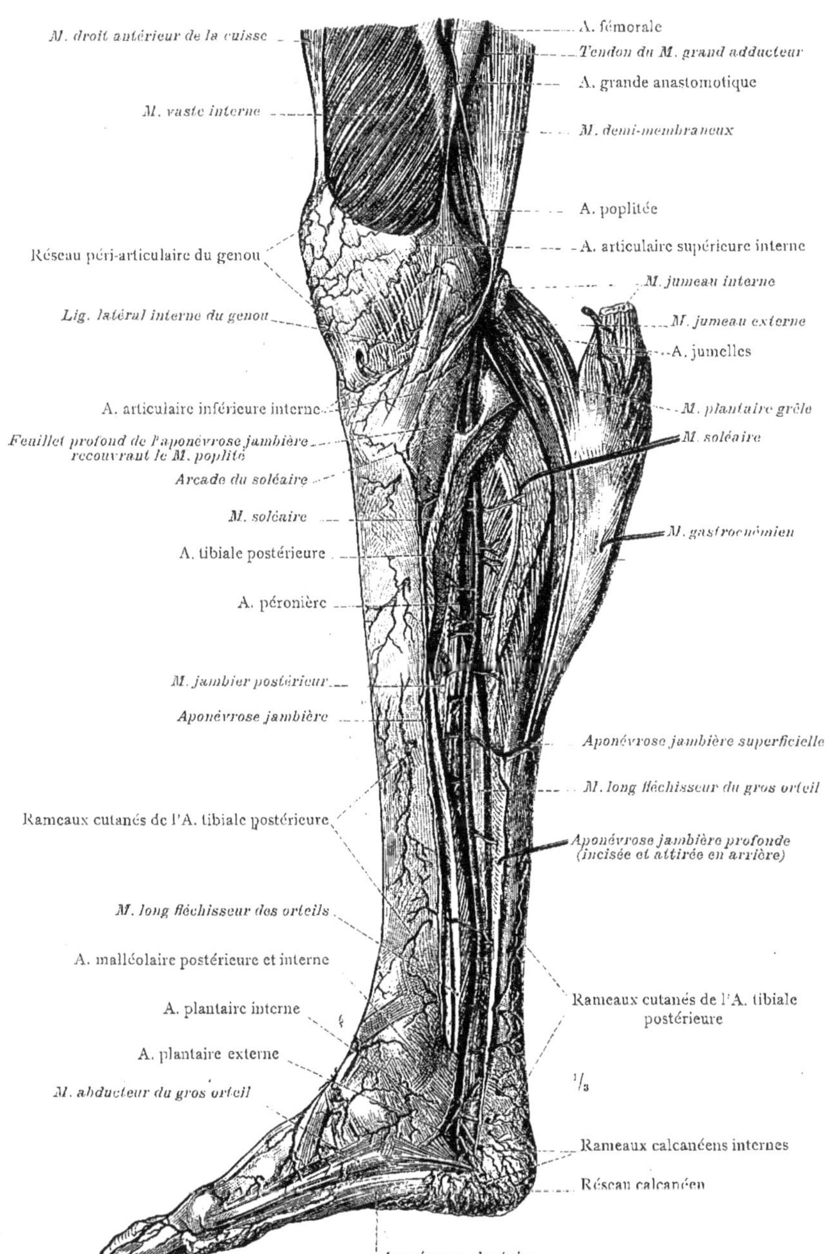

Fig. 1045. Artère poplitée et son passage à travers l'anneau du soléaire. Artère tibiale postérieure.

Artères de la face postérieure de la jambe.

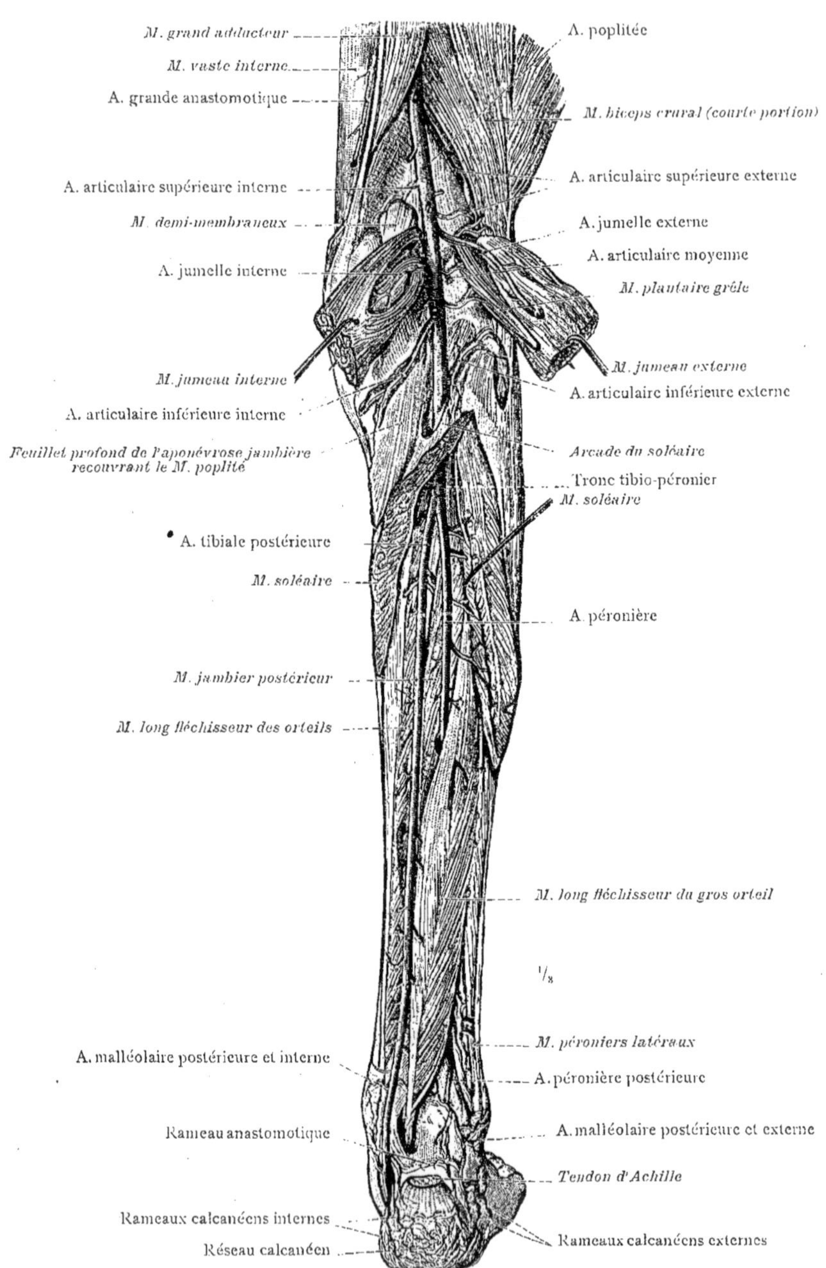

Fig. 1046. Artère poplitée et ses branches. Tronc tibio-péronier. Artère tibiale postérieure et artère péronière.

Artères de la face postérieure de la jambe.

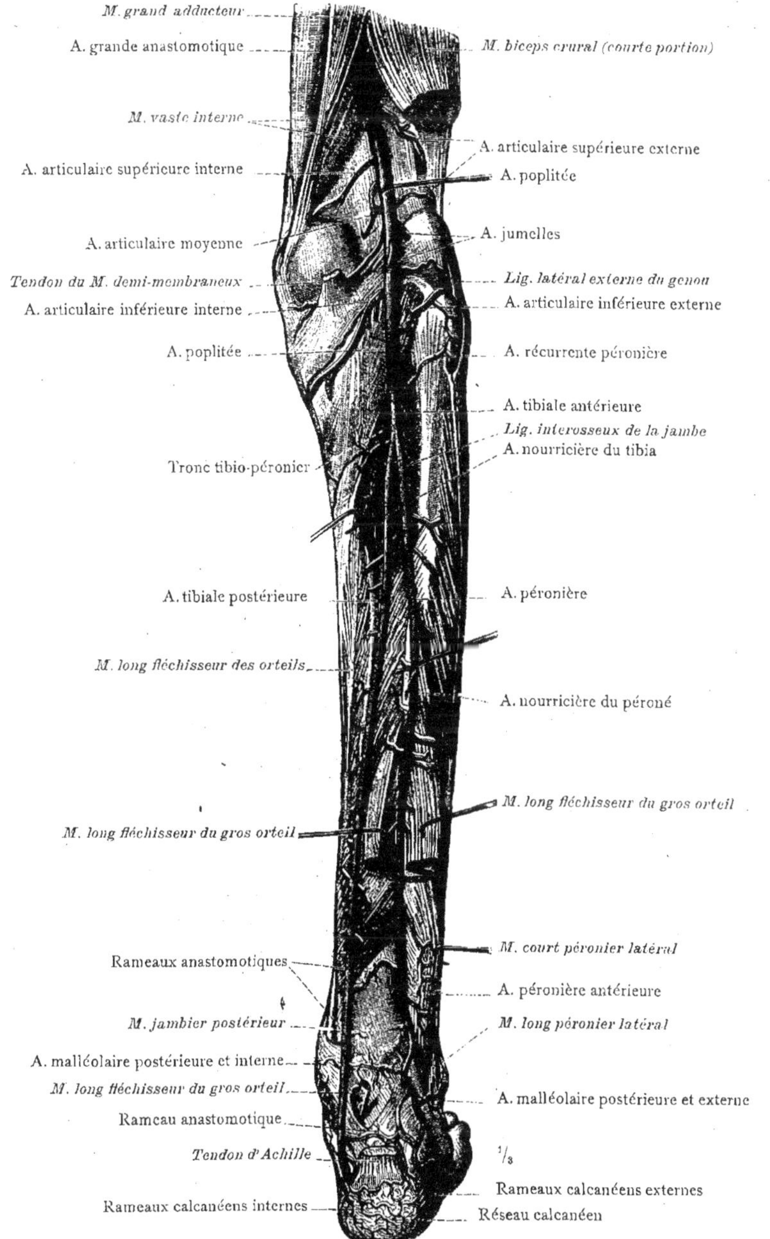

Fig. 1047. Artère poplitée. Artères articulaires du genou. Origine de l'artère tibiale antérieure. Tronc tibio-péronier. Artères tibiale postérieure et péronière. Artères nourricières du tibia et du péroné.

Artères de la face postérieure de la jambe.

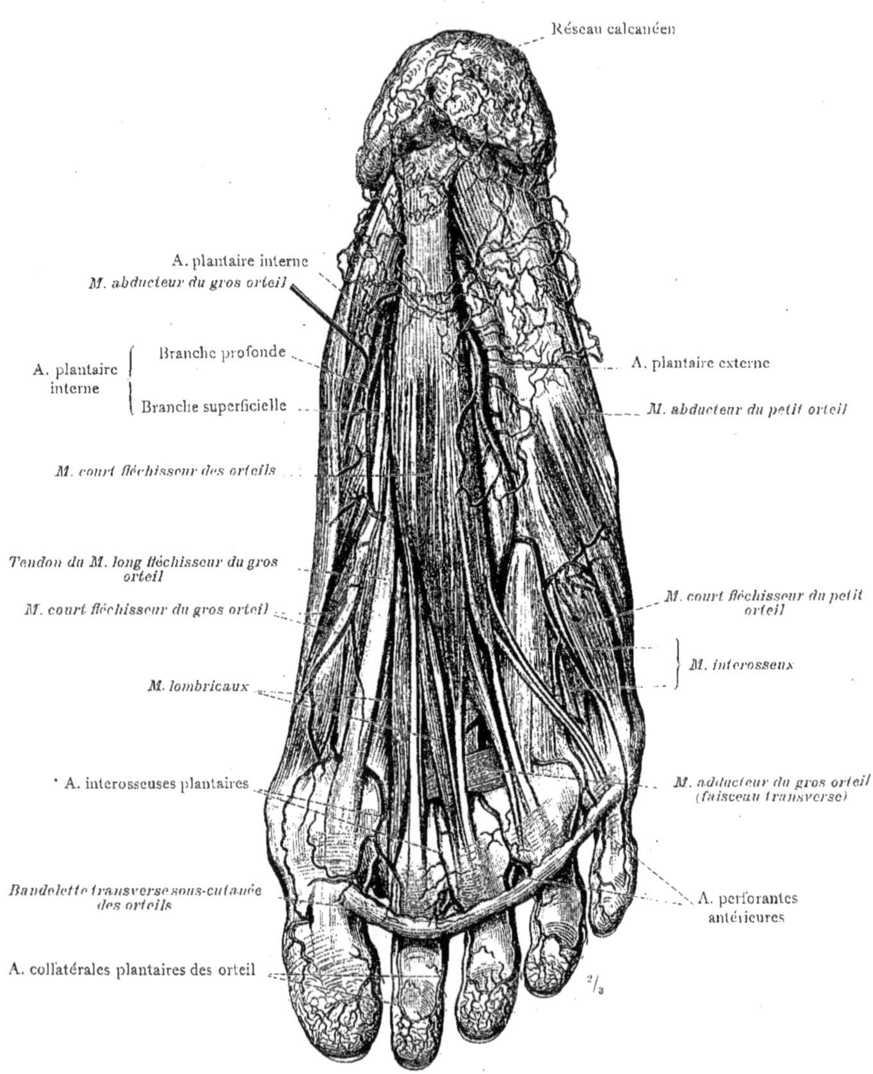

Fig. 1048. Artères superficielles de la plante du pied. Réseau calcanéen et portion postérieure du réseau plantaire. Artère plantaire interne et ses deux branches superficielle et profonde. Artère plantaire externe et ses rameaux superficiels. Artères interosseuses plantaires et collatérales plantaires des orteils.
(L'aponévrose plantaire superficielle a été enlevée à l'exception de la bandelette transverse sous-cutanée des orteils. Au niveau du talon, on a conservé la couche adipeuse sous-cutanée.)

Artères de la plante du pied.

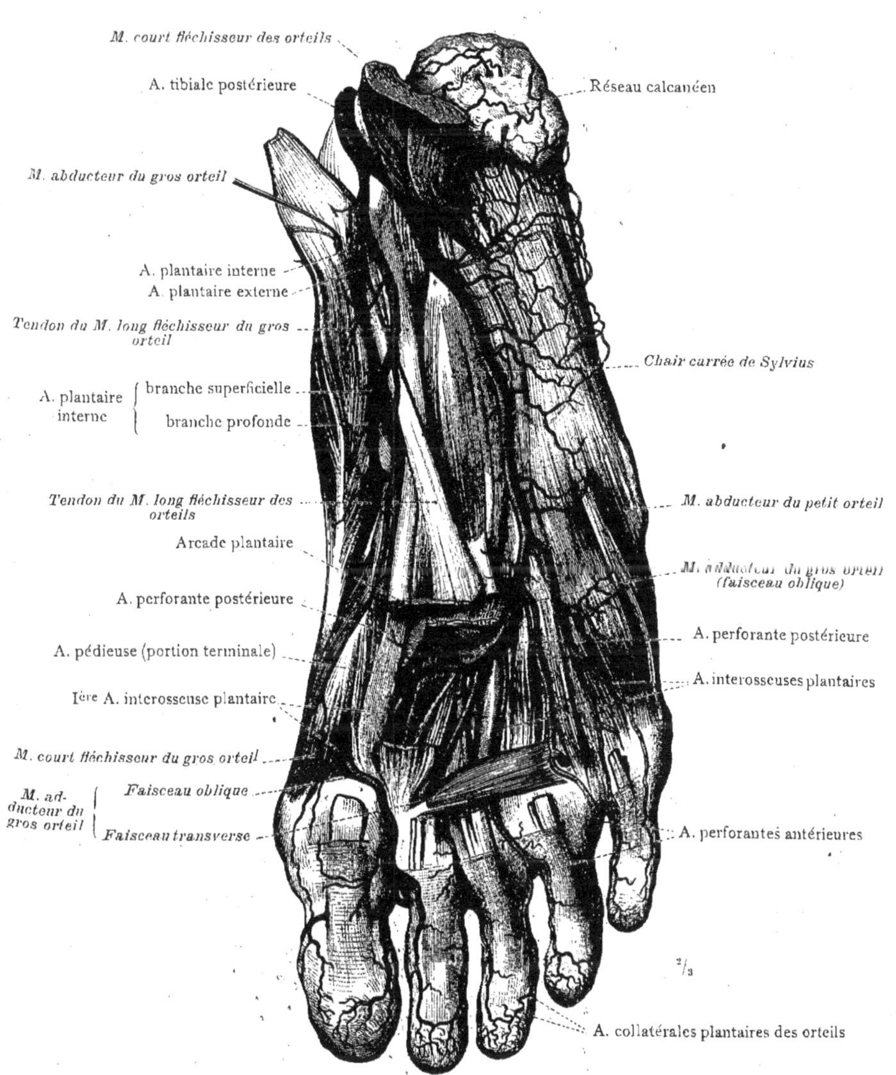

Fig. 1049. Artères profondes de la plante du pied. Arcade plantaire. Artères interosseuses plantaires et collatérales plantaires des orteils. Artères perforantes.

Artères de la plante du pied.

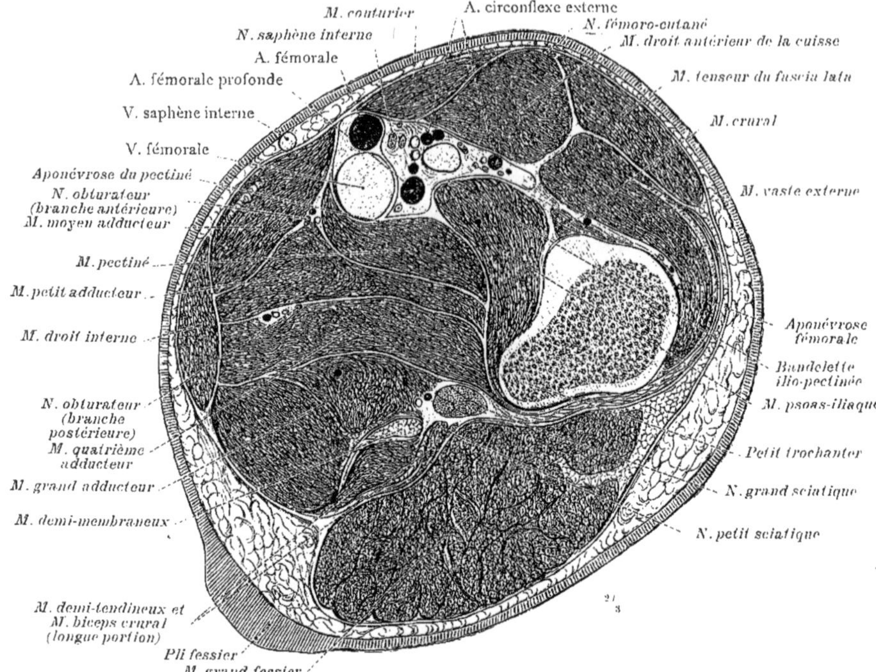

Fig. 1050. Coupe transversale de la cuisse droite passant par la partie supérieure du petit trochanter, segment inférieur de la coupe.

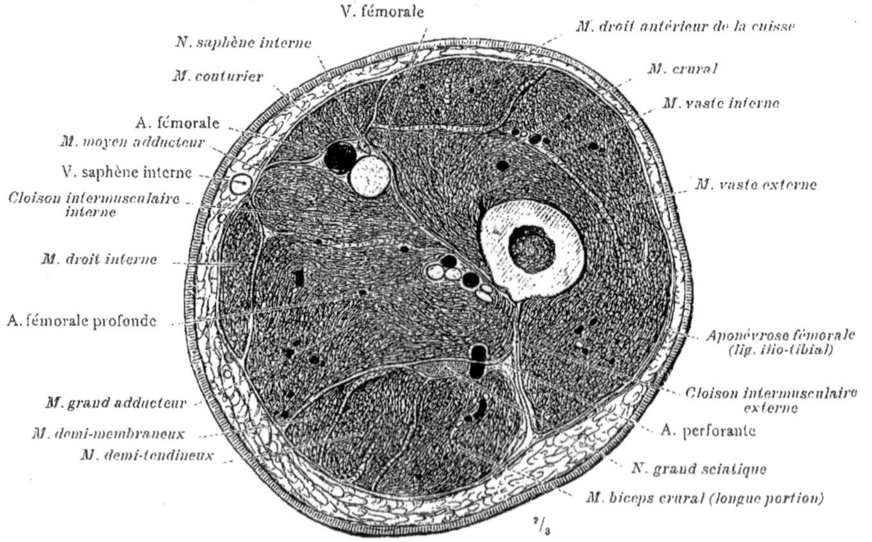

Fig. 1051. Coupe transversale de la cuisse droite passant un peu au dessus de sa partie moyenne, segment inférieur de la coupe.

Topographie de la cuisse.

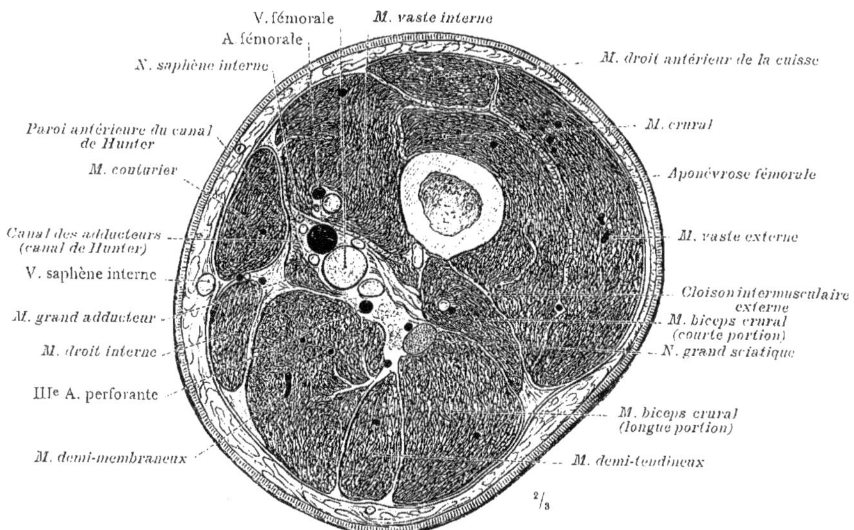

Fig. 1052. Coupe transversale de la cuisse droite passant un peu au dessus de l'anneau du grand adducteur et intéressant le canal de Hunter, segment inférieur de la coupe.

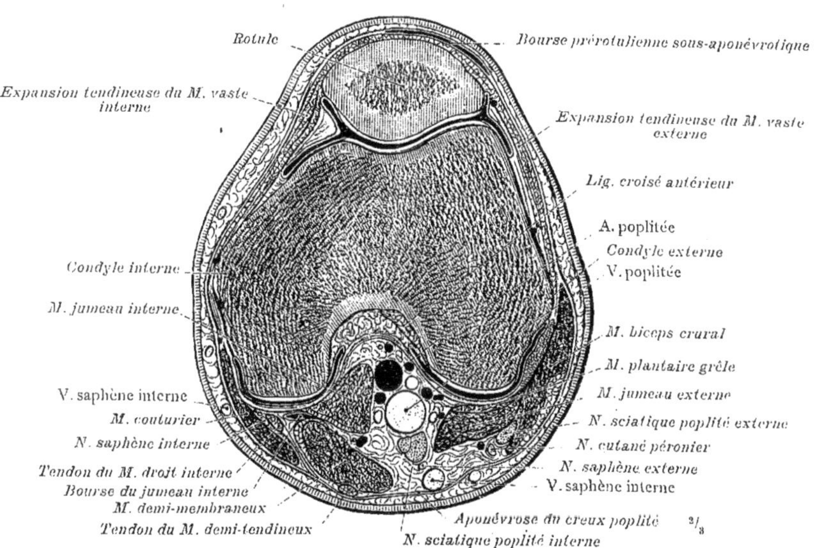

Fig. 1053. Coupe transversale du genou droit passant par la partie moyenne de la rotule, segment inférieur de la coupe.

Topographie de la cuisse et de la région du genou.

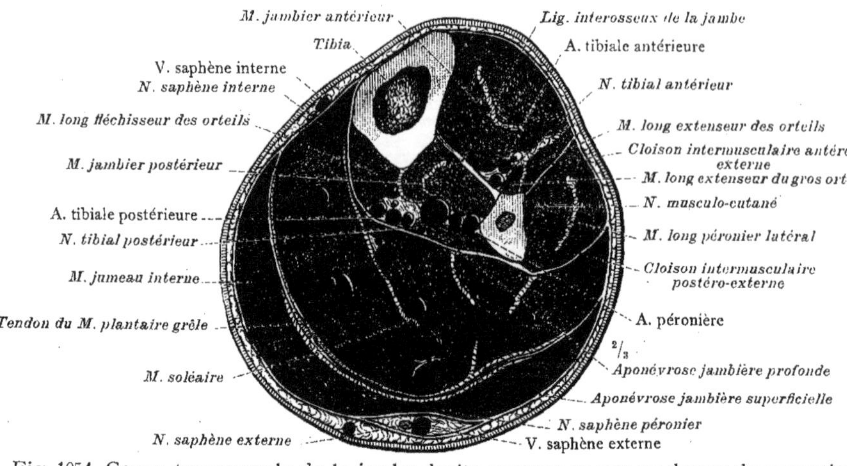

Fig. 1054. Coupe transversale de la jambe droite passant un peu au dessus de sa partie moyenne, segment inférieur de la coupe.

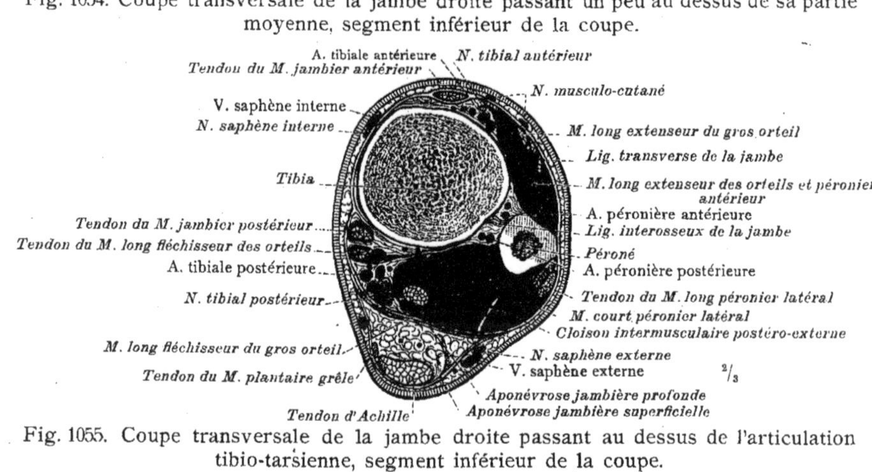

Fig. 1055. Coupe transversale de la jambe droite passant au dessus de l'articulation tibio-tarsienne, segment inférieur de la coupe.

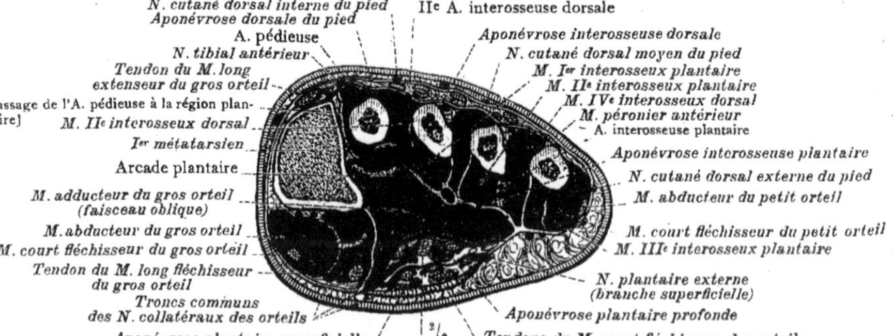

Fig. 1056. Coupe frontale du pied droit passant par la partie moyenne du premier métatarsien, segment antérieur de la coupe.

Topographie de la jambe et du pied.

VEINES DU TRONC.

Veines du tronc.

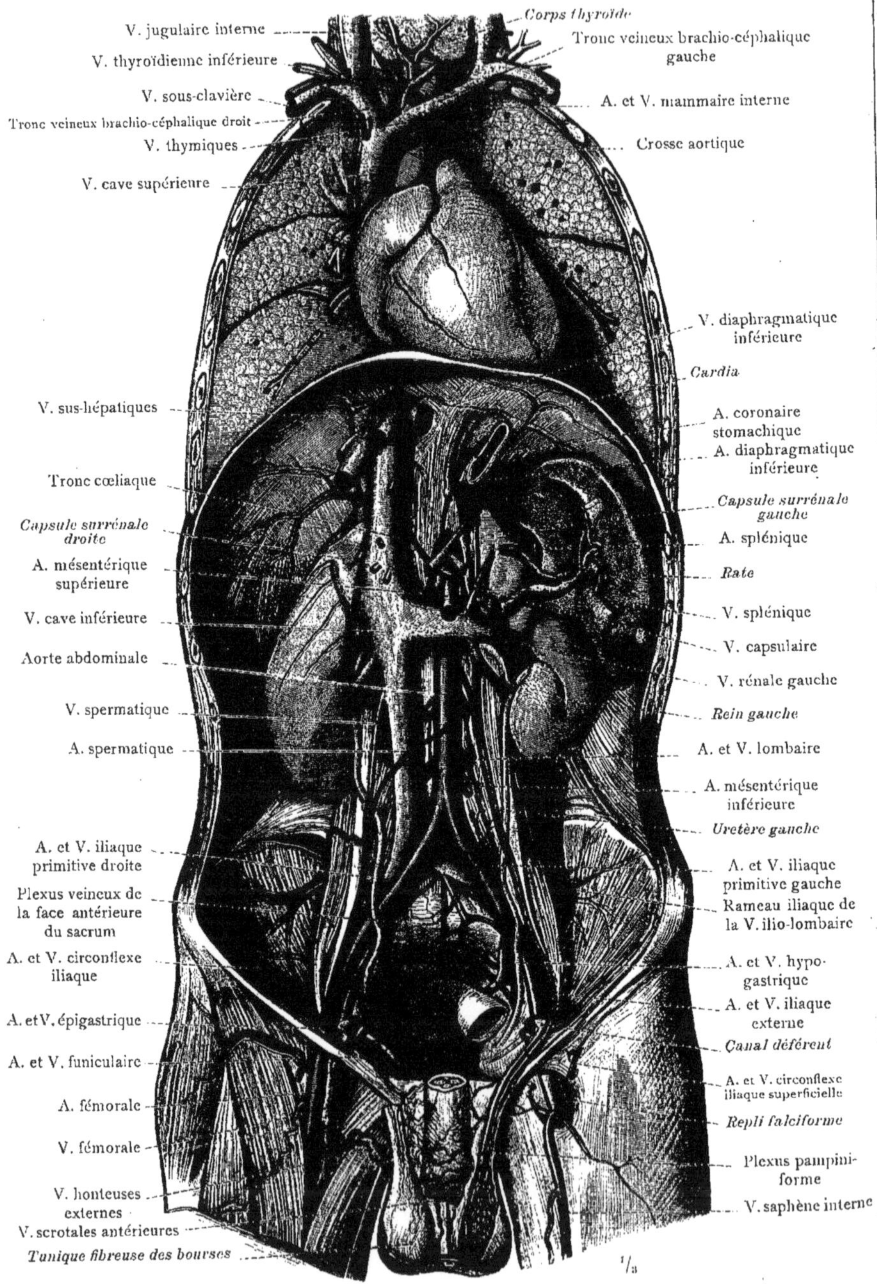

Fig. 1057. Veine cave supérieure. Veine cave inférieure avec ses branches pariétales et viscérales. Aorte abdominale. Vue antérieure.

Système des veines caves.

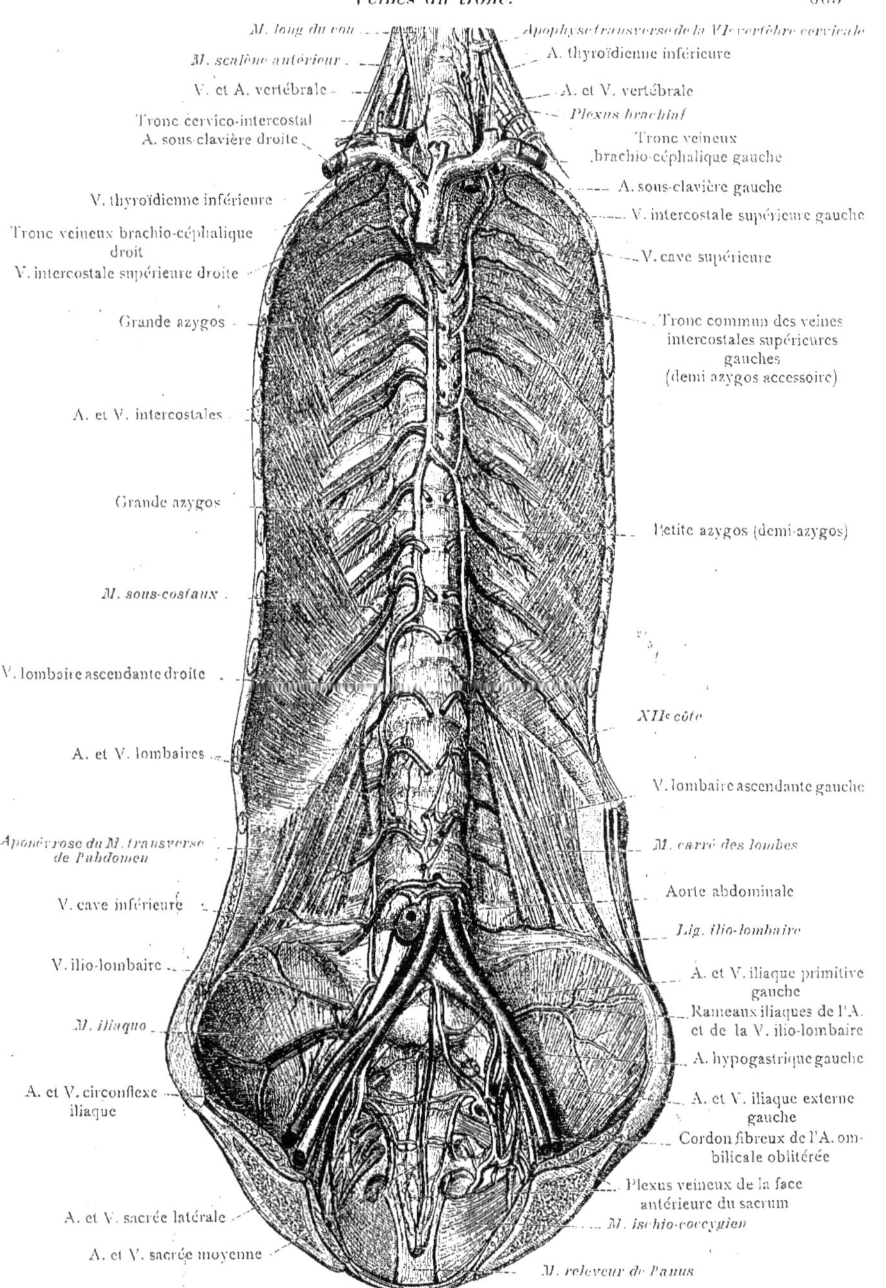

Fig. 1058. Veines intercostales et veines lombaires.
Grande veine azygos et petite veine azygos. Tronc commun des veines intercostales supérieures gauches.

Système des veines azygos.

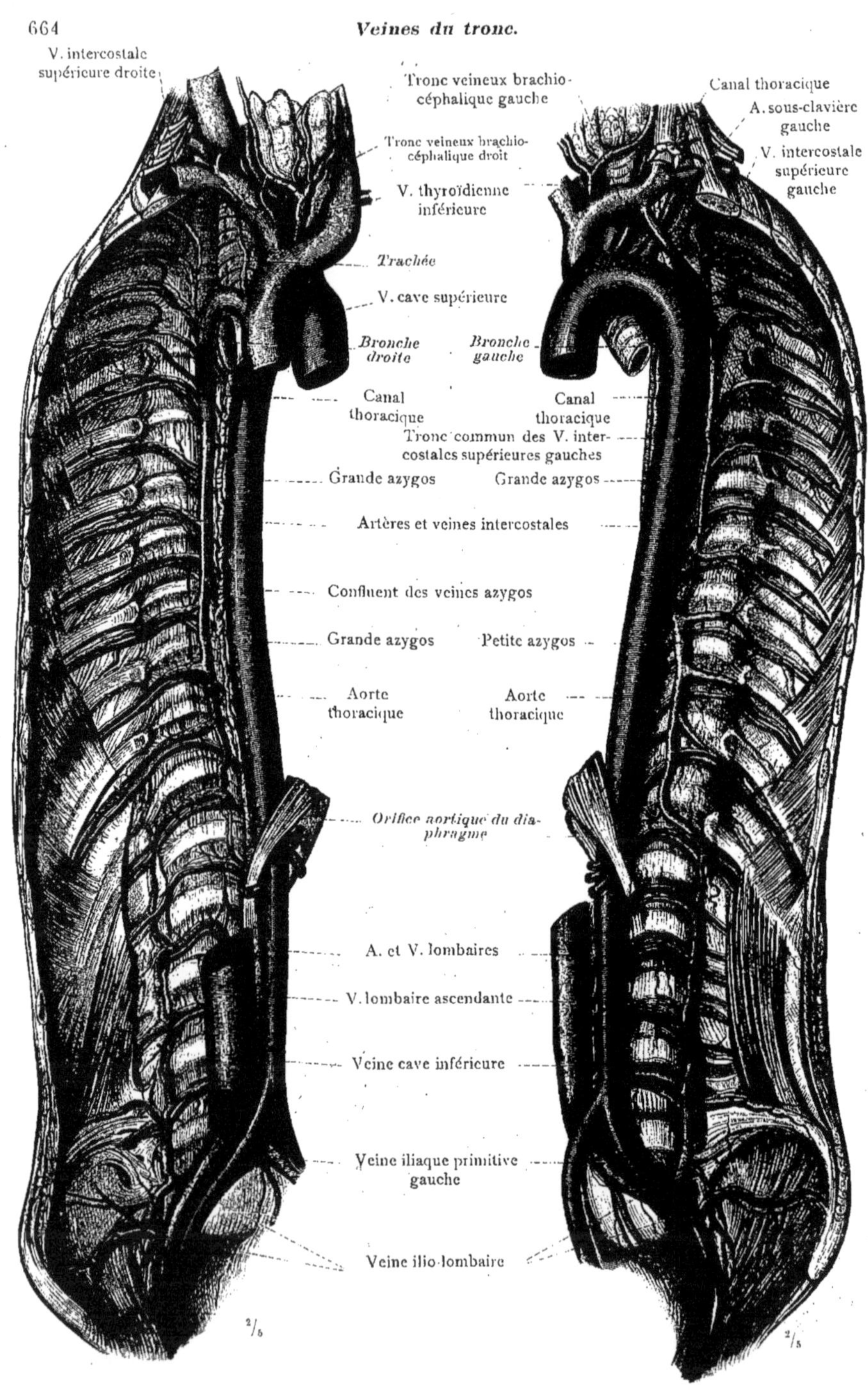

Fig. 1059. Vue du côté droit.   Fig. 1060. Vue du côté gauche.

Système des veines azygos.

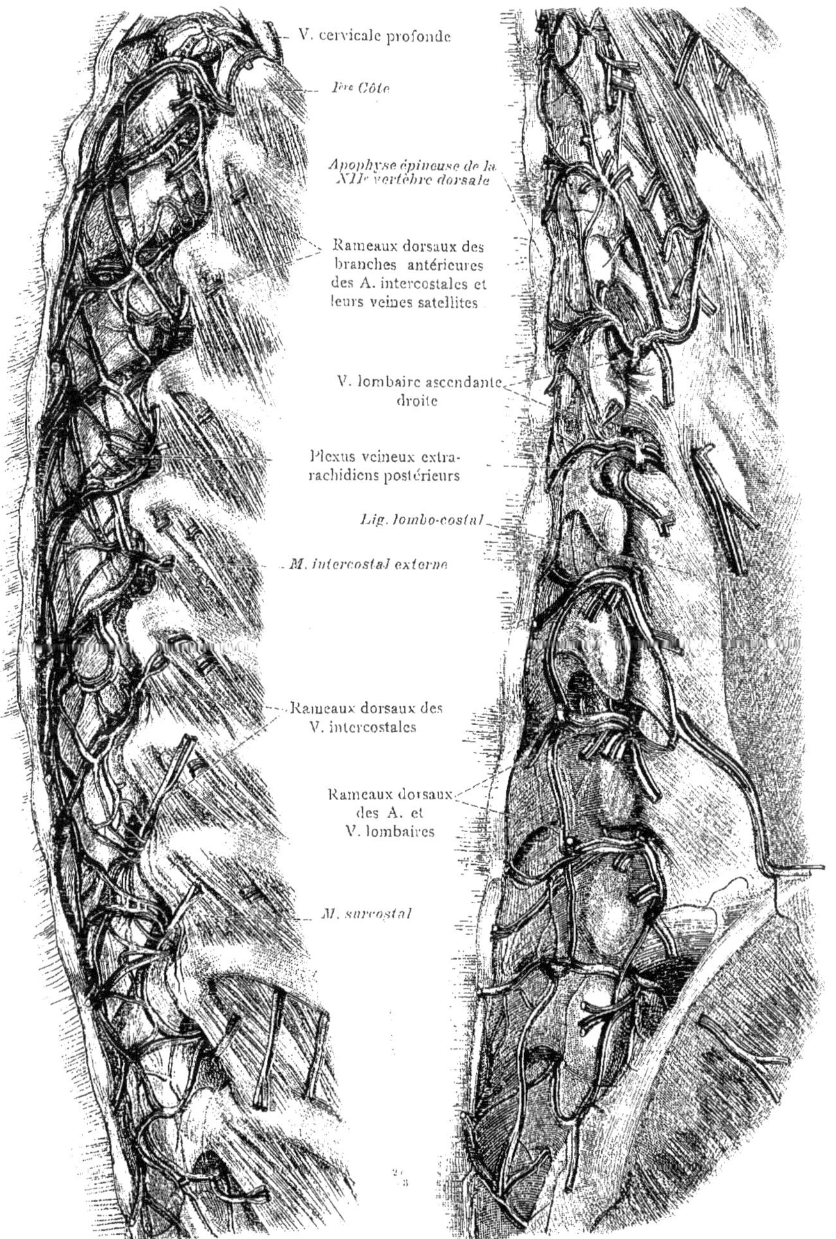

Fig. 1061. Plexus extrarachidiens posté- rieurs à la région dorsale.

Fig. 1062. Plexus extrarachidiens posté- rieurs à la région lombo-sacrée.

Plexus veineux extrarachidiens.

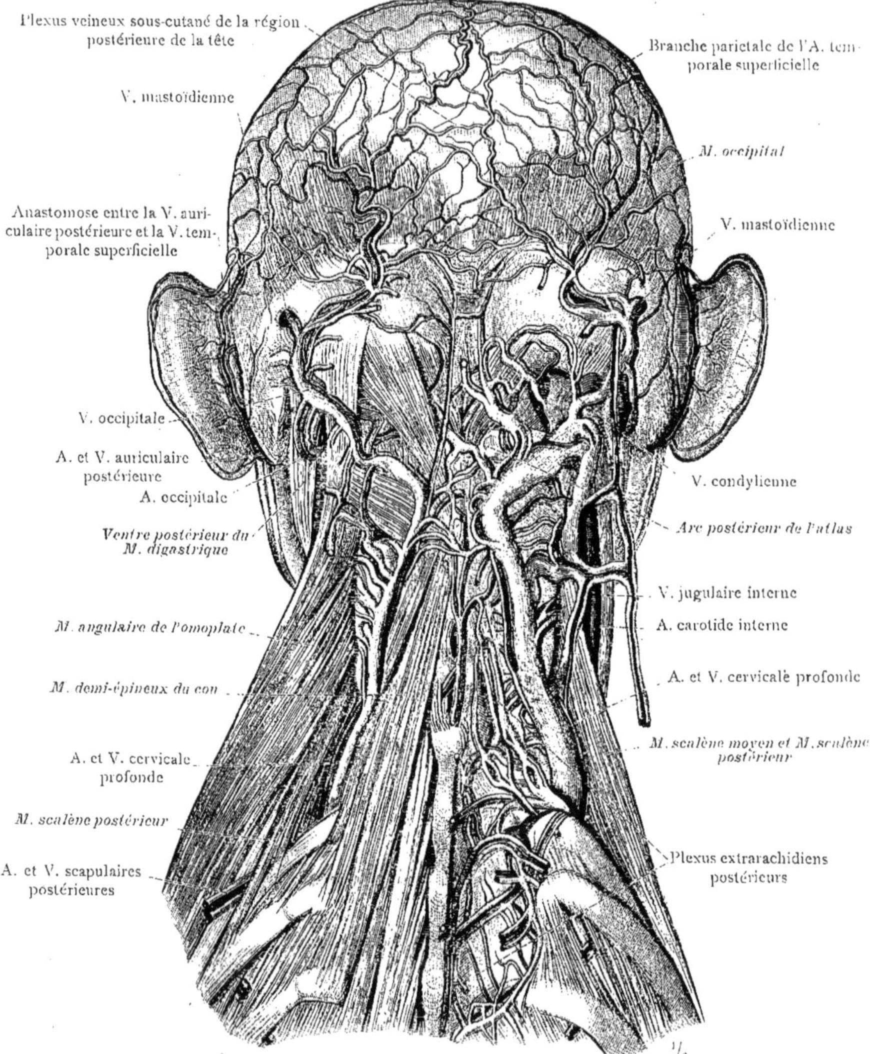

Fig. 1063. Veines profondes de la région postérieure de la tête et de la nuque. Plexus veineux sous-cutané de la tête; veine occipitale et sa jonction avec la veine cervicale profonde; veines émissaires mastoïdienne et condylienne; plexus extrarachidiens postérieurs; veine auriculaire postérieure.
(Du côté gauche, le muscle grand complexus a été enlevé et l'on aperçoit les muscles droits et obliques postérieurs de la tête ainsi que le muscle demi-épineux du cou; du côté droit, ces derniers muscles ont été eux-mêmes enlevés et l'on a figuré les plexus veineux extrarachidiens postérieurs.)

Veines profondes de la nuque et de la région postérieure de la tête.

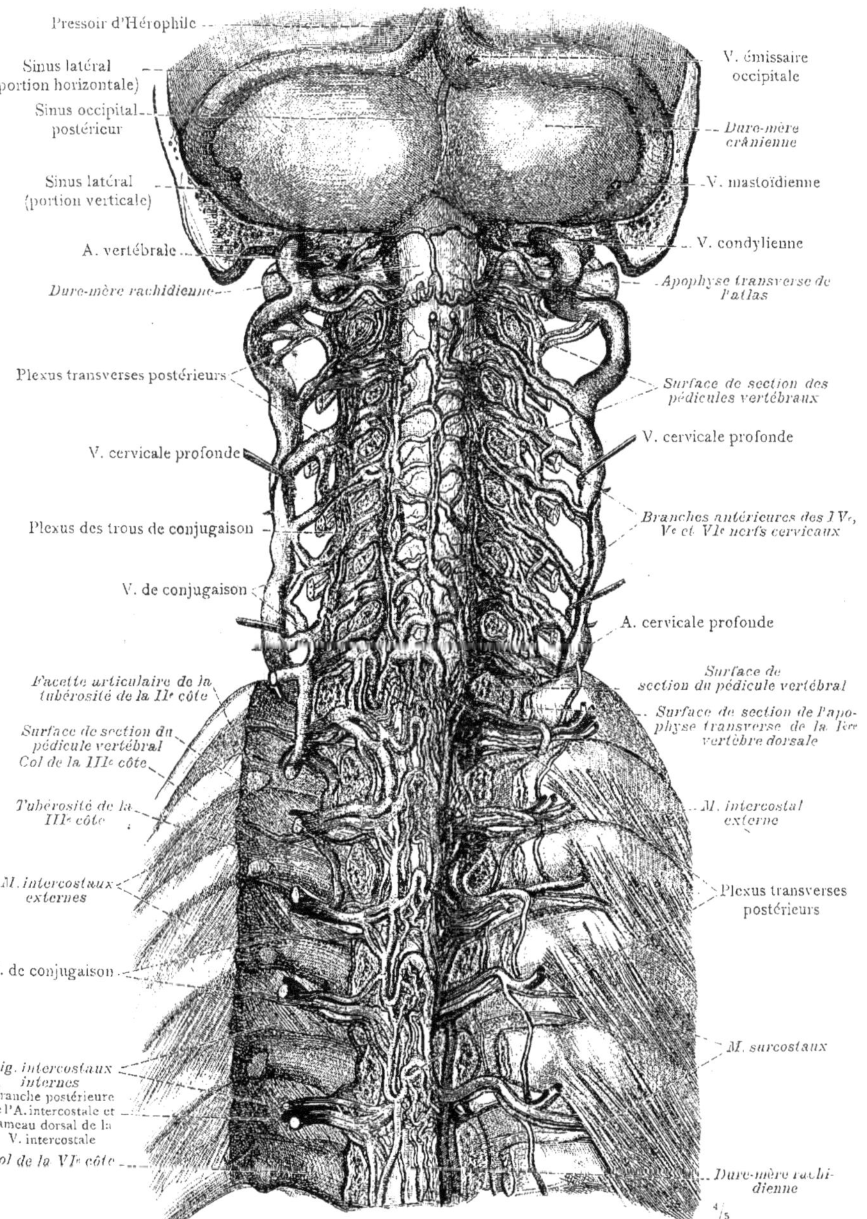

Fig. 1064. Plexus veineux intrarachidiens, après ouverture du canal vertébral; vue postérieure. Anastomoses des plexus intrarachidiens avec la veine cervicale profonde, les veines intercostales et les sinus de la dure-mère.

Plexus veineux intrarachidiens. Veine cervicale profonde.

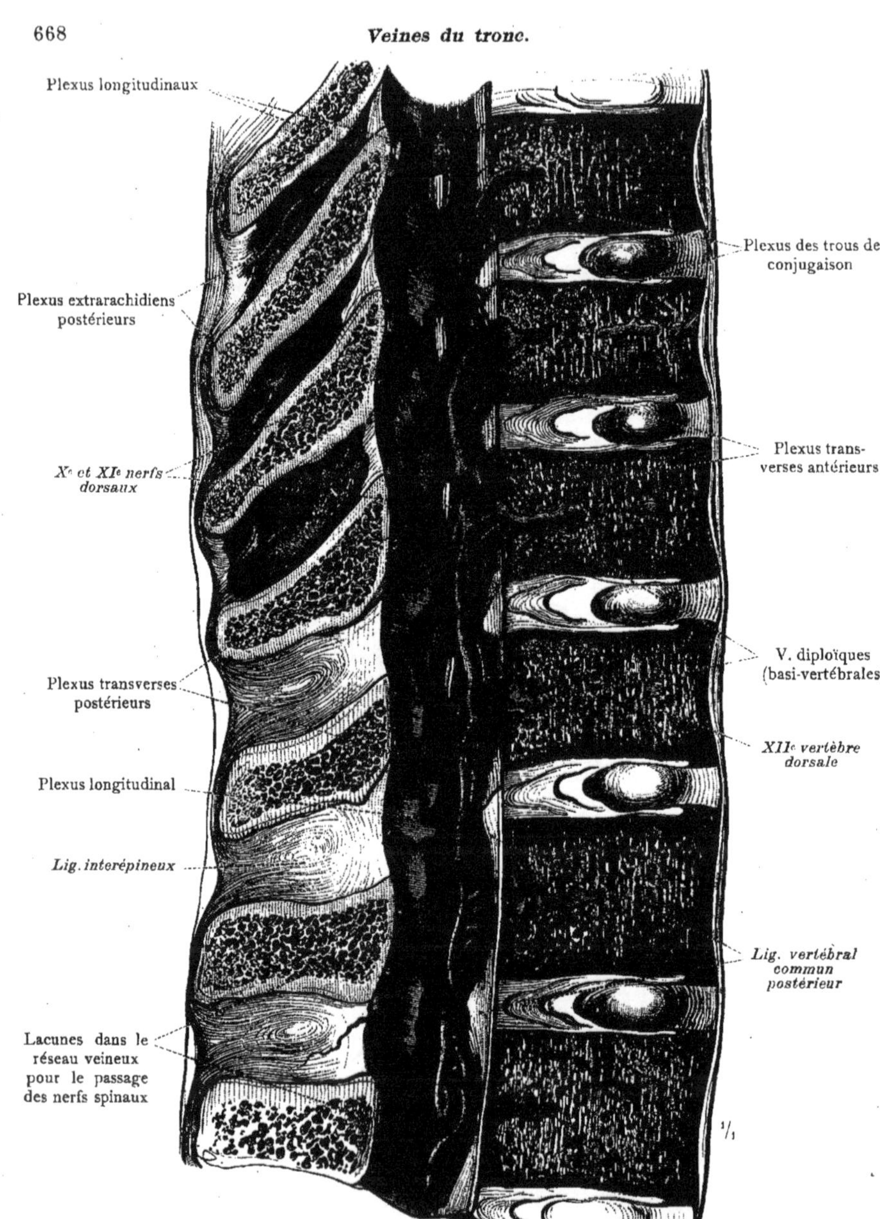

Fig. 1065. Plexus veineux intrarachidiens; leurs anastomoses avec les veines diploïques des corps vertébraux et leurs rapports avec les nerfs spinaux. Coupe sagittale des quatre dernières vertèbres dorsales et des deux premières vertèbres lombaires, moitié gauche de la coupe. Le ligament vertébral commun postérieur a été enlevé au niveau des quatre vertèbres dorsales et conservé au niveau des deux vertèbres lombaires. (Les ligaments interépineux compris entre les huitième et onzième vertèbres dorsales ont été supprimés pour mettre en évidence une partie des plexus extrarachidiens postérieurs.)

Plexus veineux intrarachidiens.

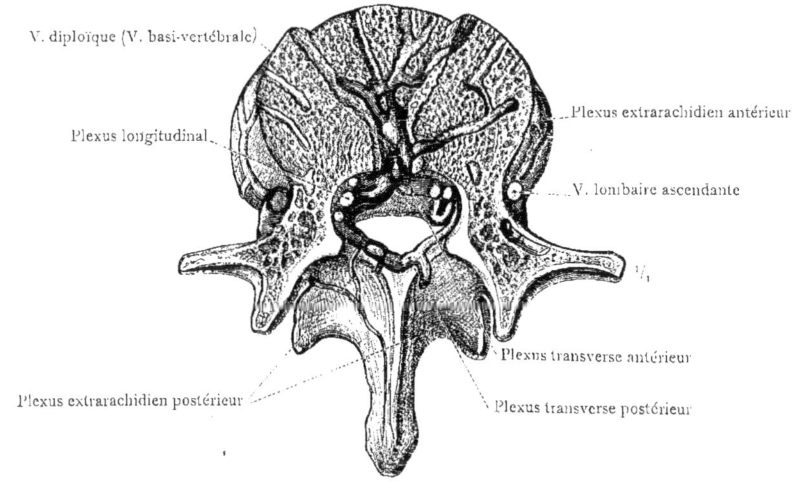

Fig. 1066. Veines diploïques du corps des vertèbres et leurs anastomoses avec les plexus veineux extra et intrarachidiens.
(Coupe horizontale d'une vertèbre lombaire, segment inférieur de la coupe)

Veines diploïques. Plexus veineux intra et extrarachidiens.

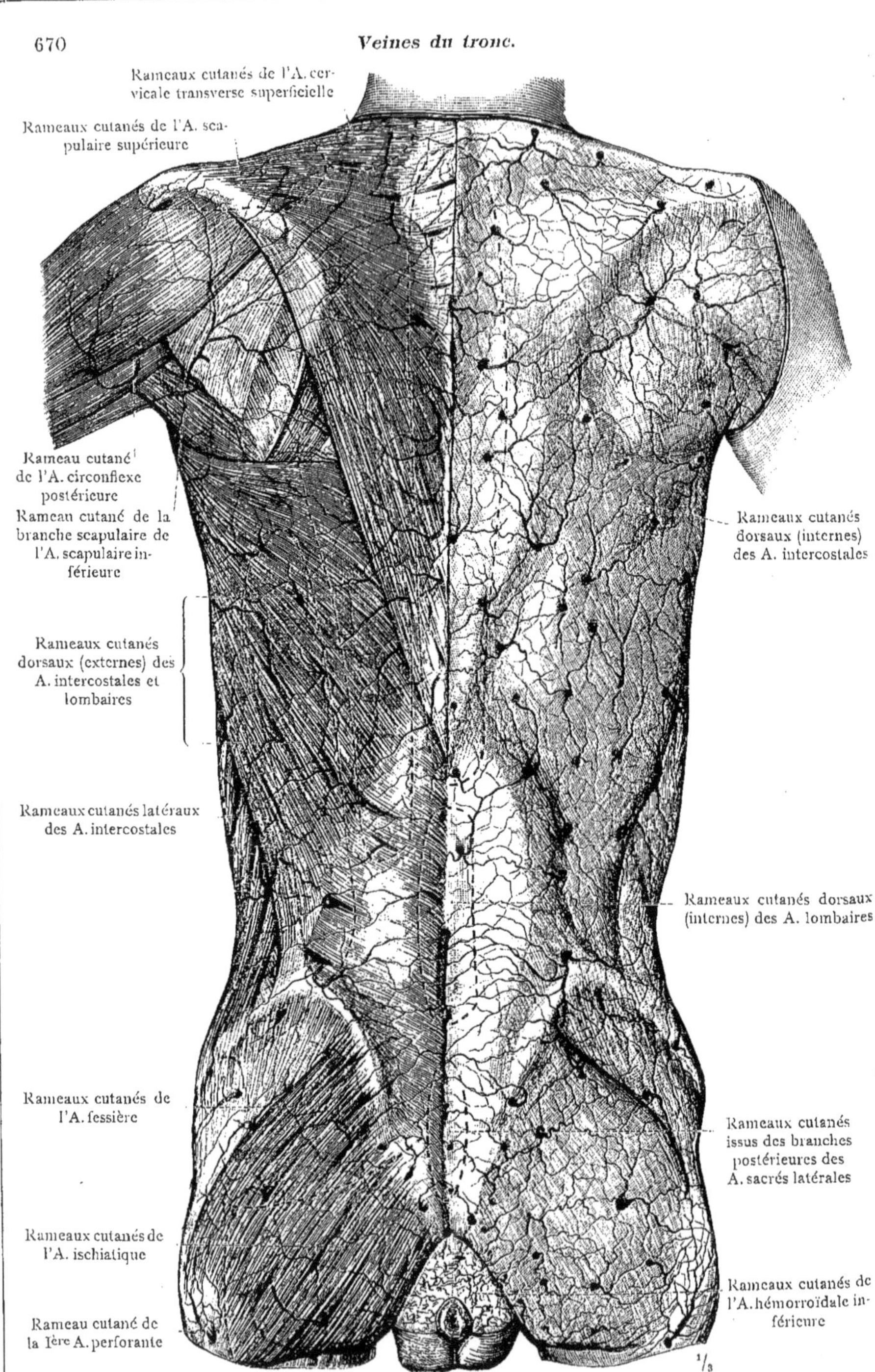

Fig. 1067. Artères et veines sous-cutanées de la paroi postérieure du tronc.

Veines superficielles de la paroi postérieure du tronc.

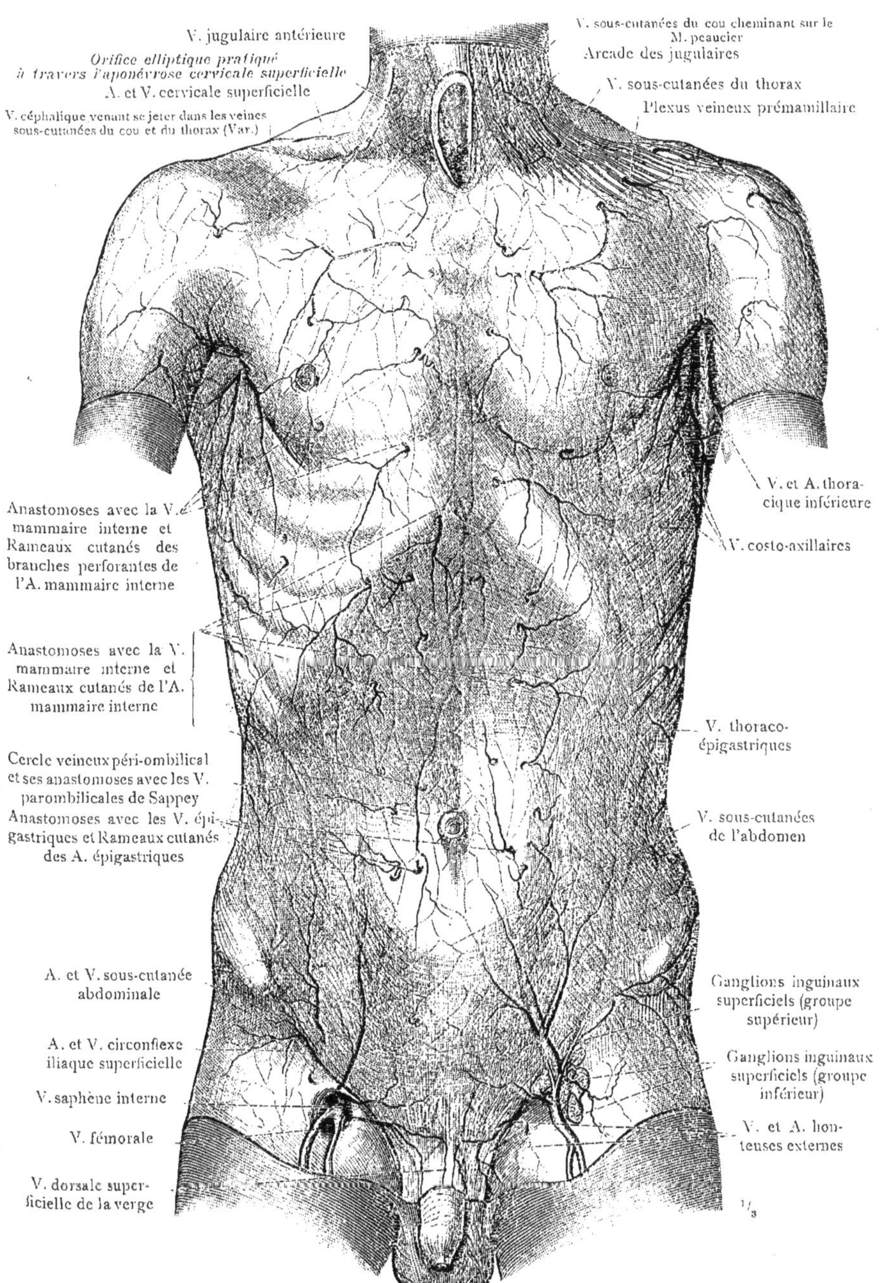

Fig. 1068. Artères et veines sous-cutanées de la paroi antérieure du tronc.

Veines superficielles de la paroi antérieure du tronc.

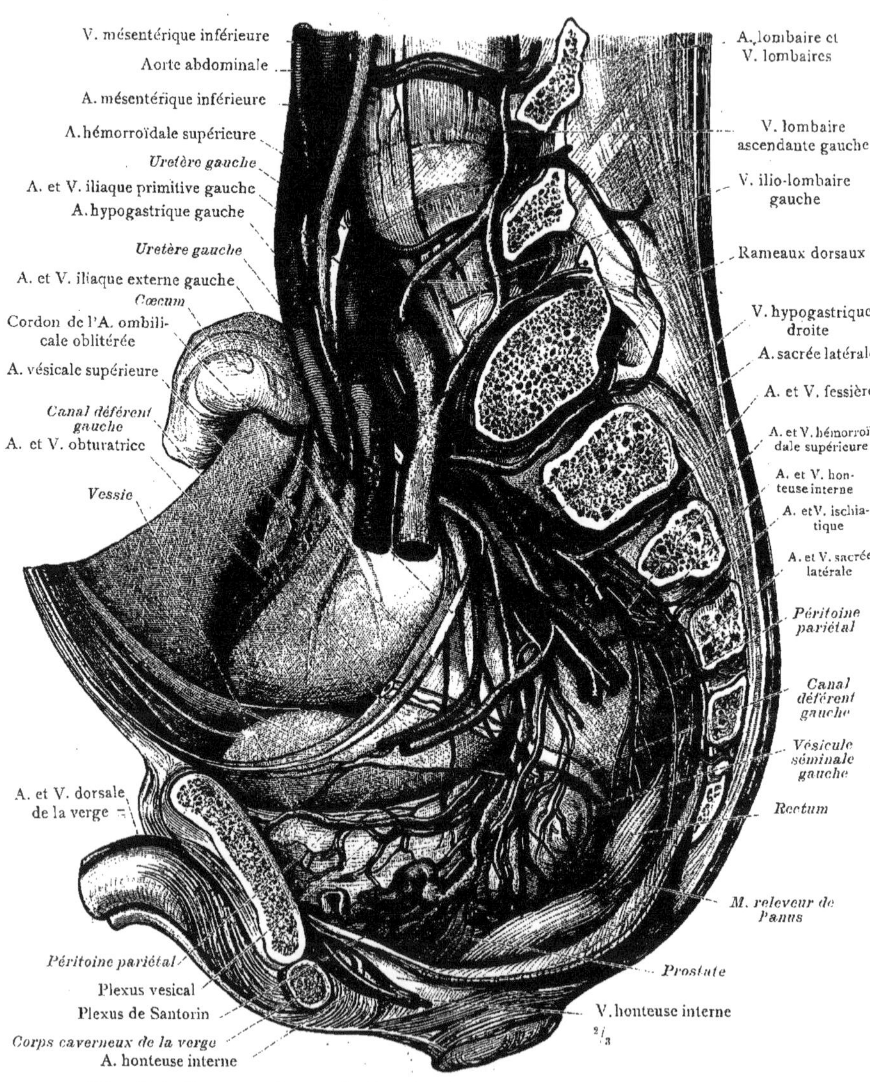

Fig. 1069. Plexus veineux du bassin chez l'homme, vus du côté gauche.
(Coupe oblique du bassin passant en avant au voisinage de la symphyse pubienne et
intéressant en arrière les trous sacrés antérieurs et postérieurs gauches. La veine
mésentérique inférieure a été injectée en jaune.)

Veines du bassin chez l'homme.

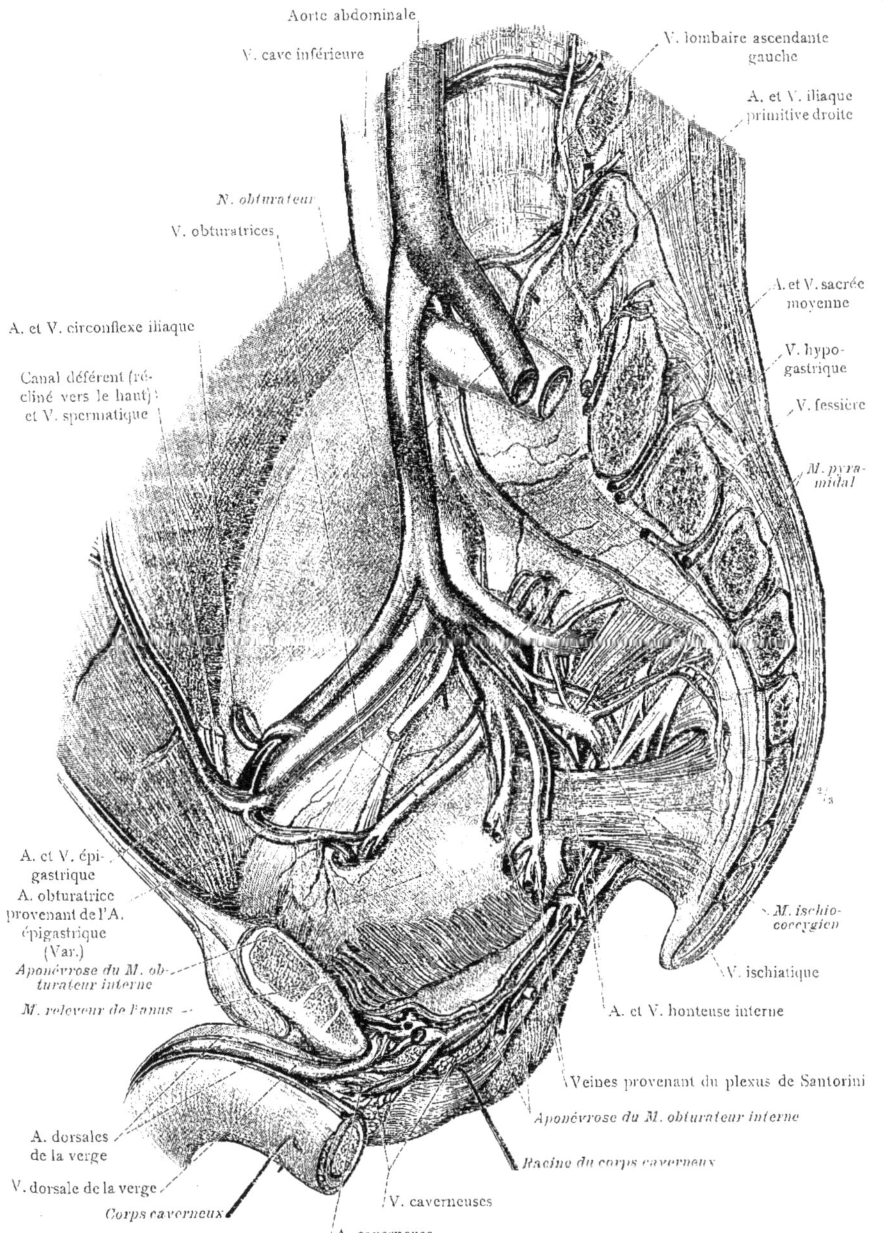

Fig. 1070. Veines pariétales du bassin et veines des organes génitaux externes de l'homme.

Veines du bassin chez l'homme.

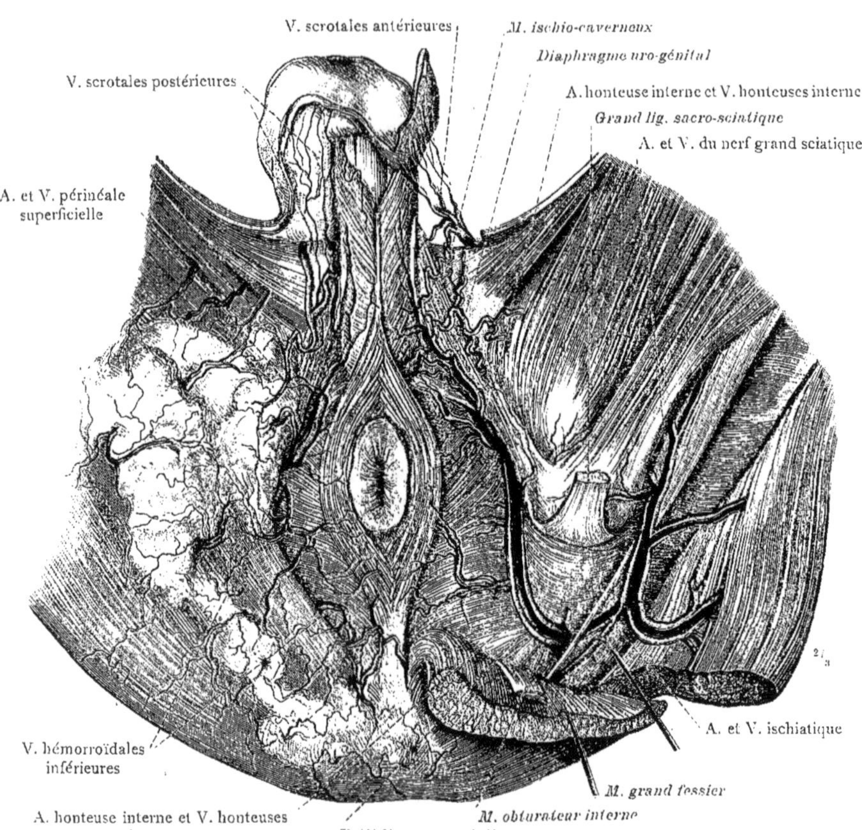

Fig. 1071. Veines superficielles et profondes du périnée de l'homme.
(Du côté droit, on a figuré les vaisseaux superficiels et l'on a conservé en partie le tissu cellulo-adipeux sous-cutané. Du côté gauche, on a sectionné le muscle grand fessier et le grand ligament sacro-sciatique pour mettre en évidence l'artère honteuse interne et ses veines satellites à leur passage dans la petite échancrure sciatique. Le testicule gauche a été enlevé afin de montrer les veines scrotales antérieures et leurs anastomoses avec les veines scrotales postérieures.)

Veines du périnée de l'homme.

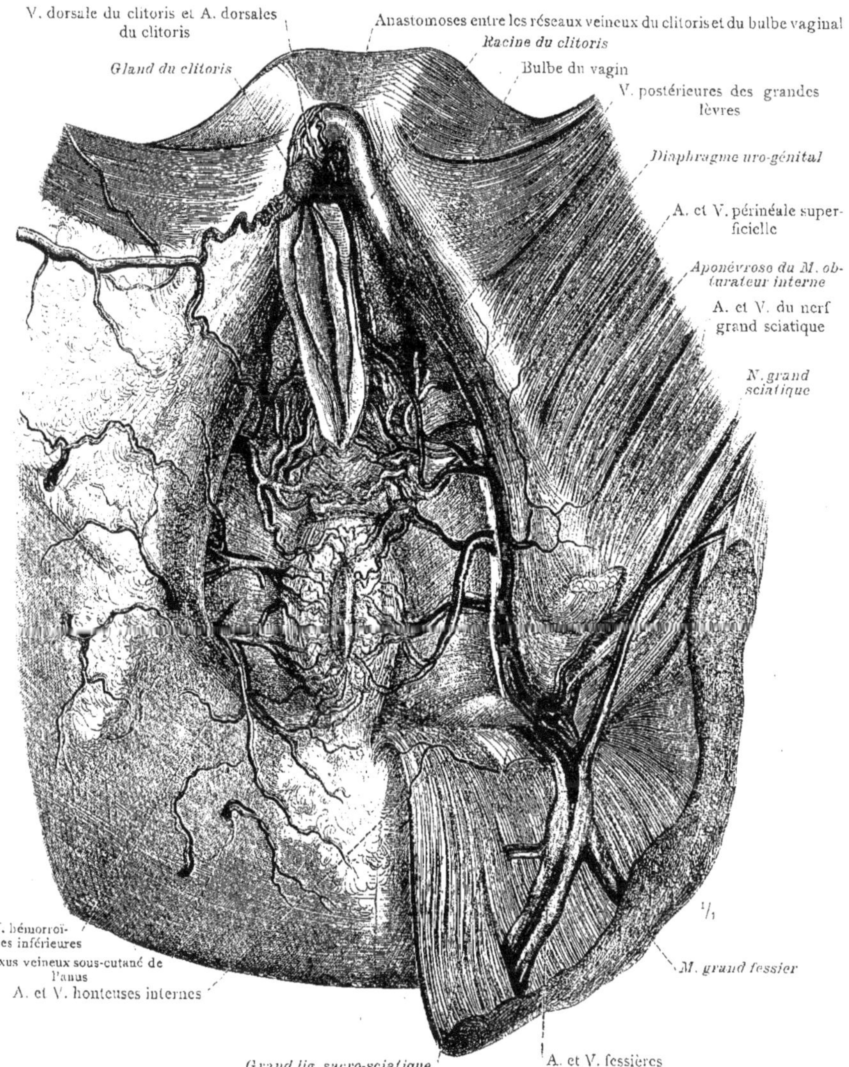

Fig. 1072. Veines superficielles et profondes du périnée de la femme. Veines hémorroïdales inférieures et plexus veineux sous-cutané de l'anus. Veines honteuses internes. Veines périnéales superficielles et veines postérieures des grandes lèvres. Veine dorsale du clitoris. Bulbes du vagin.
(Du côté droit, on a figuré les vaisseaux superficiels du périnée; du côté gauche, le muscle grand fessier et le grand ligament sacro-sciatique ont été sectionnés et réclinés vers le bas. L'aponévrose du muscle obturateur interne a été incisée parallèlement à la branche ischio-pubienne pour mettre à nu les vaisseaux honteux internes.)

Veines du périnée de la femme.

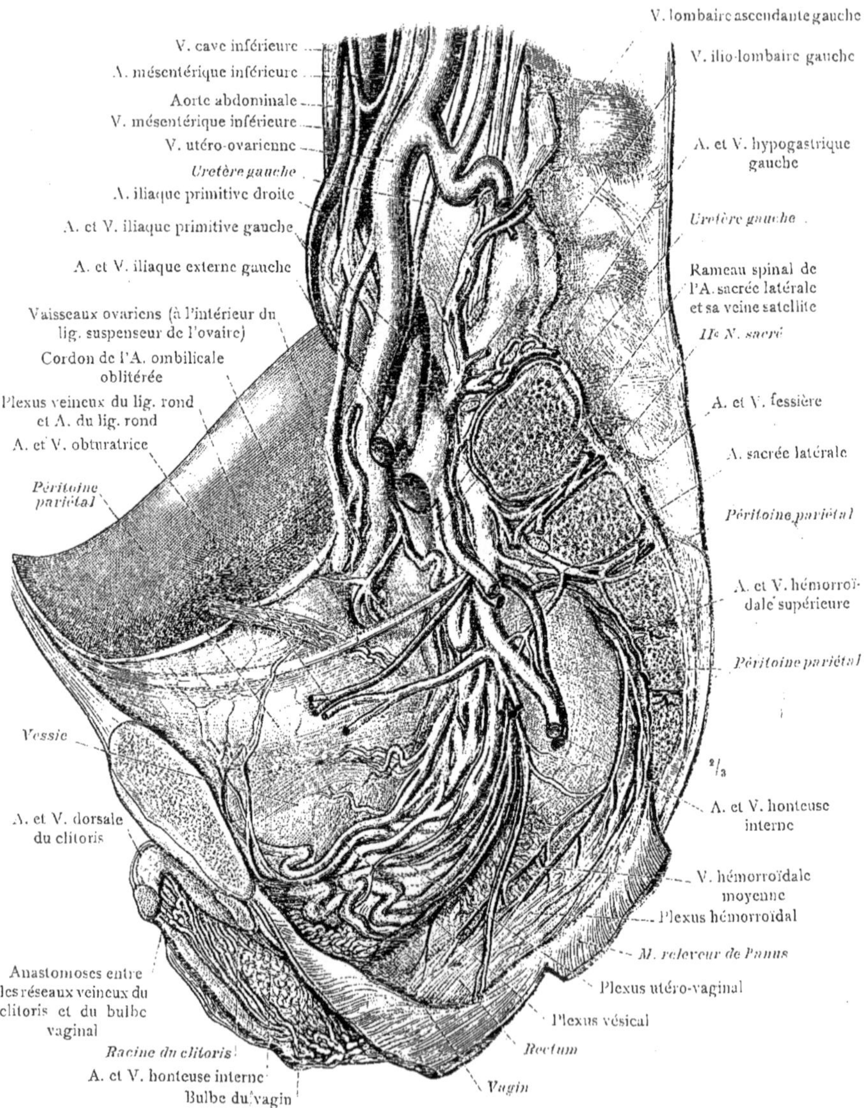

Fig. 1073. Veine utéro-ovarienne. Plexus vésical et plexus utéro-vaginal. Plexus du ligament rond. Veines hémorroïdales supérieure et moyenne. Plexus hémorroïdal. (Coupe oblique du bassin passant en avant à gauche de la symphyse pubienne et intéressant en arrière les trous sacrés antérieurs et postérieurs gauches.)

Veines du bassin chez la femme.

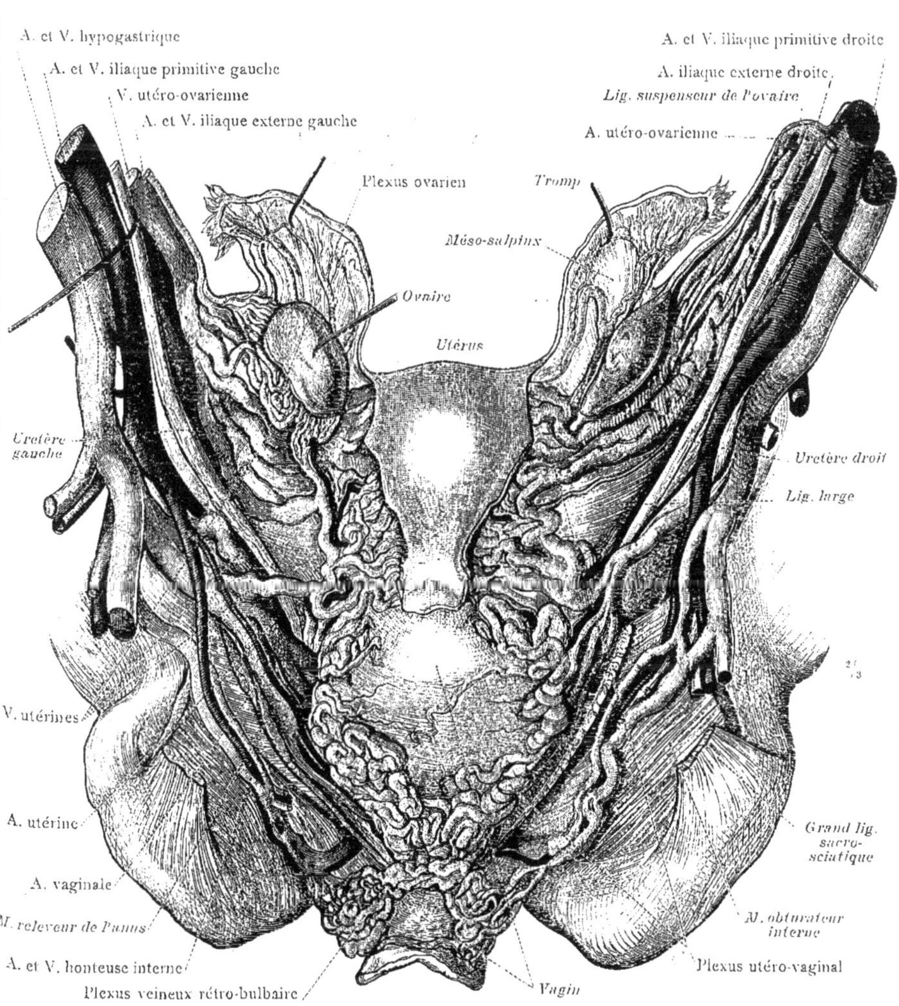

Fig. 1074. Veines de l'utérus, du vagin, de l'ovaire et de la trompe. Veine utéro-ovarienne; sa continuité avec le plexus ovarien et ses anastomoses avec les veines utérines. Plexus utéro-vaginal. Veine honteuse interne.
(Coupe transversale du bassin, segment antérieur de la coupe; vue postérieure.)

Veines du bassin chez la femme.

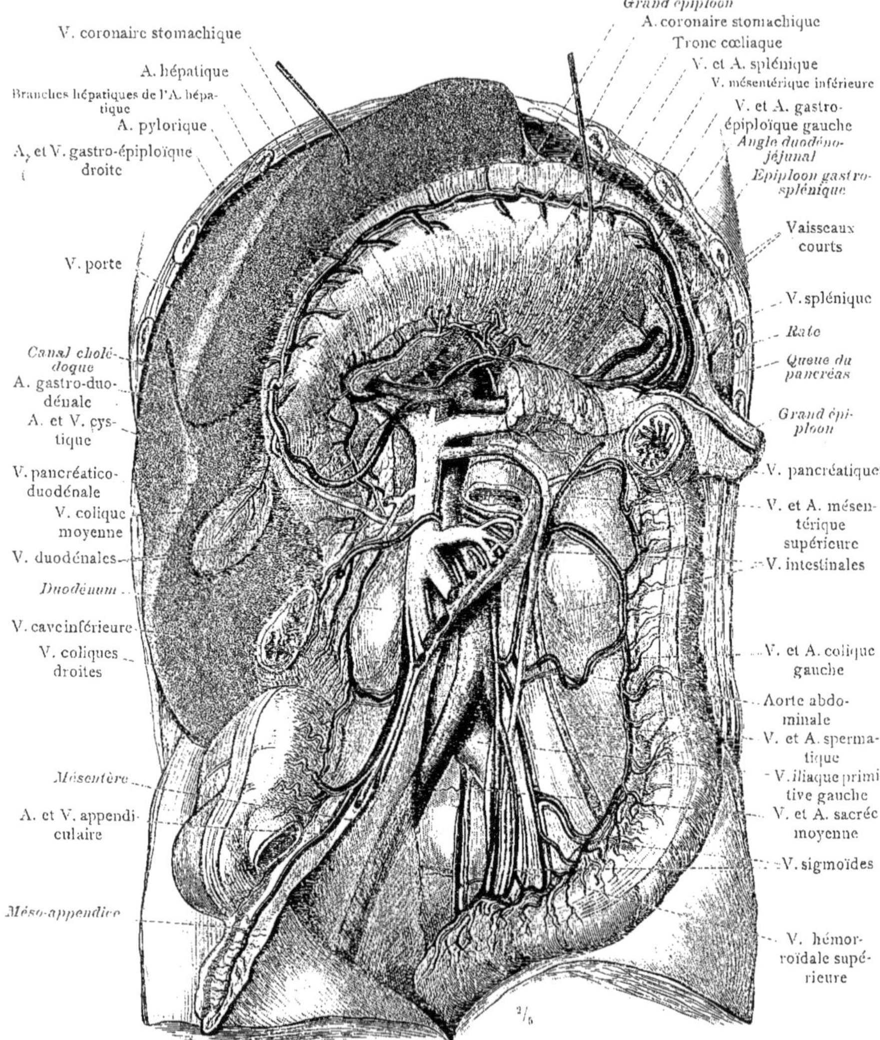

Fig. 1075. Veine porte et ses branches d'origine: veine mésentérique supérieure, veine mésentérique inférieure et veine splénique. Veine coronaire stomachique.
(Le grand épiploon a été sectionné au dessous de l'arcade des vaisseaux gastro-épiploïques et l'estomac récliné vers le haut: le jéjuno-iléon ainsi que la moitié supérieure du colon ascendant et le colon transverse ont été enlevés. Le cœcum a été attiré en dehors pour montrer l'artère et la veine appendiculaire cheminant dans le méso-appendice. Après ablation partielle du pancréas, on a mis en évidence le confluent de la veine mésentérique supérieure et de la veine splénique.)

Veine porte.

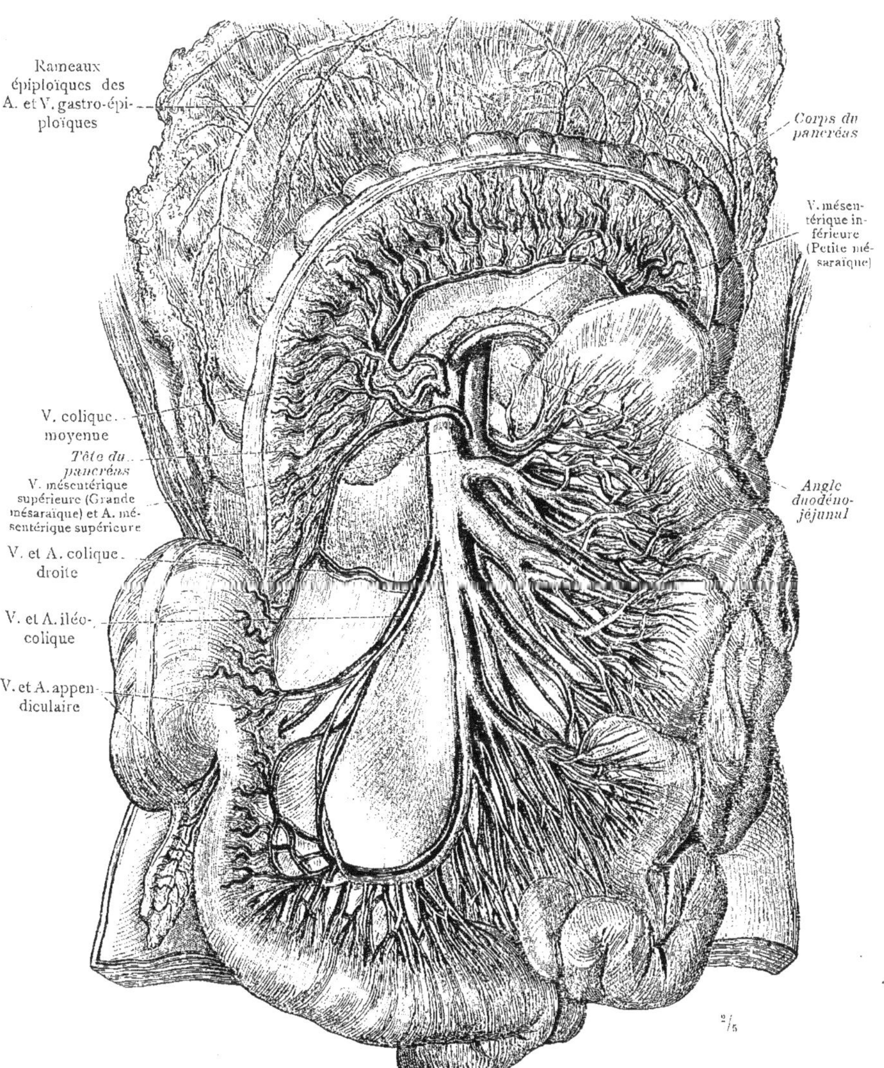

Fig. 1076. Veine mésentérique supérieure et ses branches d'origine. Vue antérieure.
(L'intestin grêle a été récliné du côté gauche; le colon transverse et son méso-colon
ont été attirés vers le haut.)

Veine mésentérique supérieure.

VEINES DU COU ET DE LA TÊTE.

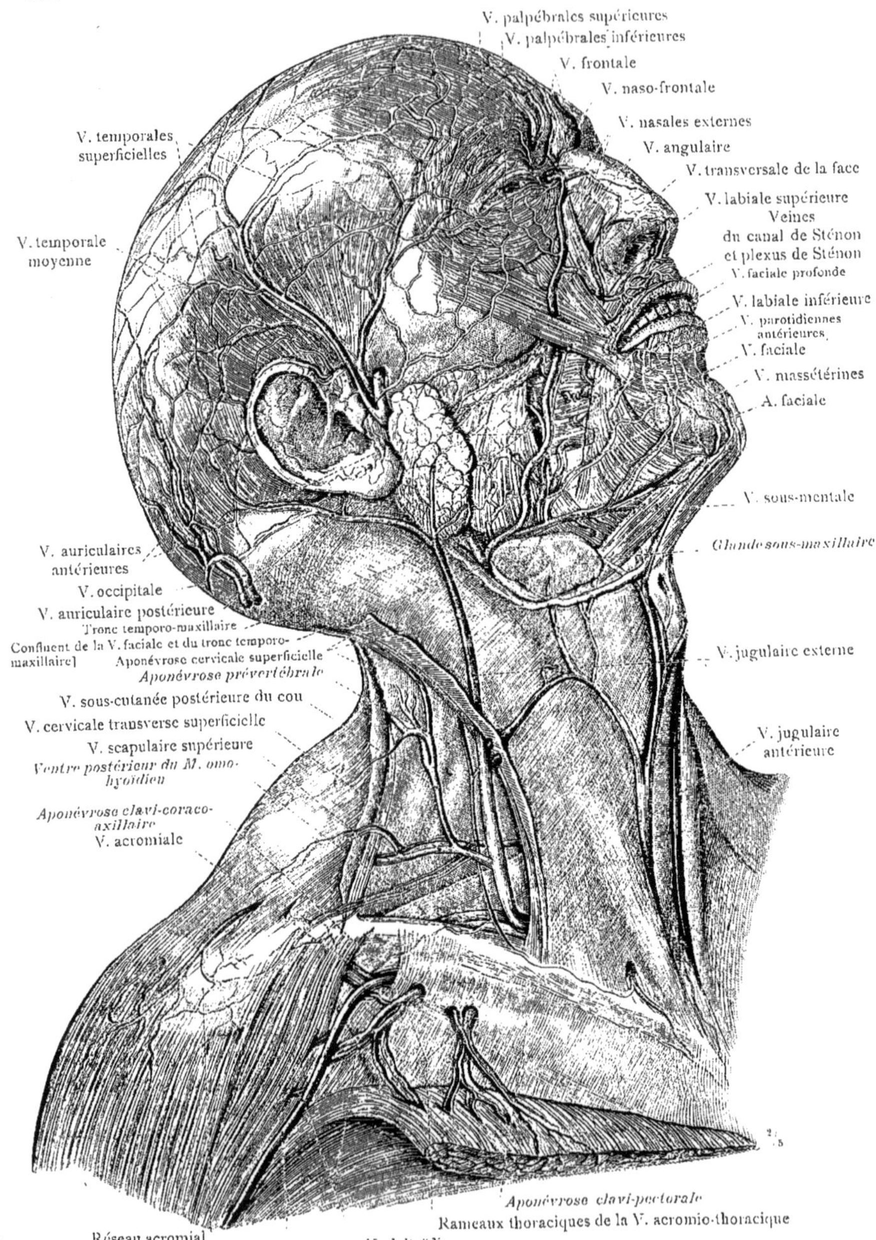

Fig. 1077. Veines superficielles de la tête et du cou. Veine faciale et veine temporale superficielle. Veine occipitale. Veine jugulaire externe et veine jugulaire antérieure. Veine sous-cutanée postérieure du cou.

Veines de la tête et du cou.

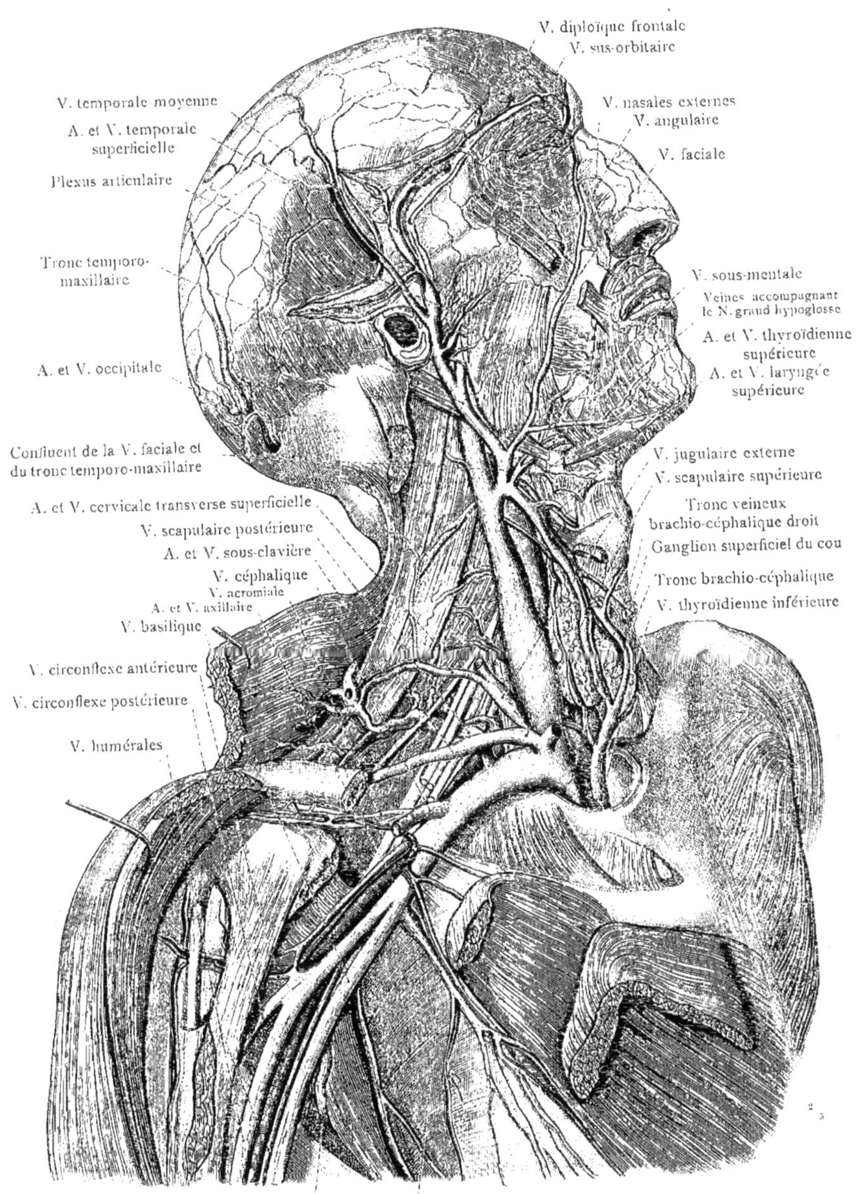

Fig. 1078. Veine faciale. Tronc temporo-maxillaire et veine temporale superficielle. Veine jugulaire interne. Veine axillaire.

Veines de la tête, du cou et du creux axillaire.

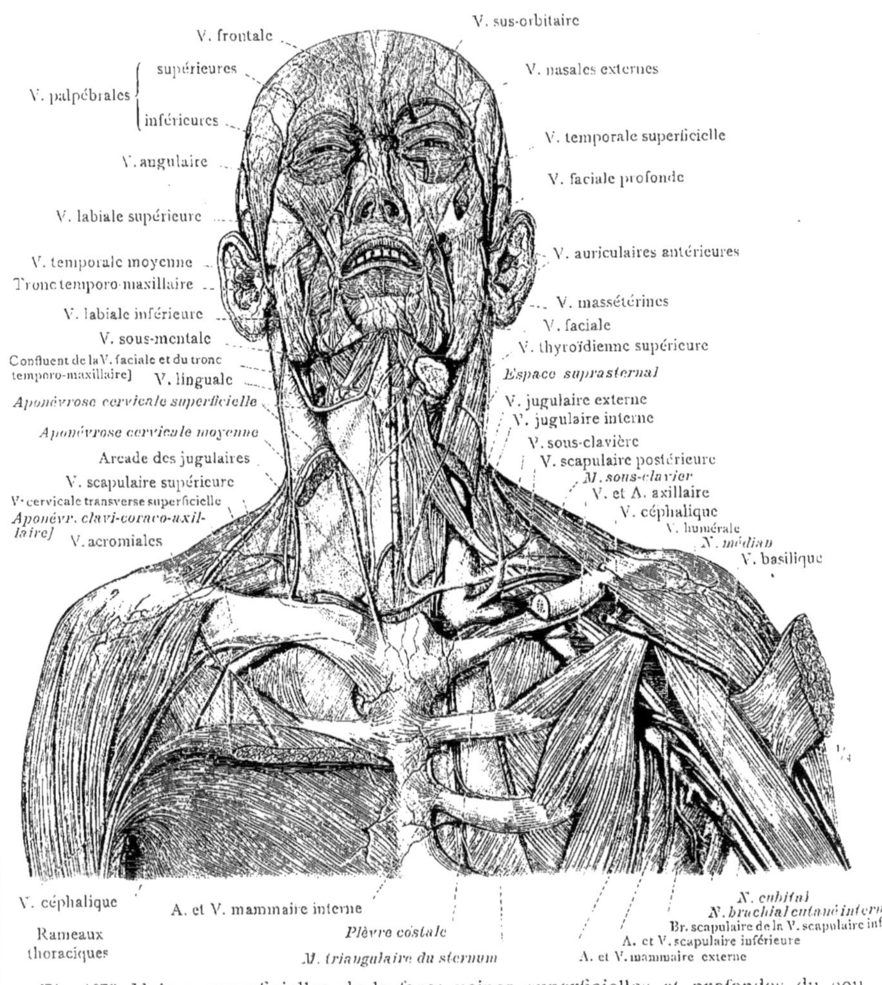

Fig. 1079. Veines superficielles de la face; veines superficielles et profondes du cou. Veines du creux axillaire. Vue antérieure.

(A droite et à gauche du cou, l'extrémité inférieure du muscle sterno-cléido-mastoïdien a été réséquée afin de pouvoir figurer l'arcade des jugulaires. Du côté droit du thorax, les faisceaux claviculaires du grand pectoral ont été détachés et réclinés vers le bas pour mettre à nu la veine axillaire au-dessus du muscle petit pectoral; du côté gauche, le muscle grand pectoral a été entièrement enlevé et l'on a représenté les vaisseaux et les nerfs du creux axillaire.)

Veines de la tête, du cou et du creux axillaire.

Fig. 1080. Veines du pharynx, de l'œsophage et de la trachée. Plexus basilaire. Grande et petite veines azygos. Canal thoracique. Vue postérieure.

Plexus basilaire et plexus pharyngien. — Grande et petite veines azygos.

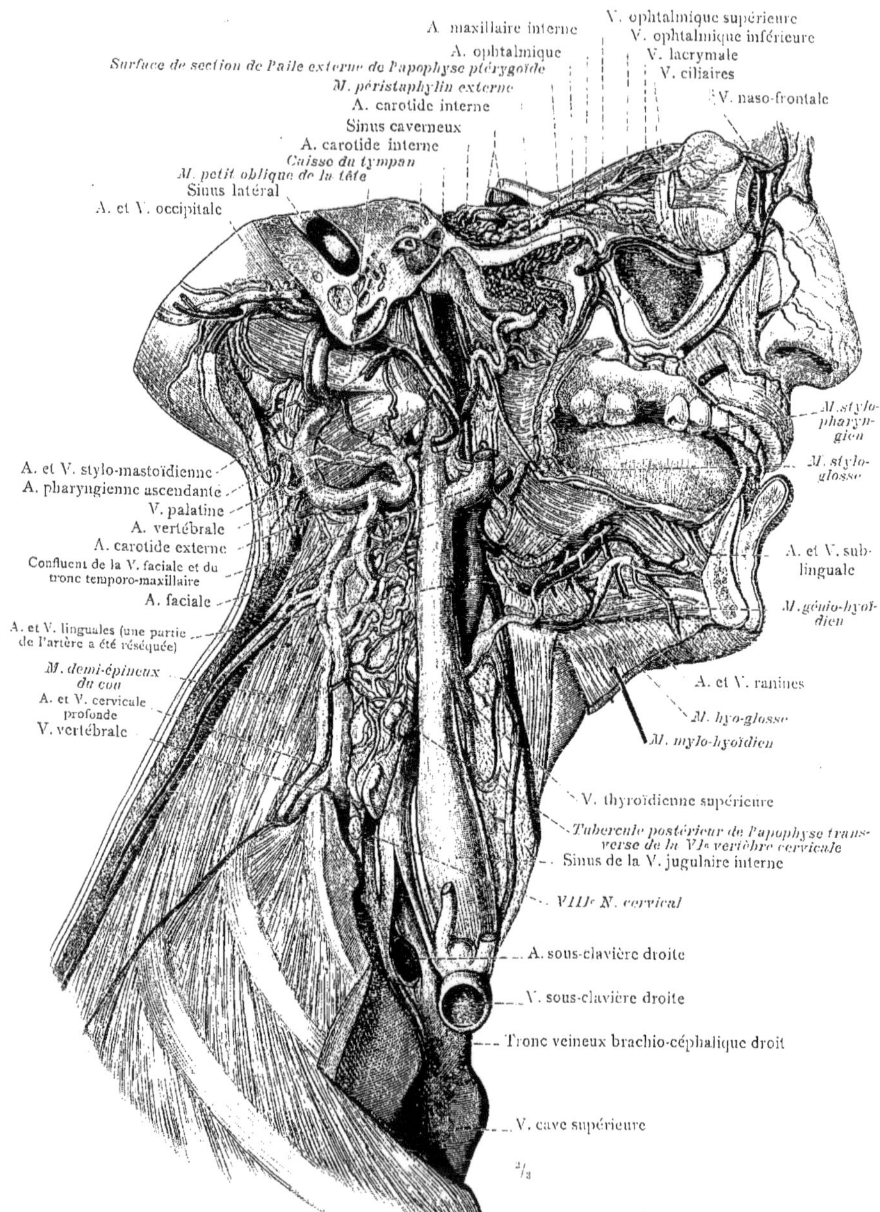

Fig. 1081. Veines de l'orbite et sinus caverneux. Veine cervicale profonde et veine vertébrale.

Veines profondes du cou et de la tête.

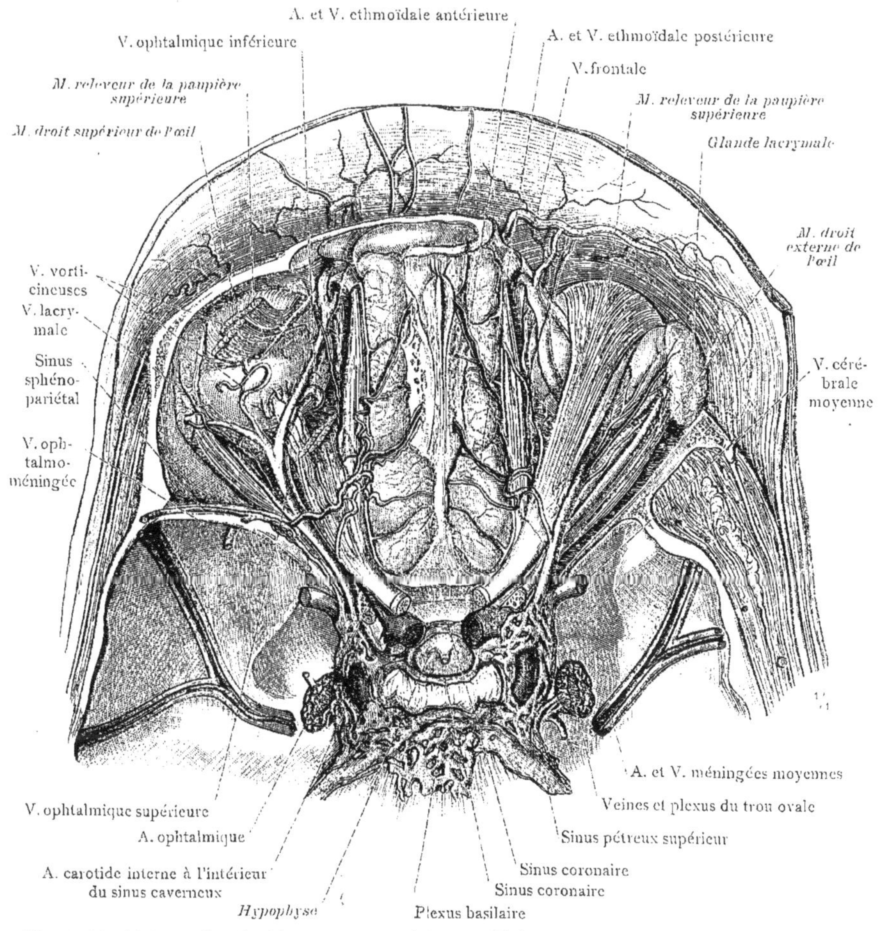

Fig. 1082. Veines de l'orbite; vue supérieure. Veine ophtalmique supérieure et sa terminaison dans le sinus caverneux. Veines ethmoïdales antérieure et postérieure. Veine lacrymale; veines vorticineuses; veines musculaires; veine ophtalmo-méningée qui, dans ce cas, se jette dans le sinus sphéno-pariétal. Sinus caverneux et sinus coronaire. Sinus sphéno-pariétal. Plexus basilaire. Artère et veines méningées moyennes. (Les deux cavités orbitaires ont été ouvertes par leur paroi supérieure; à droite, tous les muscles de l'œil ont été conservés; du côté gauche, les muscles releveur de la paupière supérieure et droit supérieur ont été partiellement enlevés pour mettre en évidence la veine ophtalmique supérieure.)

Veines de l'orbite. — Sinus caverneux et sinus coronaire.

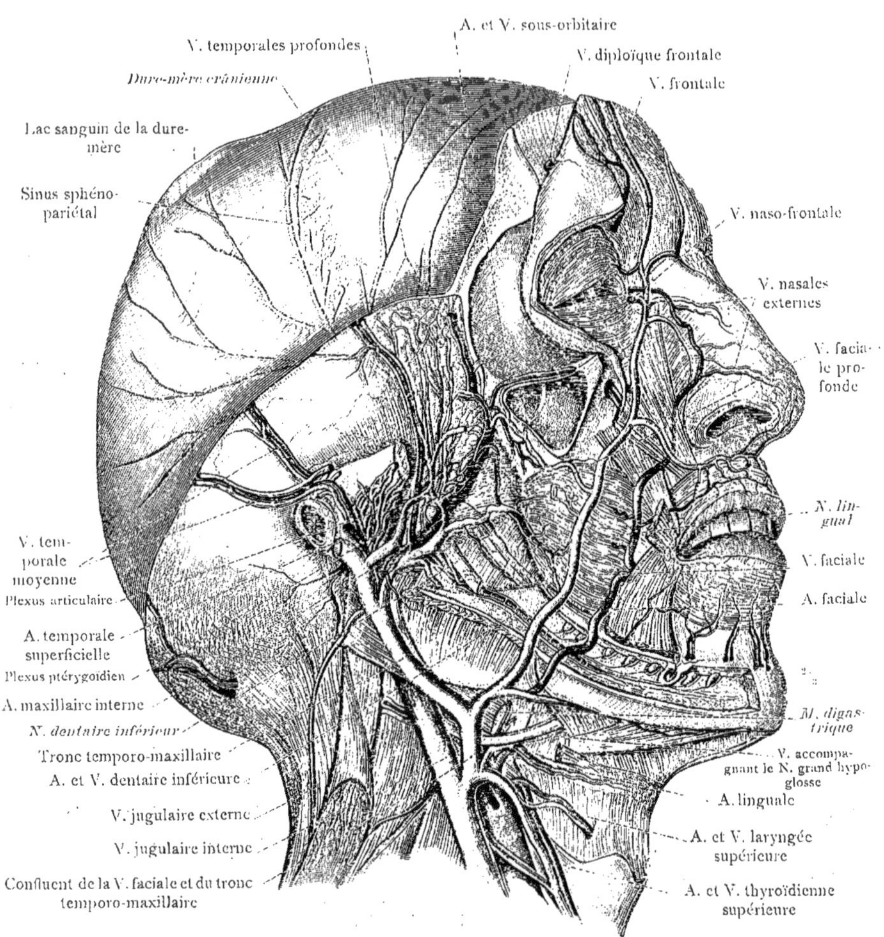

Fig. 1083. Veine jugulaire interne et tronc thyro-linguo-facial. Confluent de la veine faciale et du tronc temporo-maxillaire. Veine faciale. Plexus ptérygoïdien et plexus articulaire. Veines méningées moyennes.
(La dure-mère crânienne a été mise à nu après ablation partielle de la voûte du crâne. L'arcade zygomatique a été réséquée et les muscles temporal et masséter ont été entièrement enlevés pour mettre en évidence le plexus ptérygoïdien. Après ouverture du canal dentaire inférieur on pu figurer l'artère dentaire inférieure et ses veines satellites.)

Plexus ptérygoïdien. — Veines de la dure-mère.

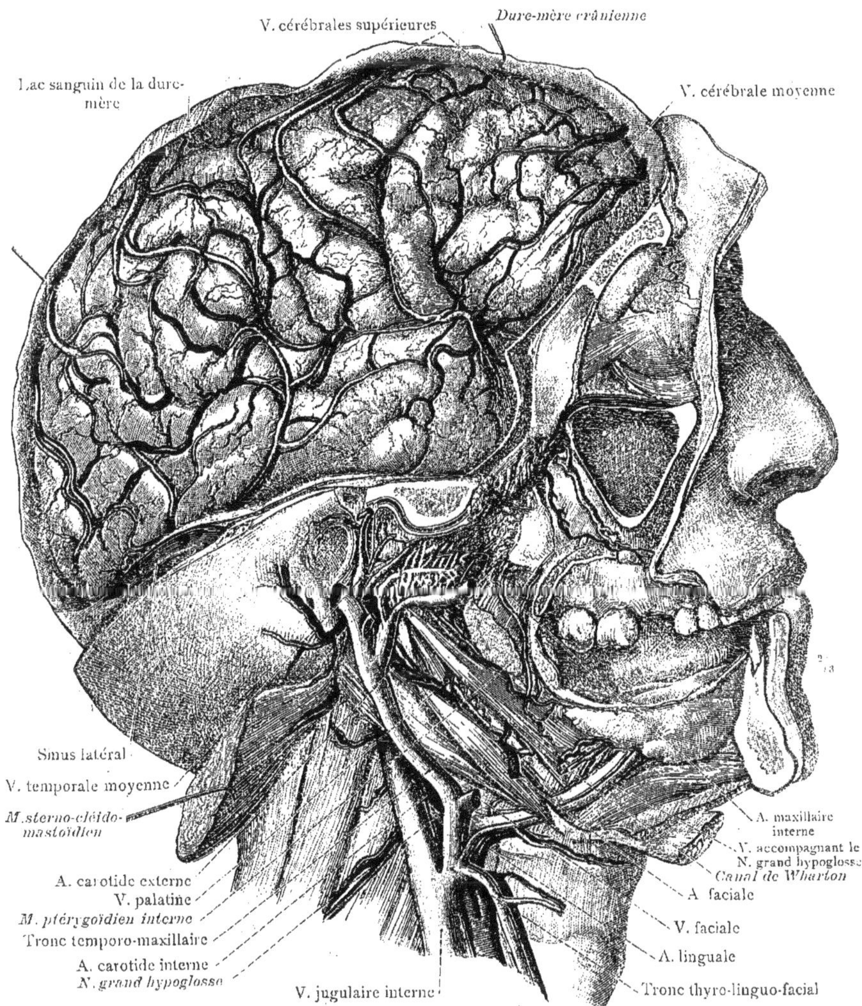

Fig. 1084. Veines de la face externe du cerveau. Veines cérébrales supérieures. Veine cérébrale moyenne. L'artère maxillaire interne passe dans ce cas à la face interne du muscle ptérygoïdien externe; elle est entourée par le plexus ptérygoïdien qui est beaucoup plus développé que normalement.
(La voûte crânienne a été entièrement enlevée et la dure-mère réséquée en partie pour mettre en évidence les veines de la face externe de l'hémisphère droit.)

Plexus ptérygoïdien. — Veines du cerveau.

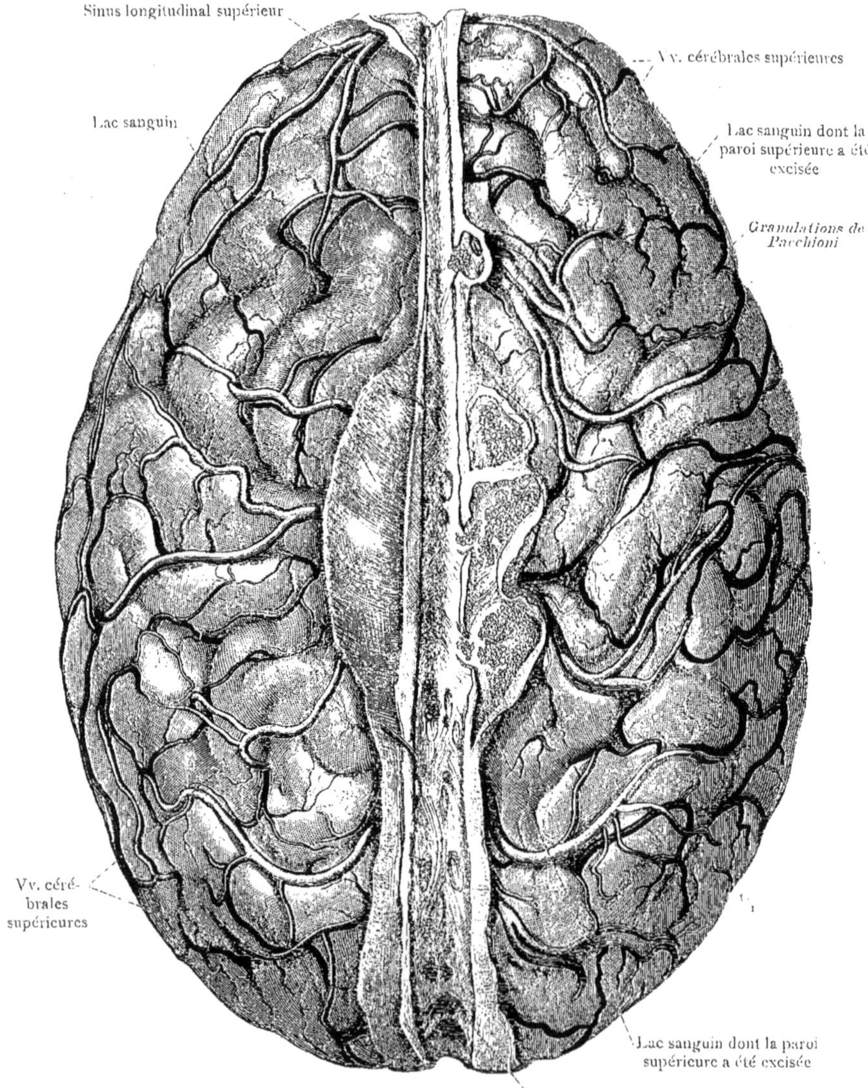

Fig. 1085. Veines cérébrales supérieures. Sinus longitudinal supérieur. Lacs sanguins de la dure-mère; leurs rapports avec les veines cérébrales supérieures et les granulations de Pacchioni. Vue supérieure.
(La dure-mère crânienne a été enlevée jusqu'au voisinage du sinus longitudinal supérieur, qui a été ouvert dans toute son étendue. Du côté gauche, les lacs sanguins ont été injéctés; du côté droit, leur paroi supérieure a été excisée et l'on voit les granulations de Pacchioni faisant saillie à leur intérieur.)

Veines du cerveau.

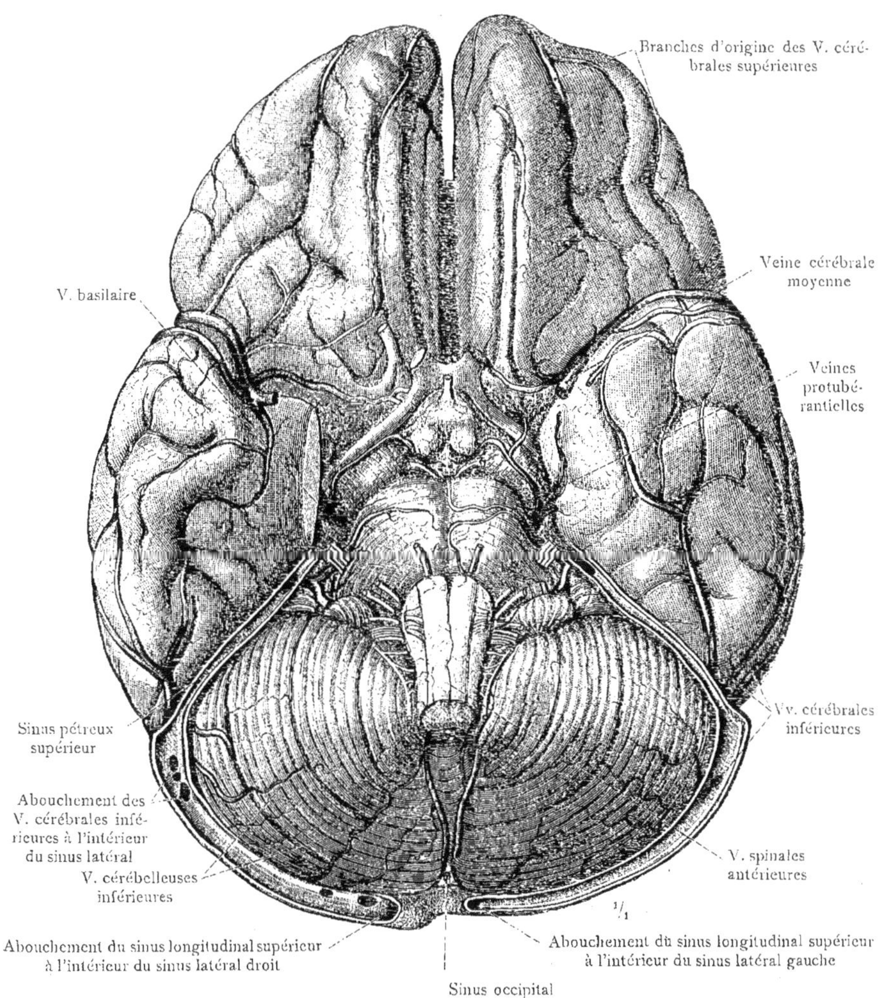

Fig. 1086. Veines de la base du cerveau. Veine cérébrale moyenne. Veines cérébrales inférieures. Veine basilaire. Veines protubérantielles et veines cérébelleuses inférieures. (Le lobe temporal droit a été abaissé et partiellement réséqué afin de mettre en évidence le tronc de la veine basilaire.)

Veines du cerveau.

VEINES DES MEMBRES.

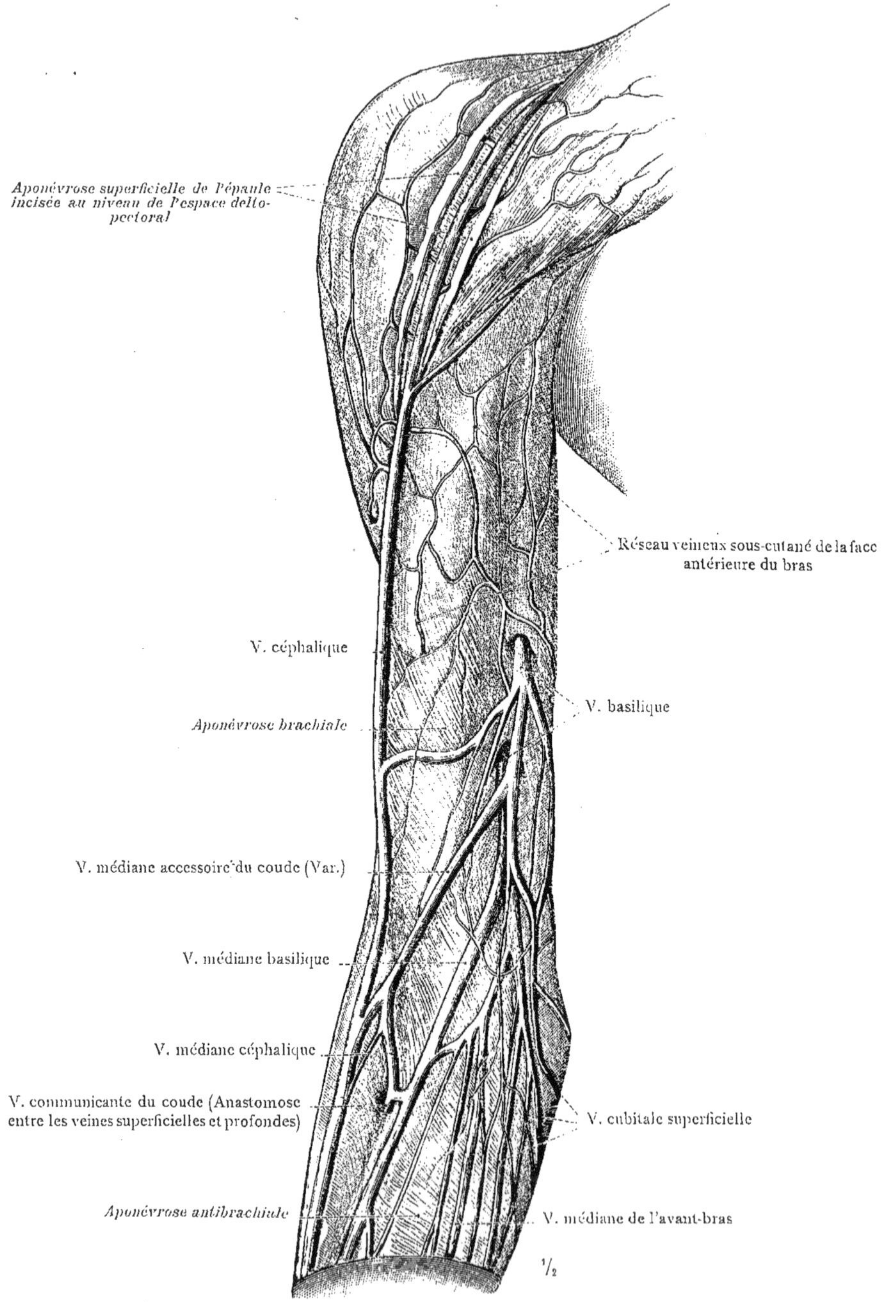

Fig. 1087. Veines superficielles de l'épaule, du bras et du coude, vue antérieure.

Veines superficielles du membre supérieur.

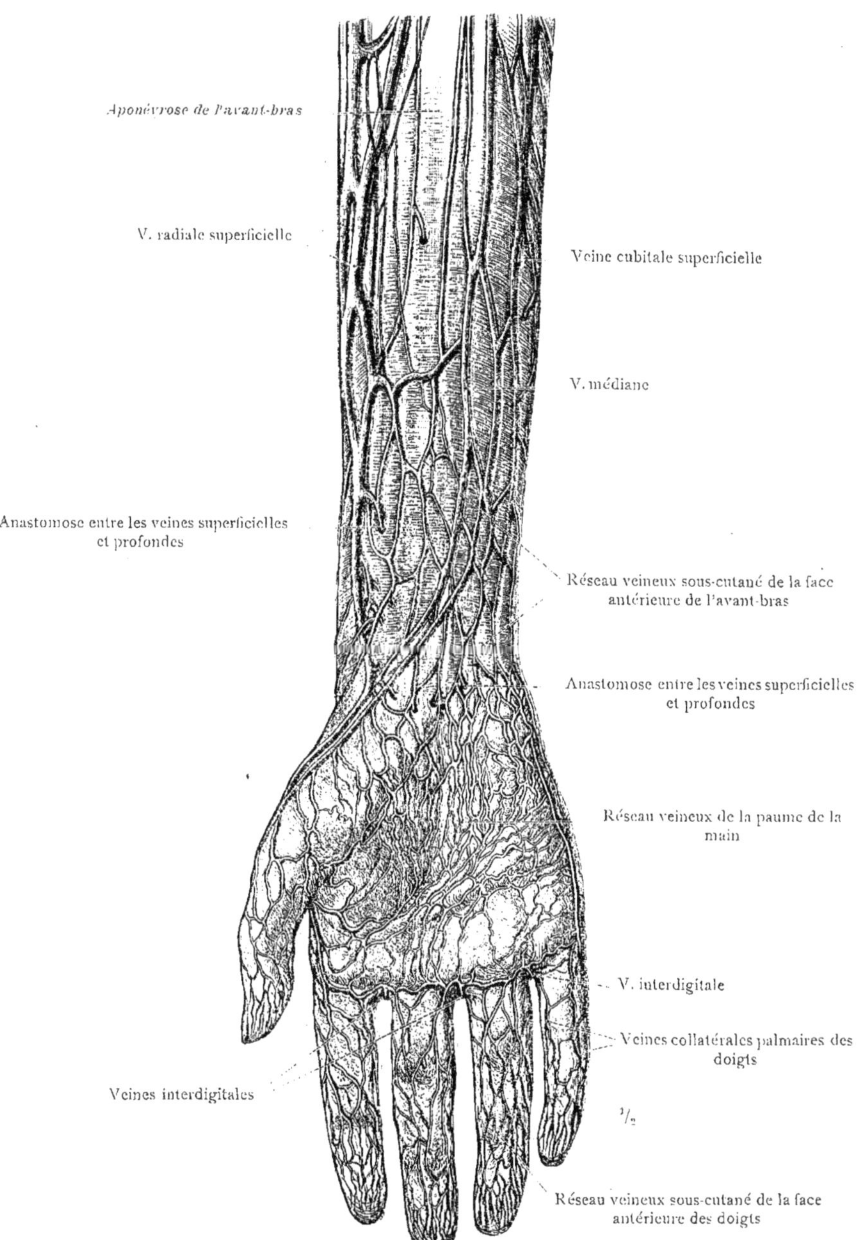

Fig. 1088. Veines superficielles de l'avant-bras et de la main, vue antérieure.

Veines superficielles du membre supérieur.

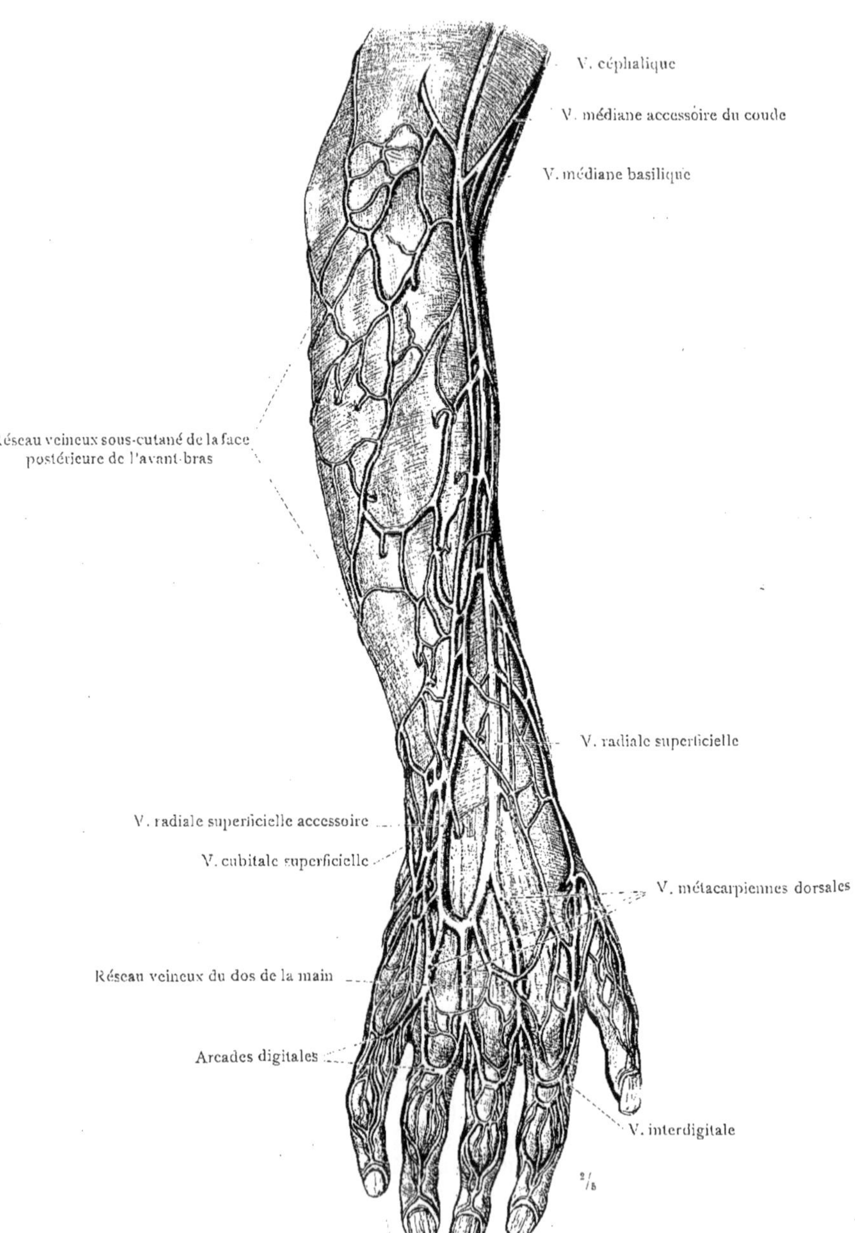

Fig. 1089. Veines superficielles de l'avant-bras et de la main, vue postérieure.

Veines superficielles du membre supérieur.

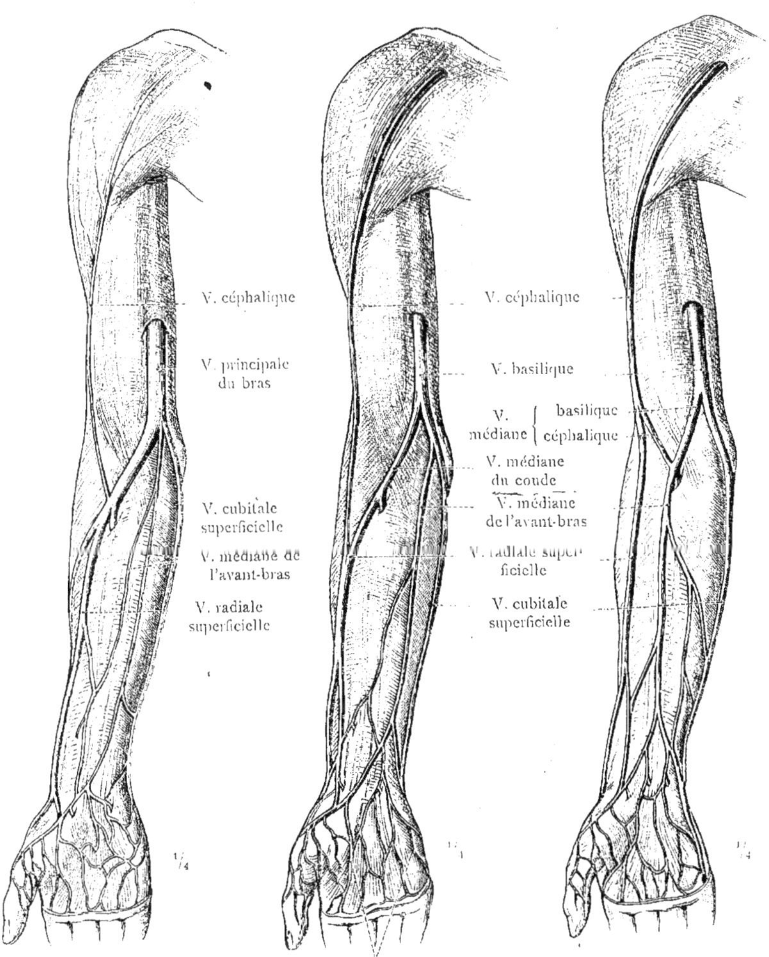

Fig. 1090. Principales variations présentées par les veines superficielles du bras et de l'avant-bras. Veine principale du bras *(K. v. Bardeleben).*

Veines superficielles du membre supérieur.

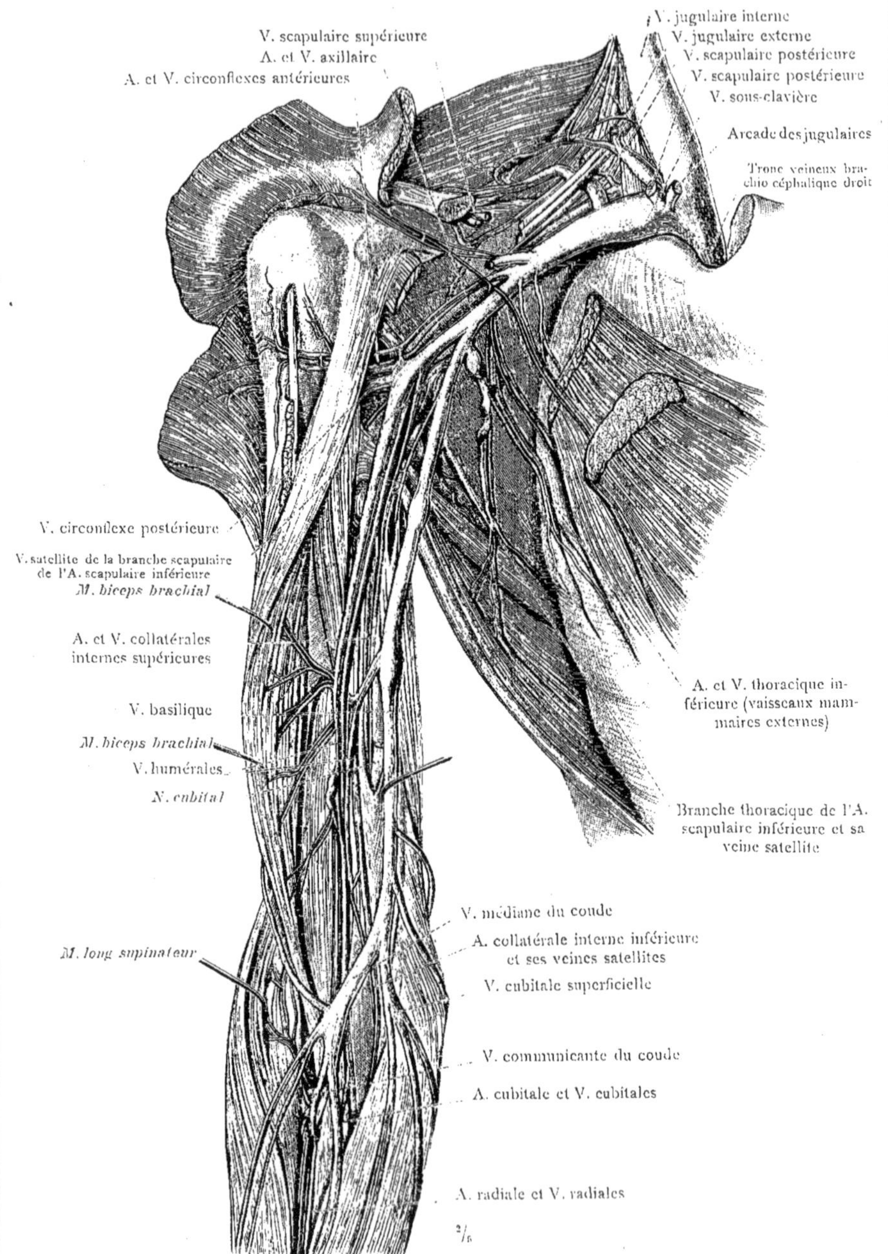

Fig. 1091. Veines et artères profondes des régions sus-claviculaire et axillaire. Veines de la face antérieure du bras. Veine communicante du coude.

Veines profondes du bras.

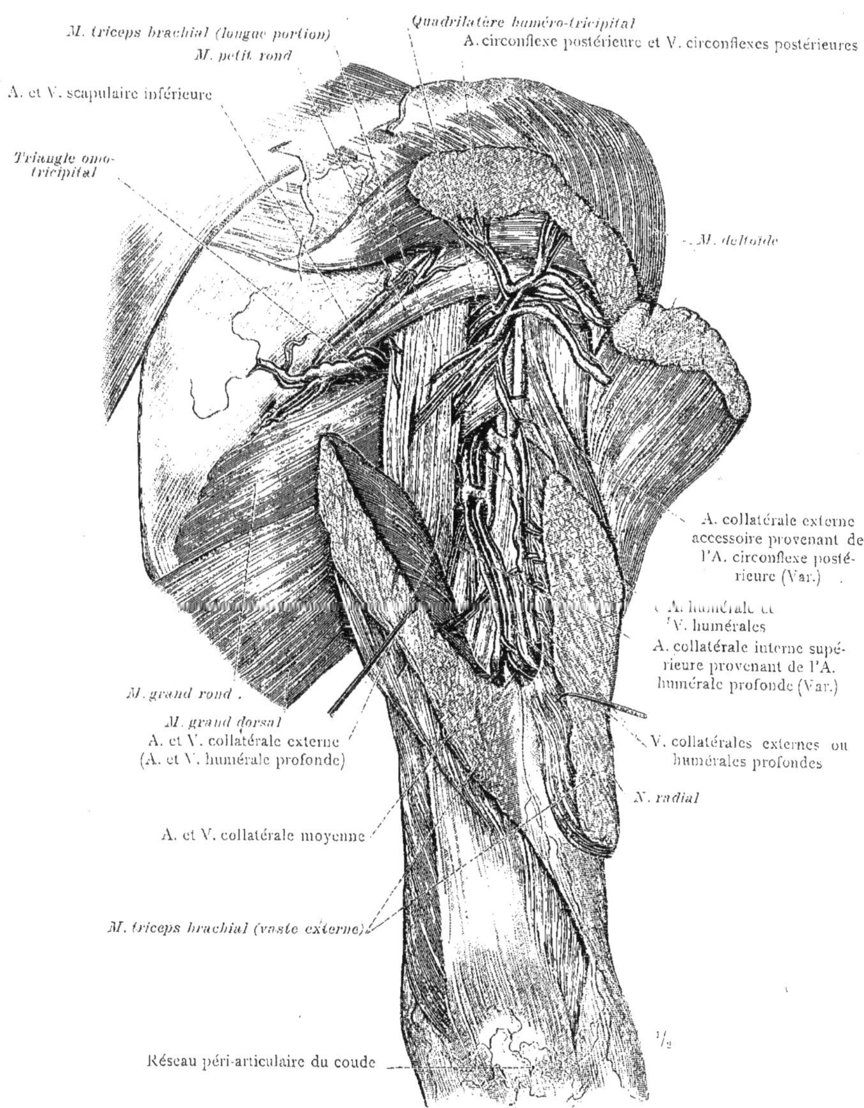

Fig. 1092. Veines et artères profondes de la face postérieure de l'épaule droite et du bras.
(Le muscle deltoïde a été sectionné et récliné en haut et en dehors; le vaste externe
a été incisé longitudinalement.)

Veines profondes de l'épaule et du bras.

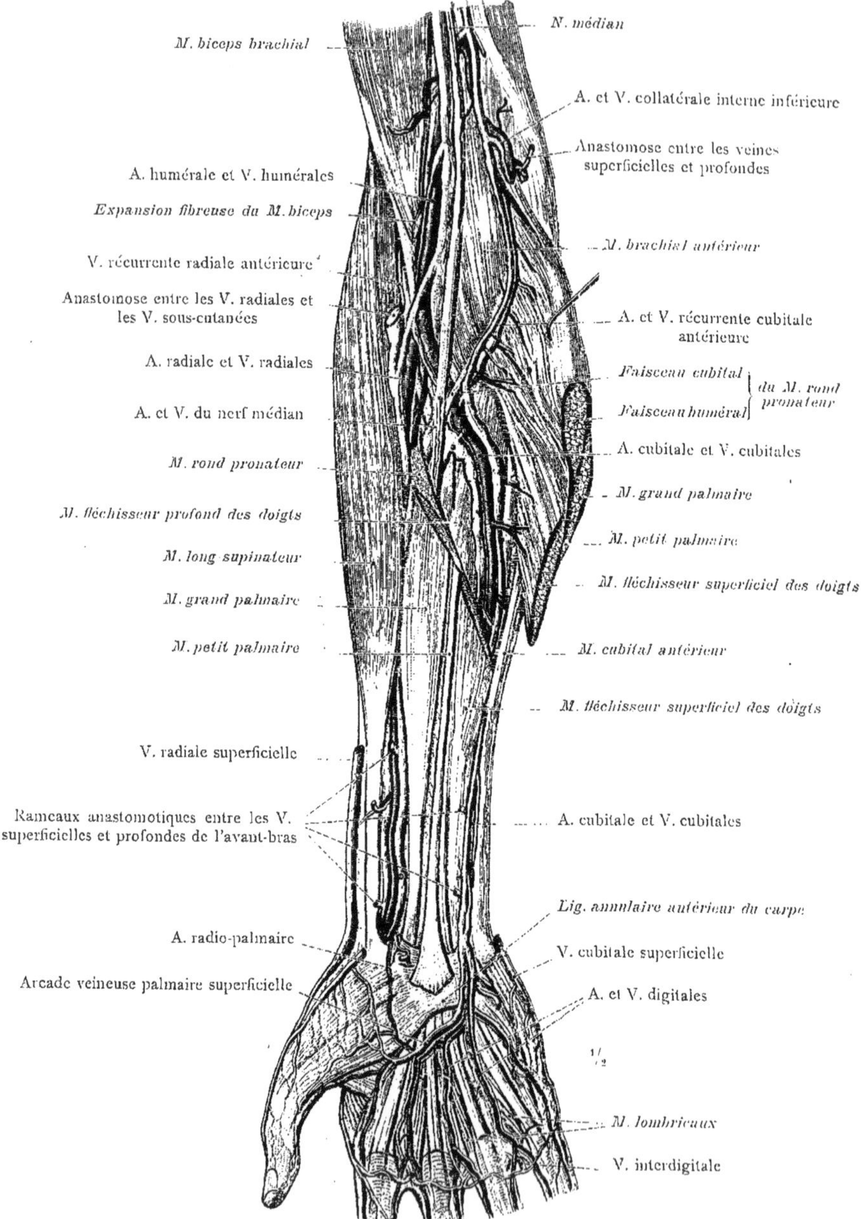

Fig. 1093. Veines et artères profondes de la face antérieure de l'avant-bras. Arcade veineuse et arcade artérielle superficielles de la paume de la main.

Veines profondes de l'avant-bras et de la main.

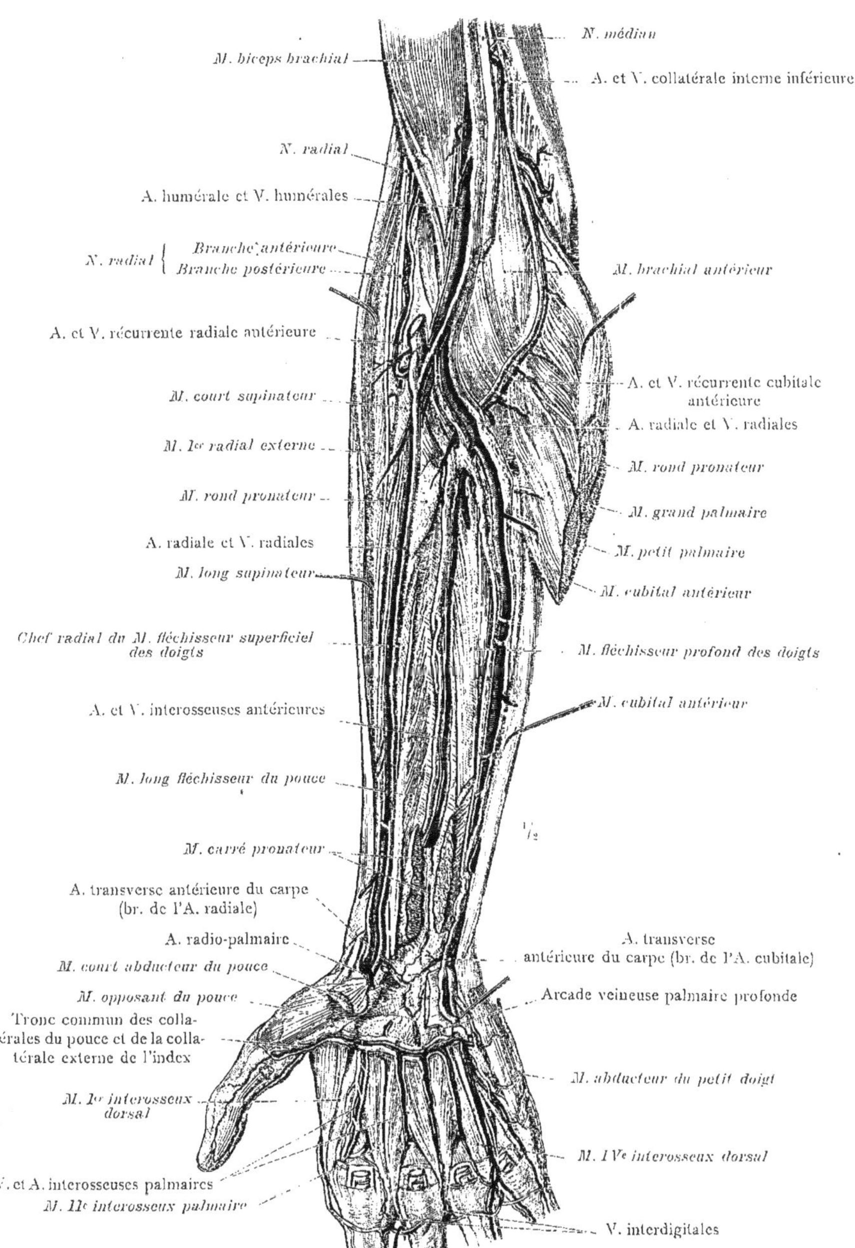

Fig. 1094. Veines et artères profondes de la face antérieure de l'avant-bras. Arcade veineuse et arcade artérielle profondes de la paume de la main.

Veines profondes de l'avant-bras et de la main.

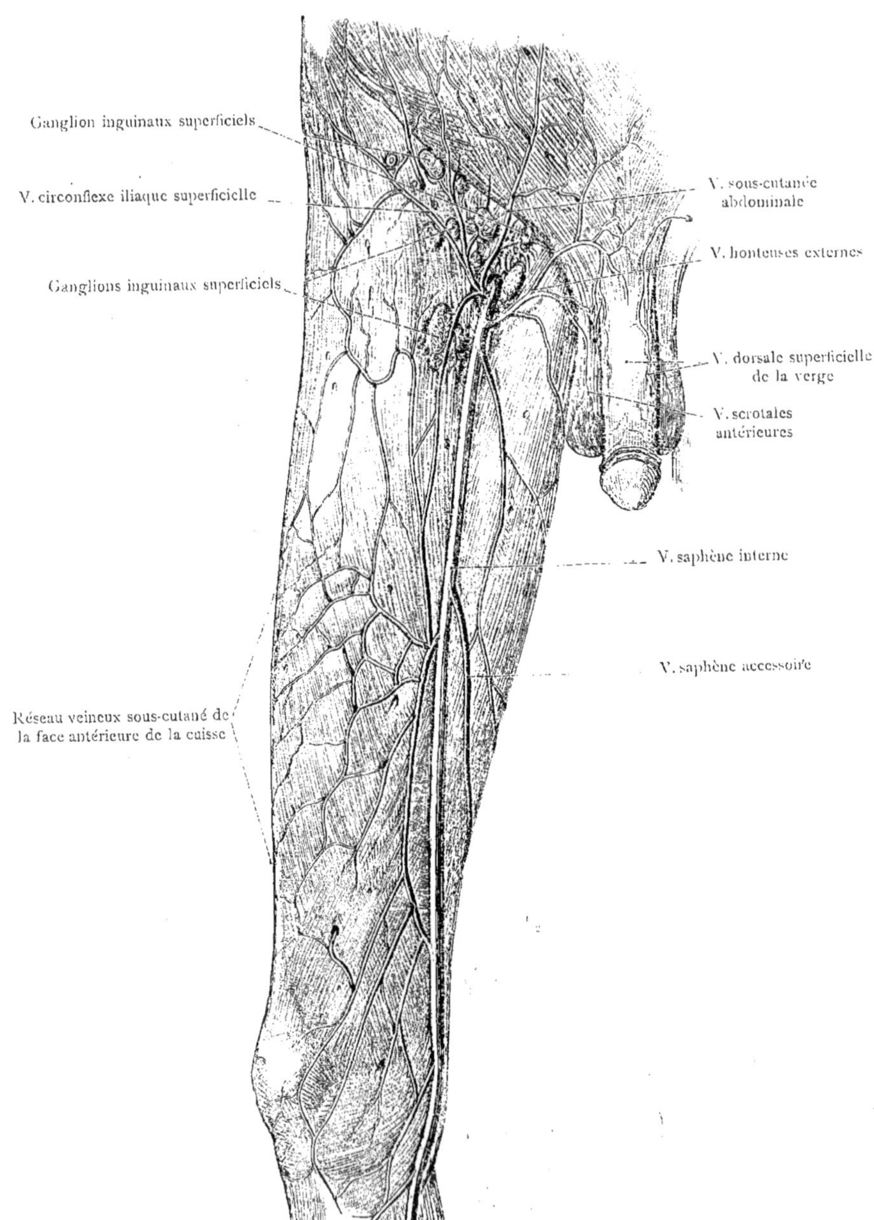

Fig. 1095. Veines superficielles de la région antéro-interne de la cuisse, de la paroi abdominale antérieure et des organes génitaux externes de l'homme. Veine saphène interne et veine saphène accessoire.

Veines superficielles du membre inférieur.

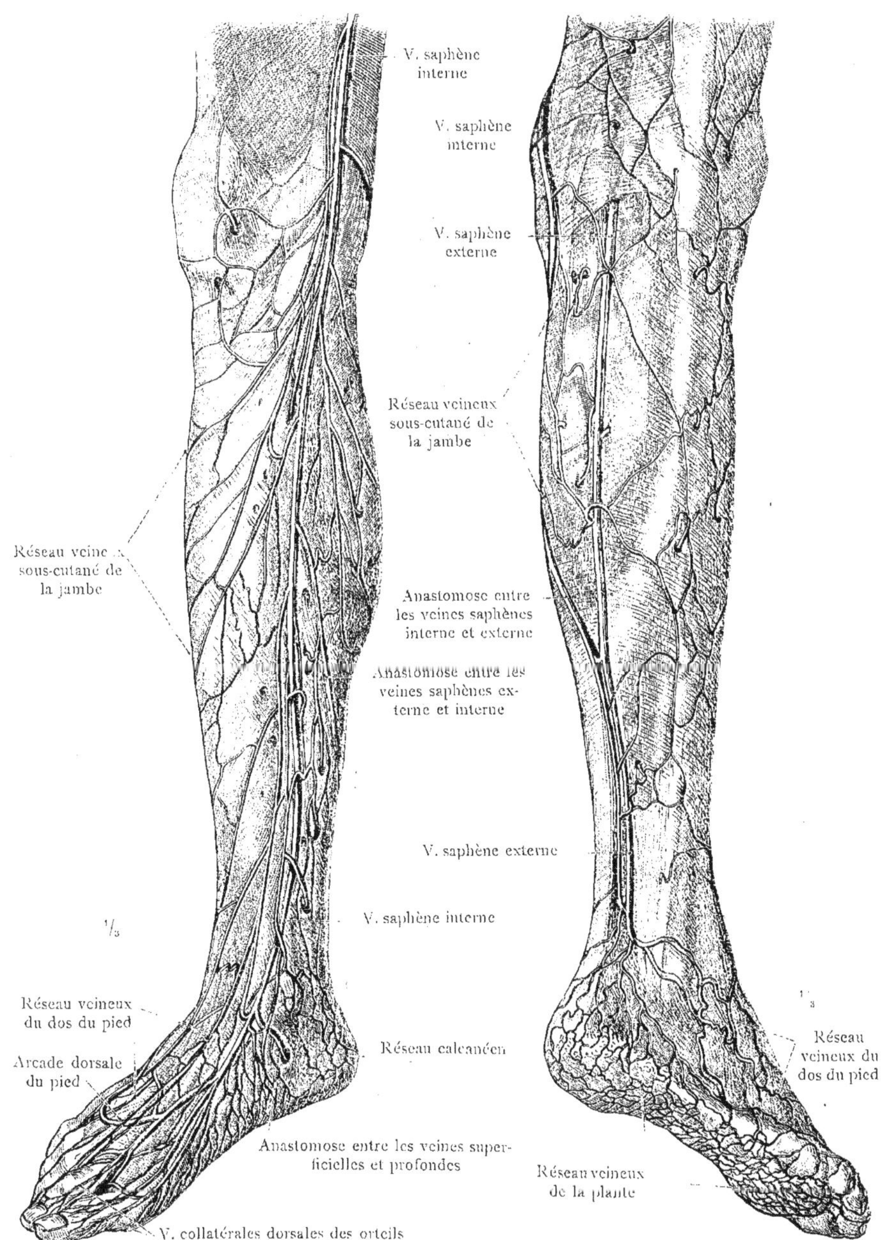

Fig. 1096. Vue antéro-interne. Fig. 1097. Vue postéro-externe.

Veines superficielles de la jambe et du pied. Veine saphène interne et veine saphène externe.

Veines superficielles du membre inférieur.

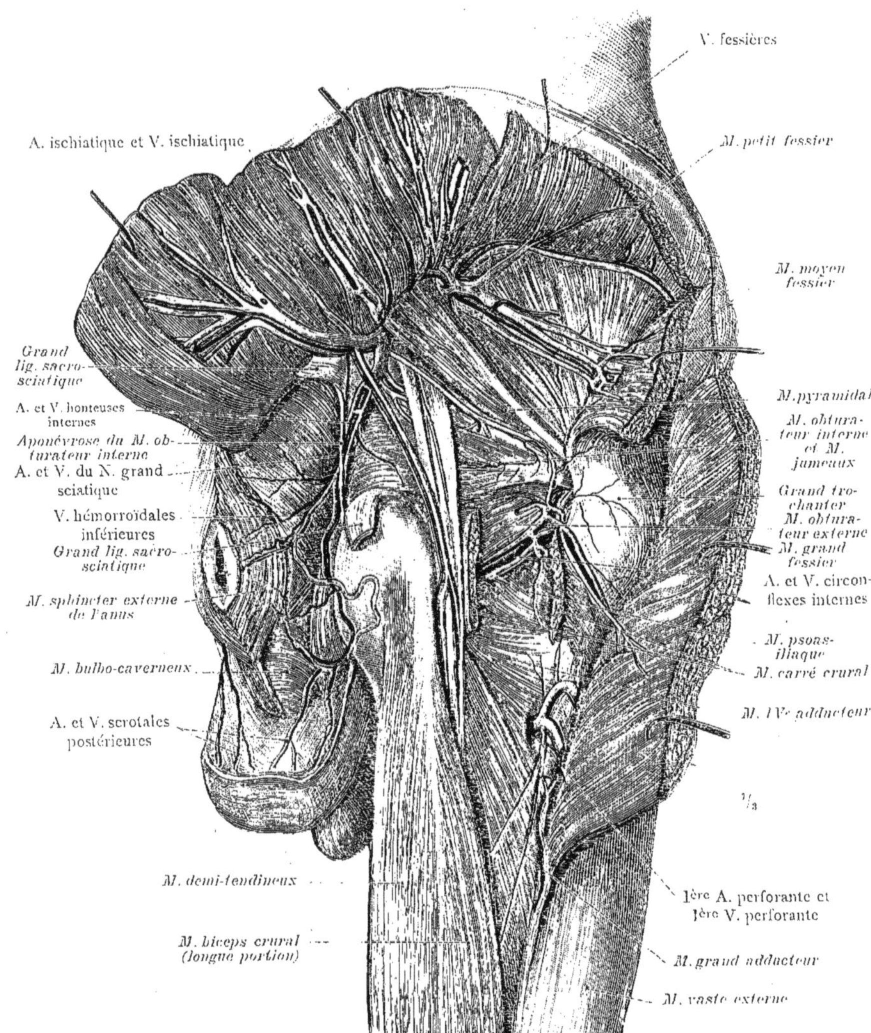

Fig. 1098. Veines et artères profondes de la région fessière et de la fosse ischio-rectale.
Vaisseaux superficiels de la partie postérieure des bourses.
(Les muscles grand et moyen fessiers, le grand ligament sacro-sciatique ont été
sectionnés et réclinés vers le haut et vers le bas; le muscle carré crural a été en
partie réséqué.)

Veines profondes de la région fessière.

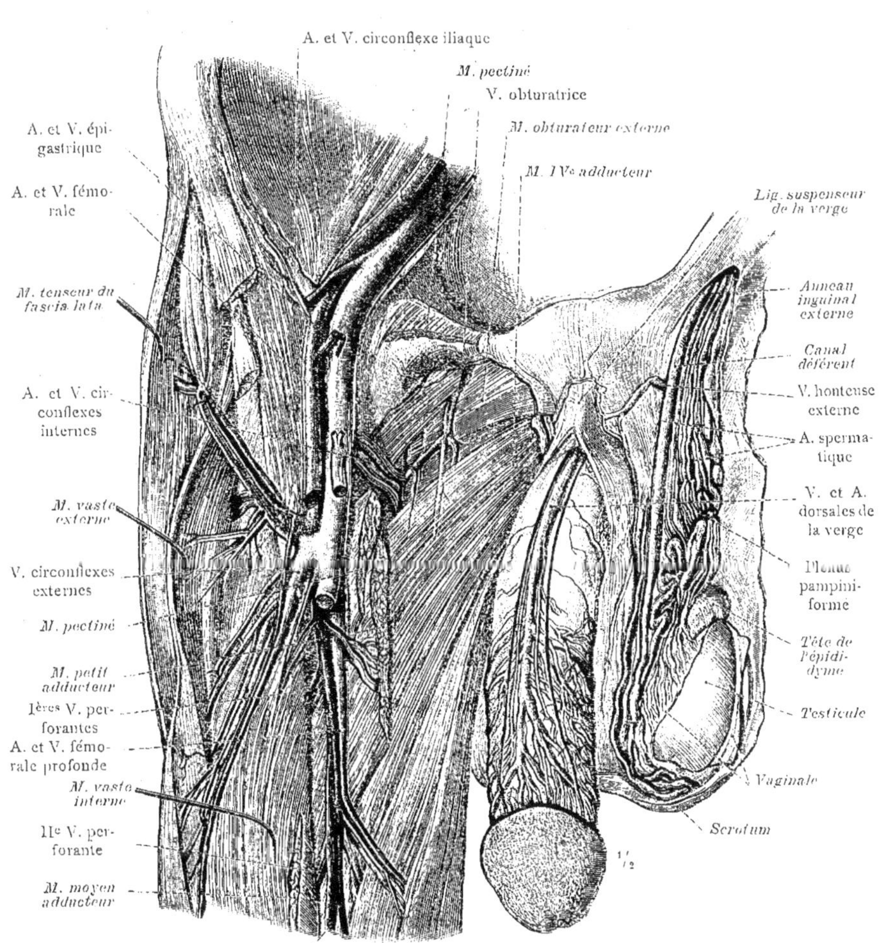

Fig. 1099. Veine et artère fémorales profondes. Vaisseaux obturateurs. Veine et artères dorsales de la verge; veines du testicule.

(Les muscles pectiné, petit et moyen adducteurs ont été réséqués pour mettre en évidence les vaisseaux obturateurs, l'artère et les veines circonflexes internes.)

Veines profondes de la cuisse. Veines des organes génitaux de l'homme.

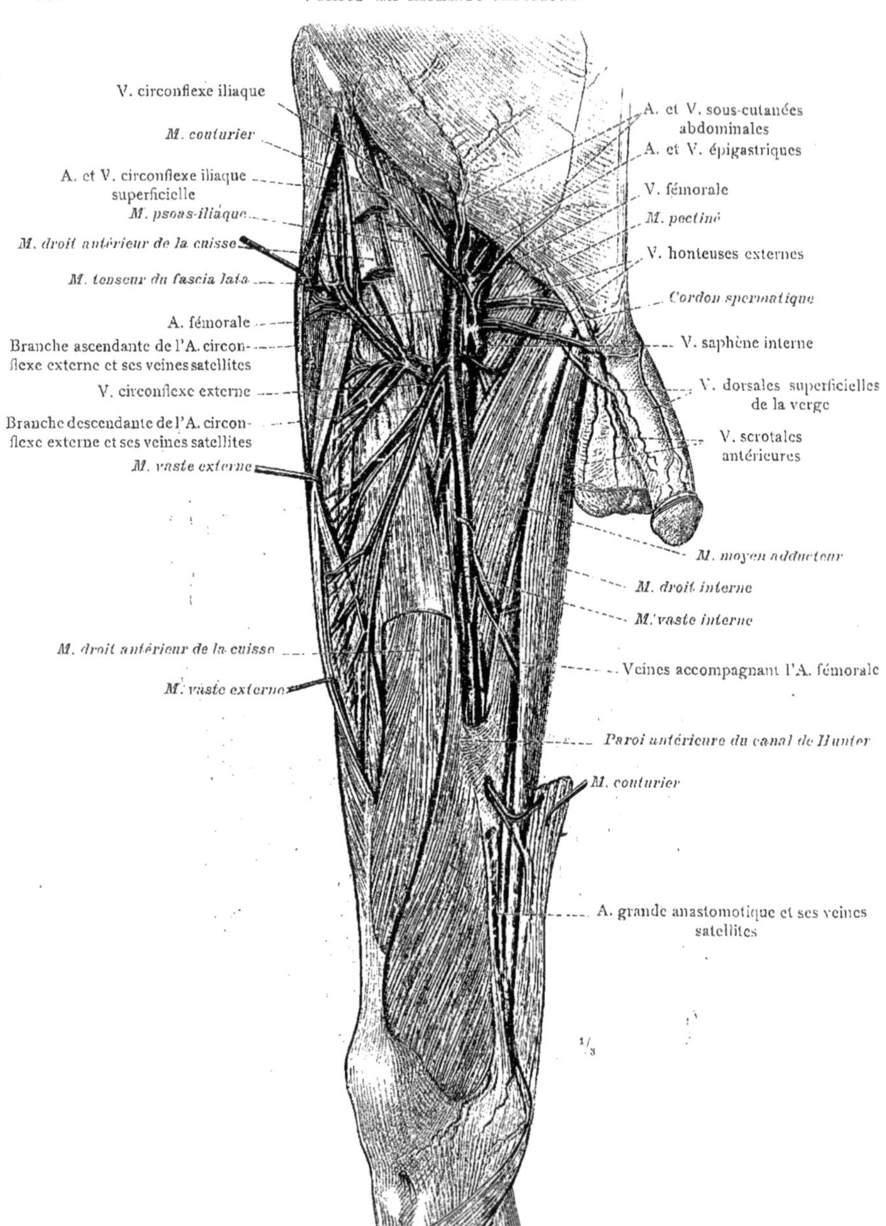

Fig. 1100. Artère et veine fémorales figurées jusqu'à leur entrée dans le canal de Hunter. Artère et veines circonflexes externes. Vue antérieure de la cuisse droite. (Les muscles couturier et droit antérieur de la cuisse ont été en partie réséqués; les muscles tenseur du fascia lata et vaste externe ont été érignés en dehors.)

Veines profondes de la face antérieure de la cuisse.

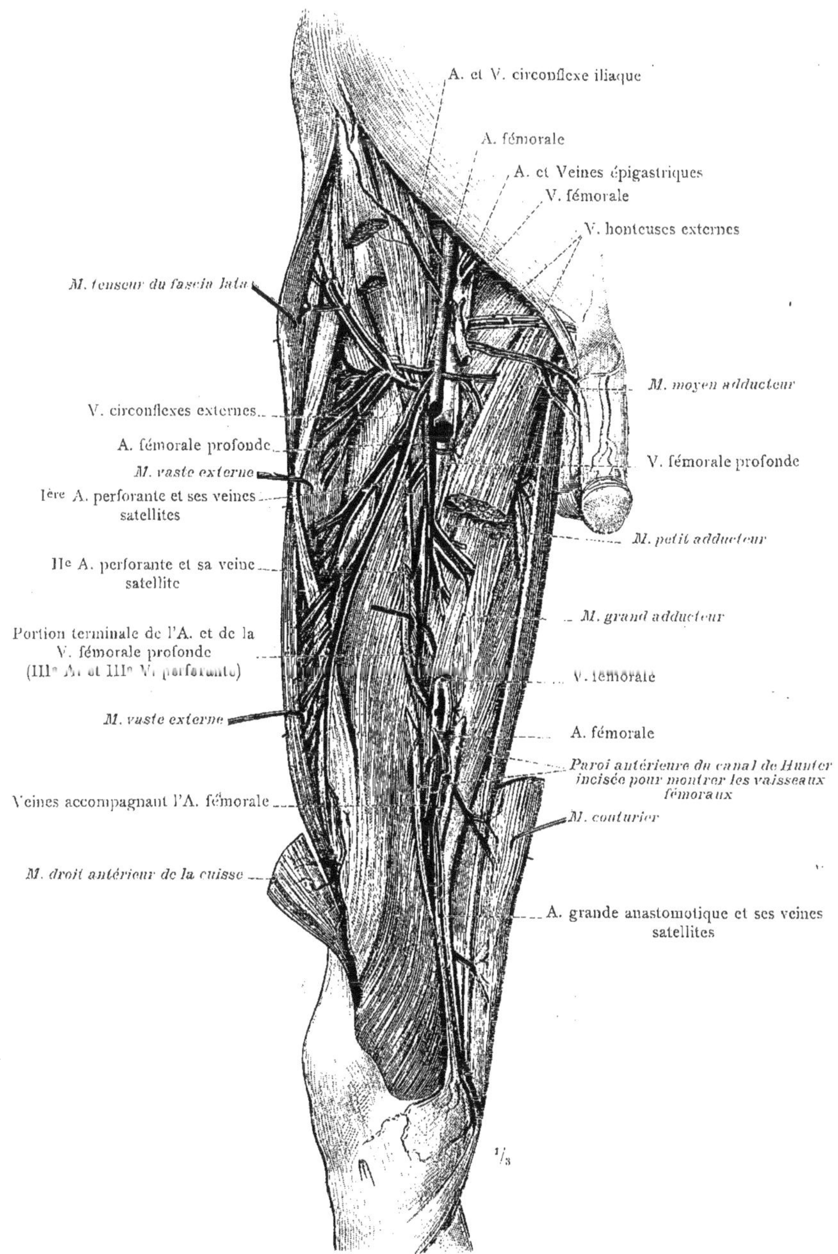

Fig. 1101. Veines et artères profondes de la face antérieure de la cuisse droite. (L'artère et la veine fémorale ont été réséquées en partie. Le canal de Hunter a été ouvert pour montrer le passage des vaisseaux fémoraux à son intérieur.)

Veines profondes de la face antérieure de la cuisse.

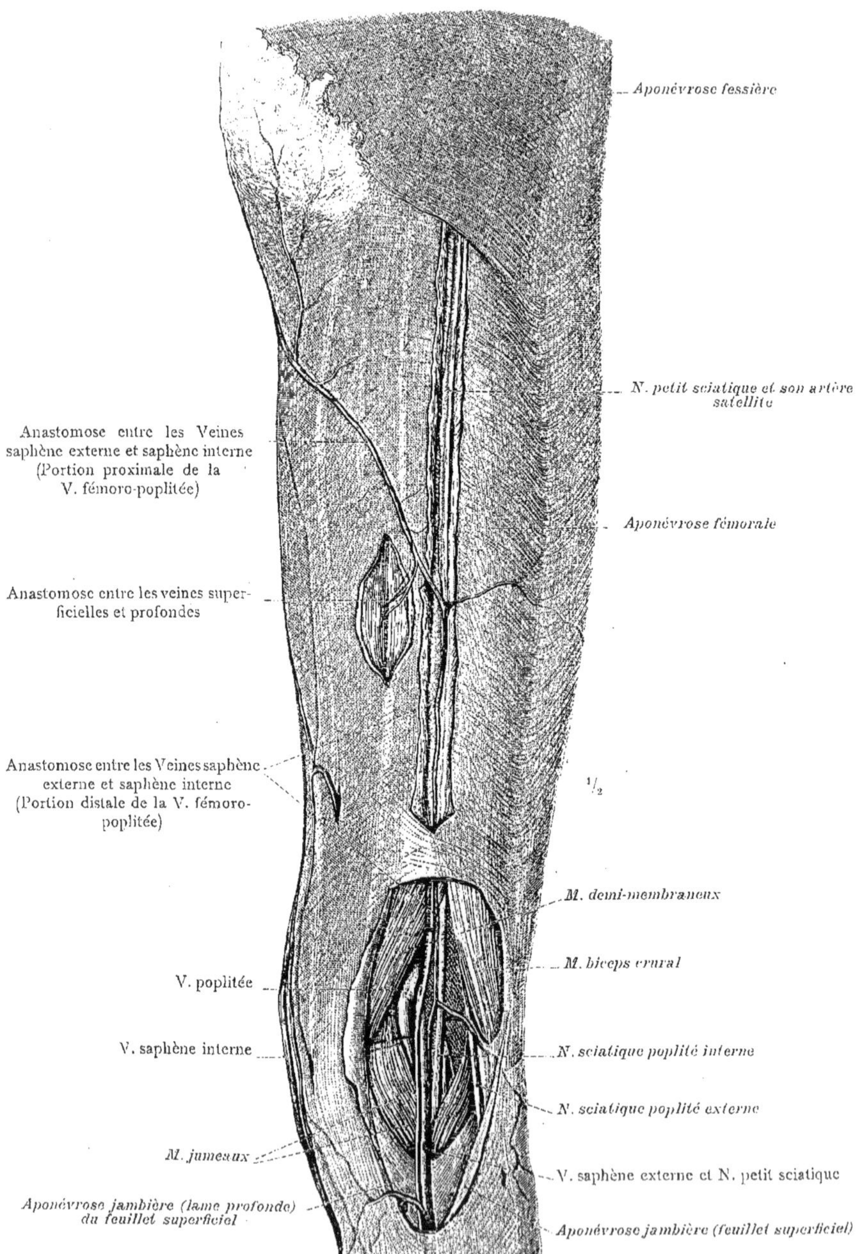

Fig. 1102. Anastomose entre les veines saphène externe et saphène interne. Nerf petit sciatique et ses vaisseaux satellites.

Veines superficielles de la face postérieure de la cuisse.

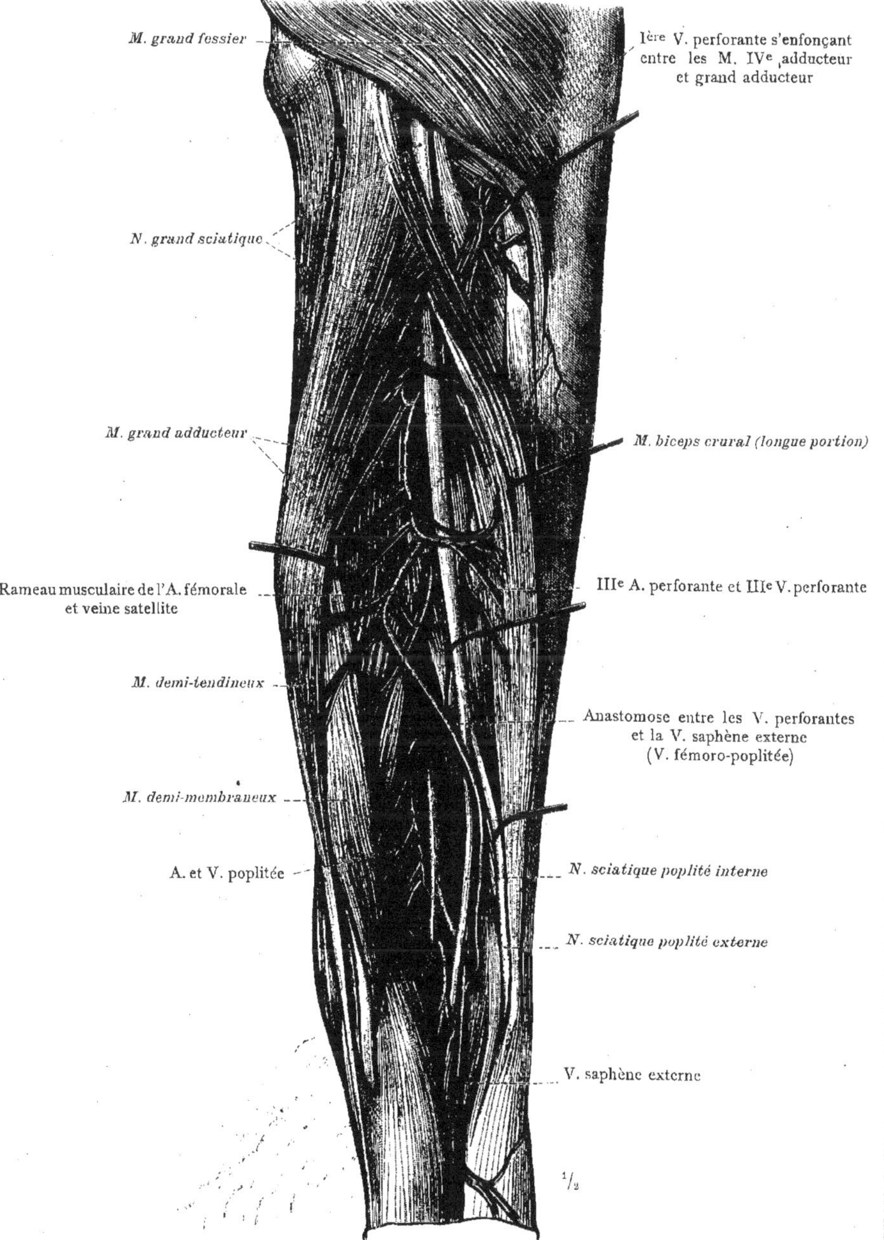

Fig. 1103. Veines perforantes et leur anastomose avec la veine saphène externe; vue postérieure de la cuisse droite.
(Les muscles fléchisseurs de la jambe ont été écartés de la ligne médiane et érignés à droite et à gauche.)

Veines profondes de la face postérieure de la cuisse.

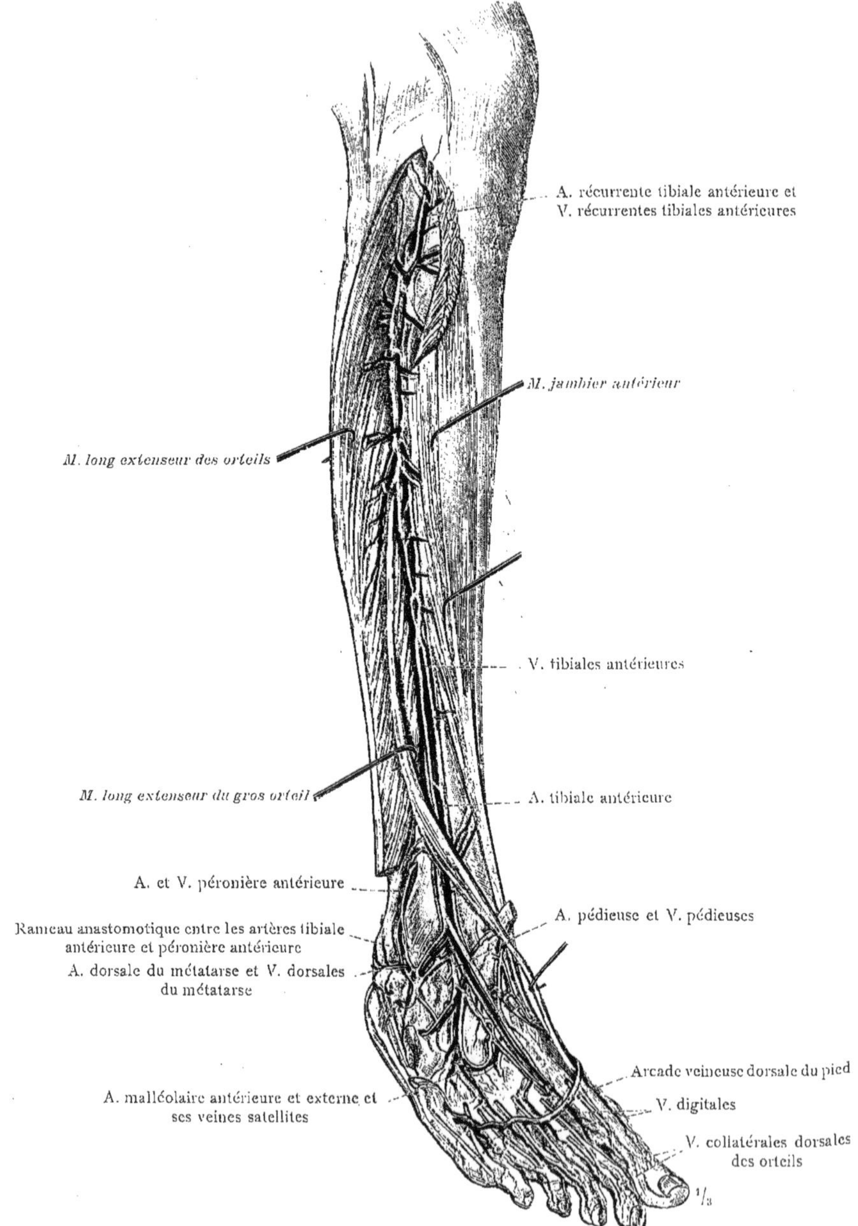

Fig. 1104. Artère et veines tibiales antérieures. Artère et veines pédieuses. Arcade veineuse dorsale du pied.

Veines profondes de la face antérieure de la jambe et du dos du pied.

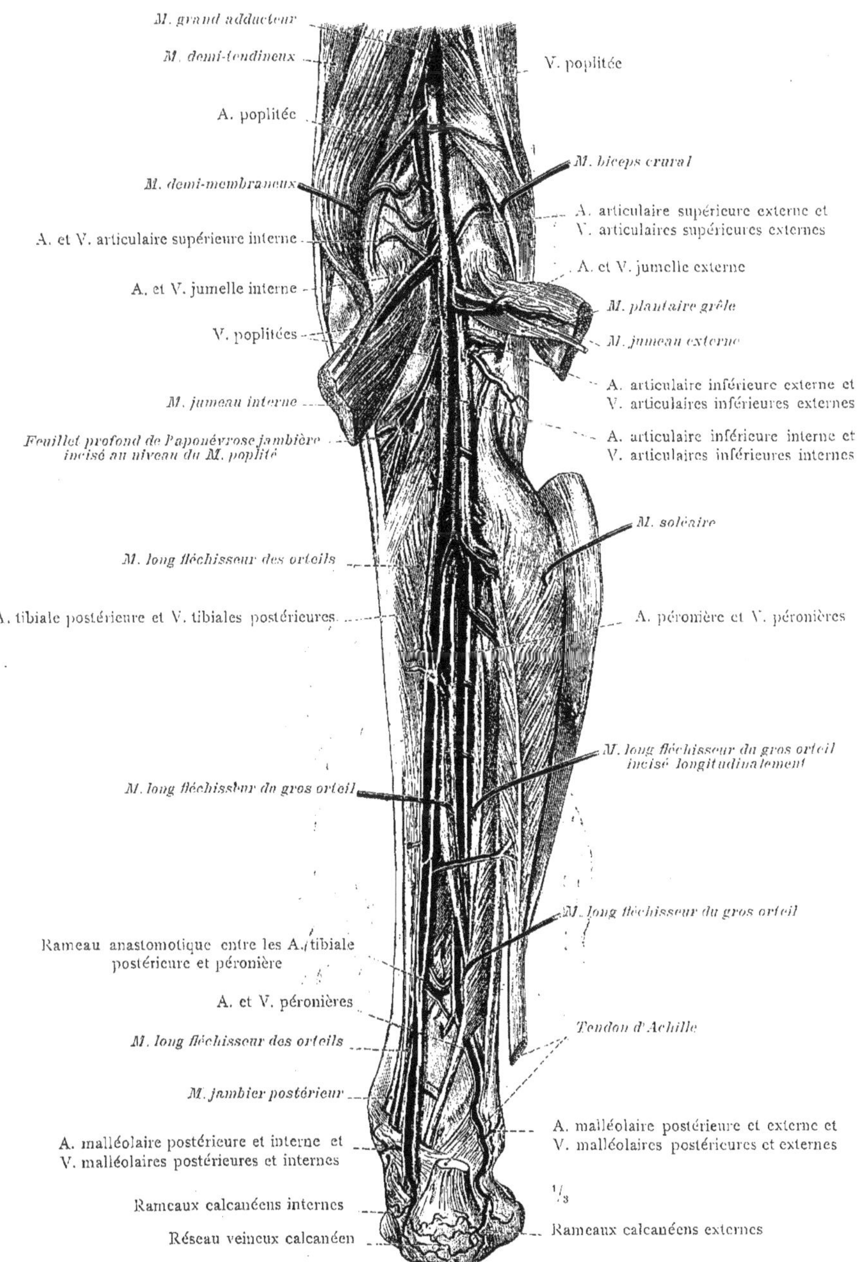

Fig. 1105. Artères et veines du creux poplité. Artère et veines tibiales postérieures. Artère et veines péronières.

Veines profondes de la face postérieure de la jambe.

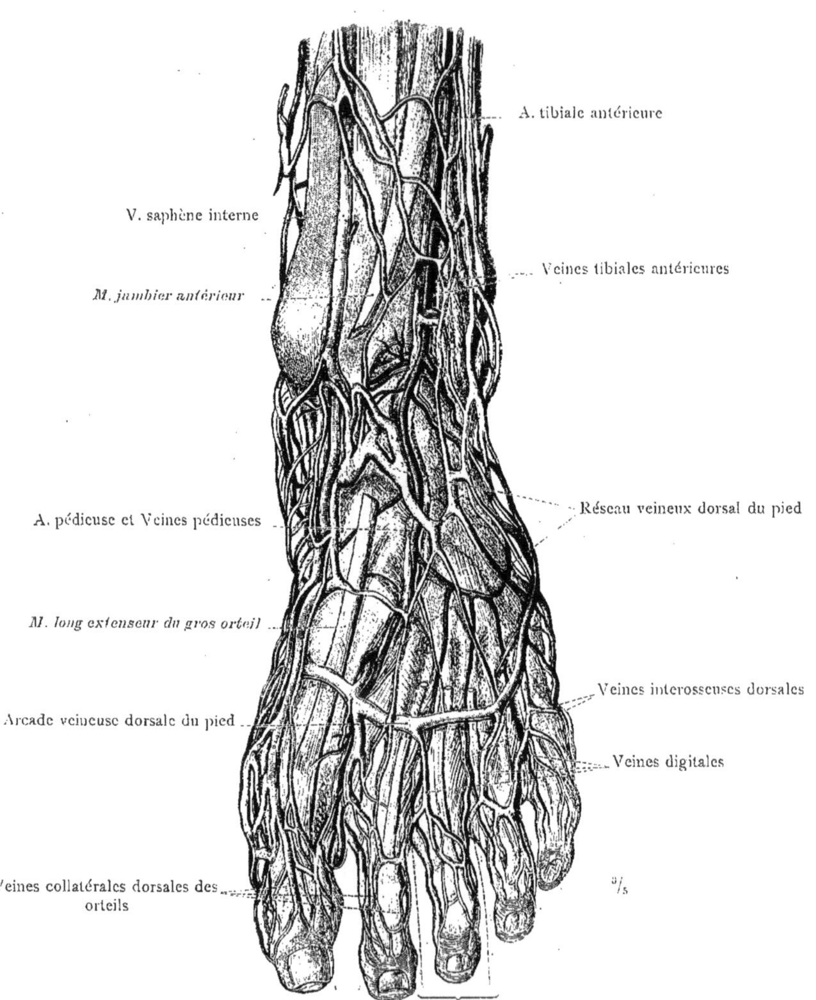

Fig. 1106. Veines superficielles, veines et artères profondes du dos du pied. Veines collatérales dorsales des orteils et veines digitales. Veines interosseuses dorsales et veines interdigitales. Arcade veineuse dorsale et réseau veineux dorsal du pied. Veines pédieuses et veines tibiales antérieures.

Veines de la région dorsale du pied.

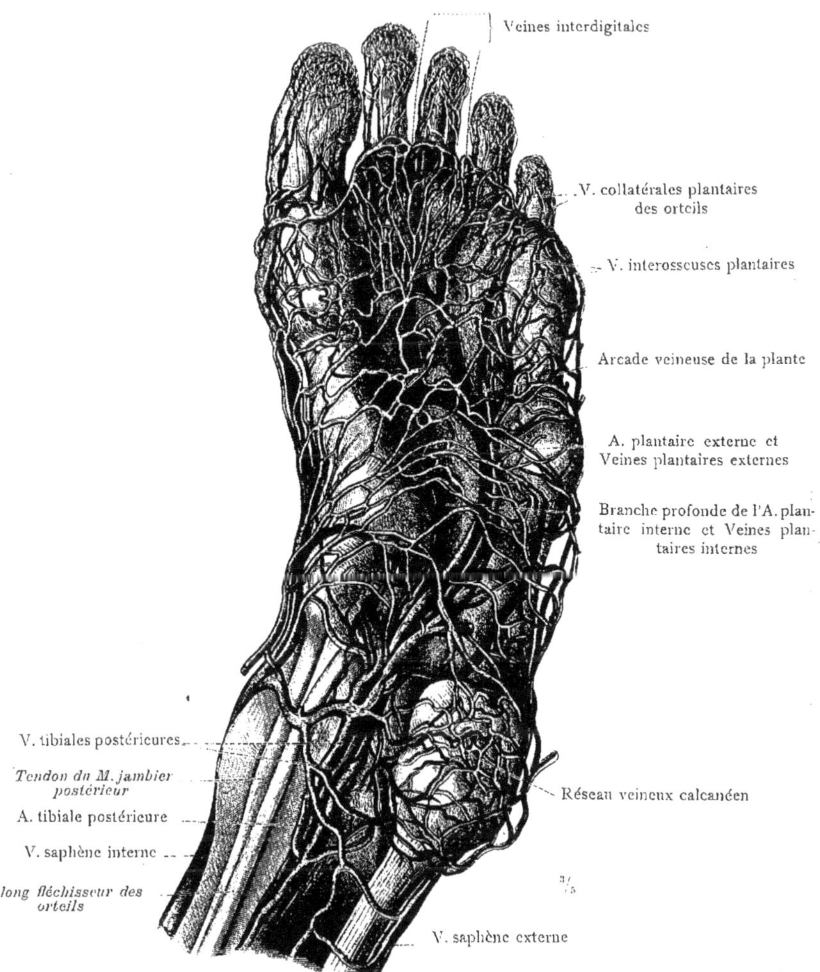

Fig. 1107. Veines superficielles, veines et artères profondes de la plante de pied. Réseau veineux plantaire et réseau veineux calcanéen. Veines collatérales plantaires des orteils, veines interdigitales et veines interosseuses plantaires. Arcade veineuse de la plante. Veines plantaires et veines tibiales postérieures. Origines des veines saphène interne et saphène externe.

Veines de la plante du pied.

LYMPHATIQUES.

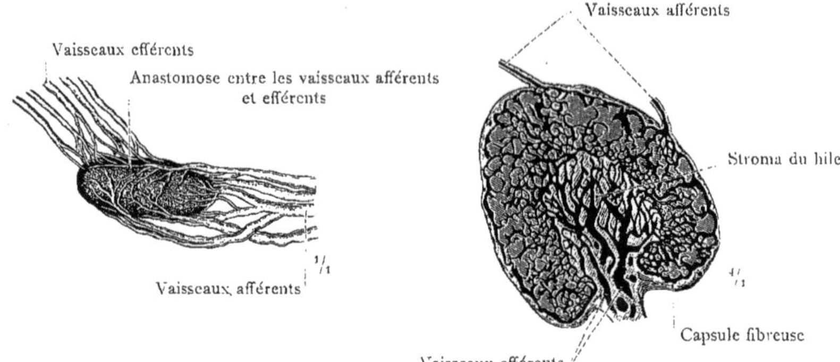

Fig. 1108. Ganglion hypogastrique de l'homme après injection de ses vaisseaux afférents et efférents.

Fig. 1109. Coupe transversale d'un ganglion hypogastrique de l'homme injecté au bleu de Prusse.

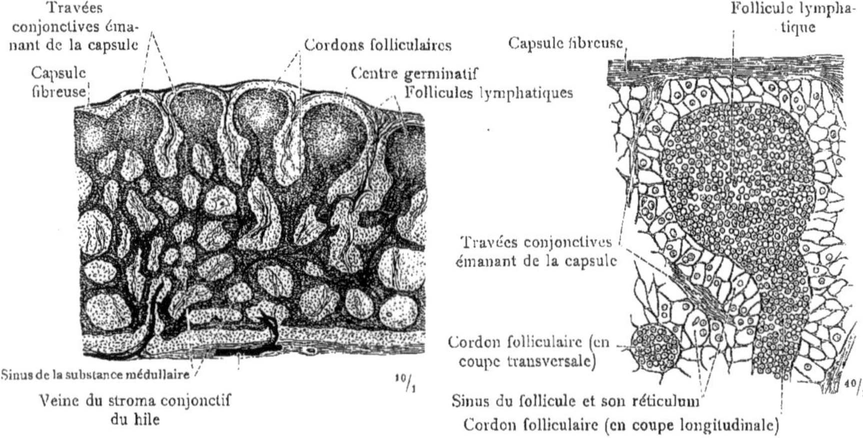

Fig. 1110. Coupe transversale d'un ganglion mésentérique durci dans l'alcool.
(Les vaisseaux sanguins, injectés au bleu de Prusse, sont représentés en noir sur cette figure.)

Fig. 1111. Follicule lymphatique et cordons folliculaires vus à un fort grossissement.

Ganglions lymphatiques.

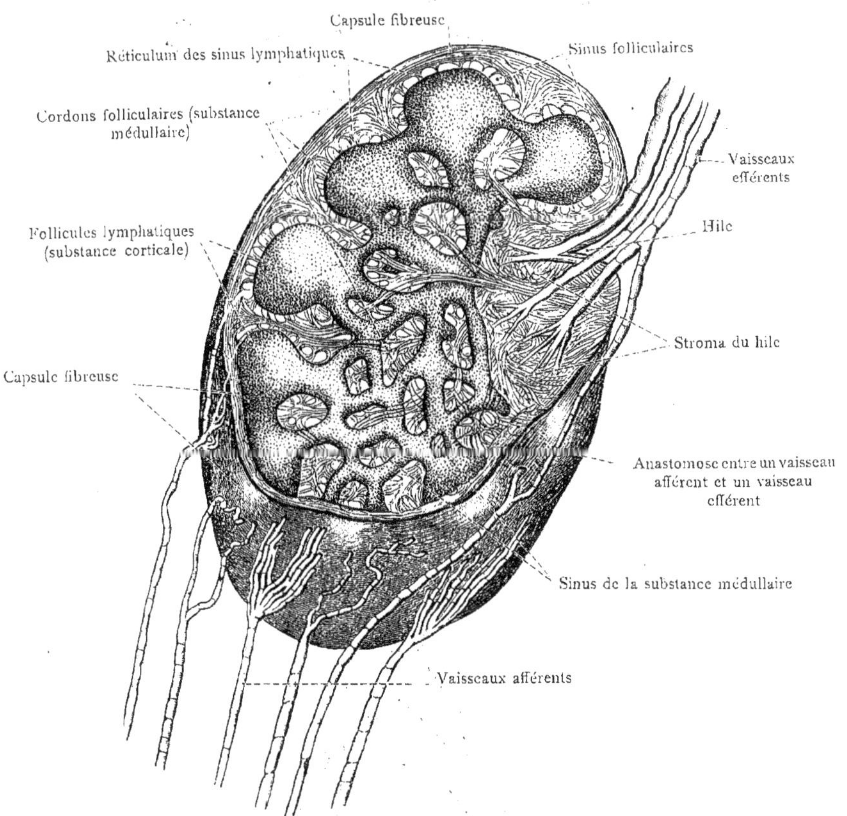

Fig. 1112. Figure schématique destinée à montrer la structure d'un ganglion lymphatique avec ses vaisseaux afférents et efférents.

Ganglions lymphatiques.

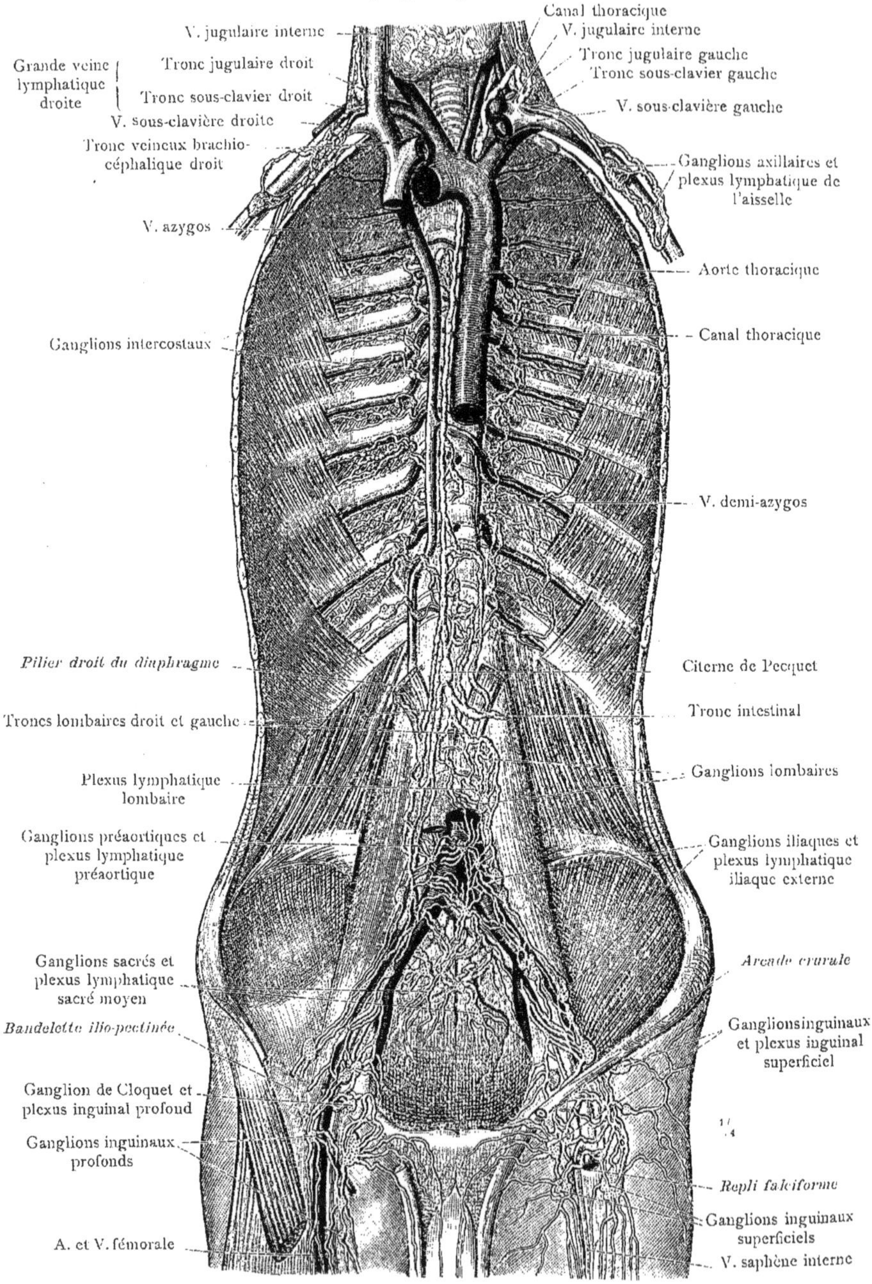

Lymphatiques.

Fig. 1113. Canal thoracique et ses affluents. Vaisseaux et ganglions lymphatiques de la paroi postérieure du tronc. Vaisseaux et ganglions lymphatiques superficiels et profonds de la région inguinale.

Canal thoracique.

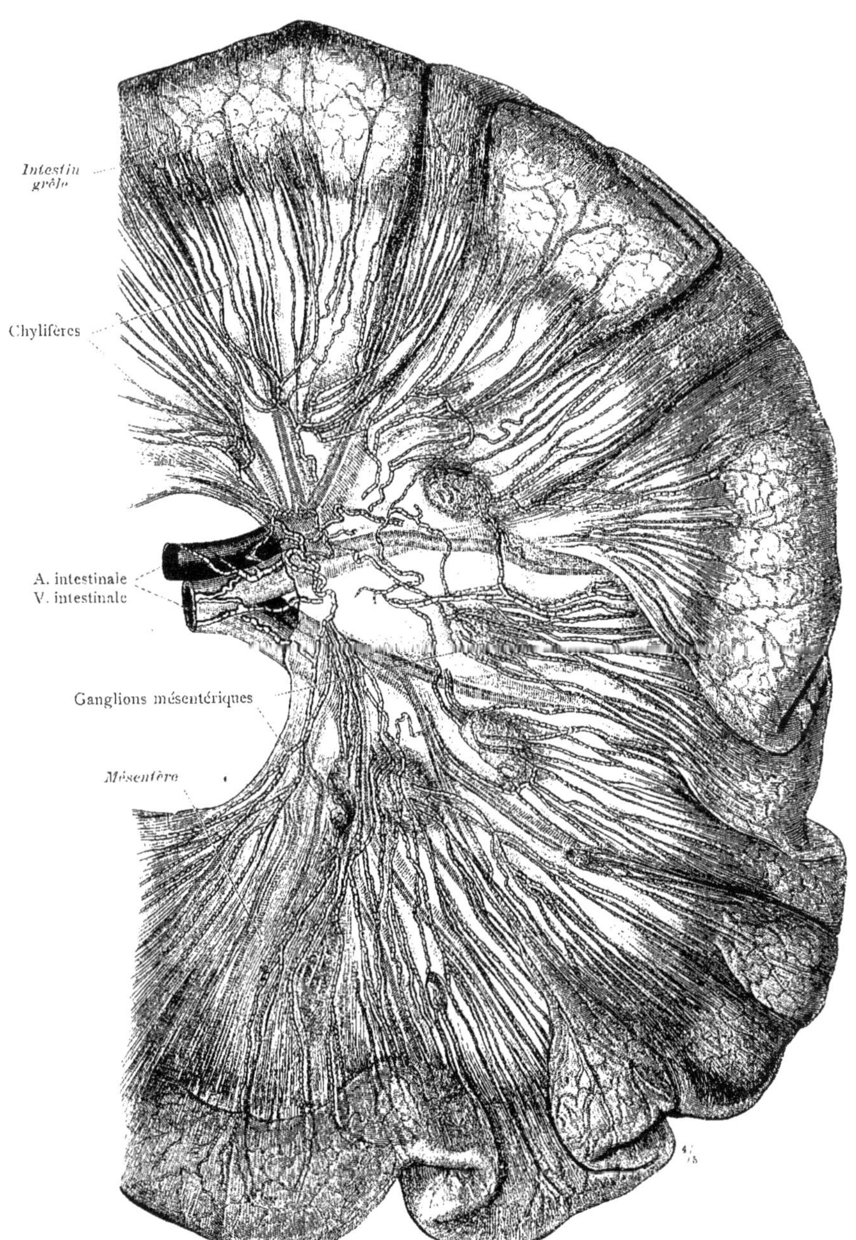

Fig. 1114. Lymphatiques de l'intestin grêle ou chylifères injectés au mercure. Ganglions mésentériques.

Chylifères. Ganglions mésentériques.

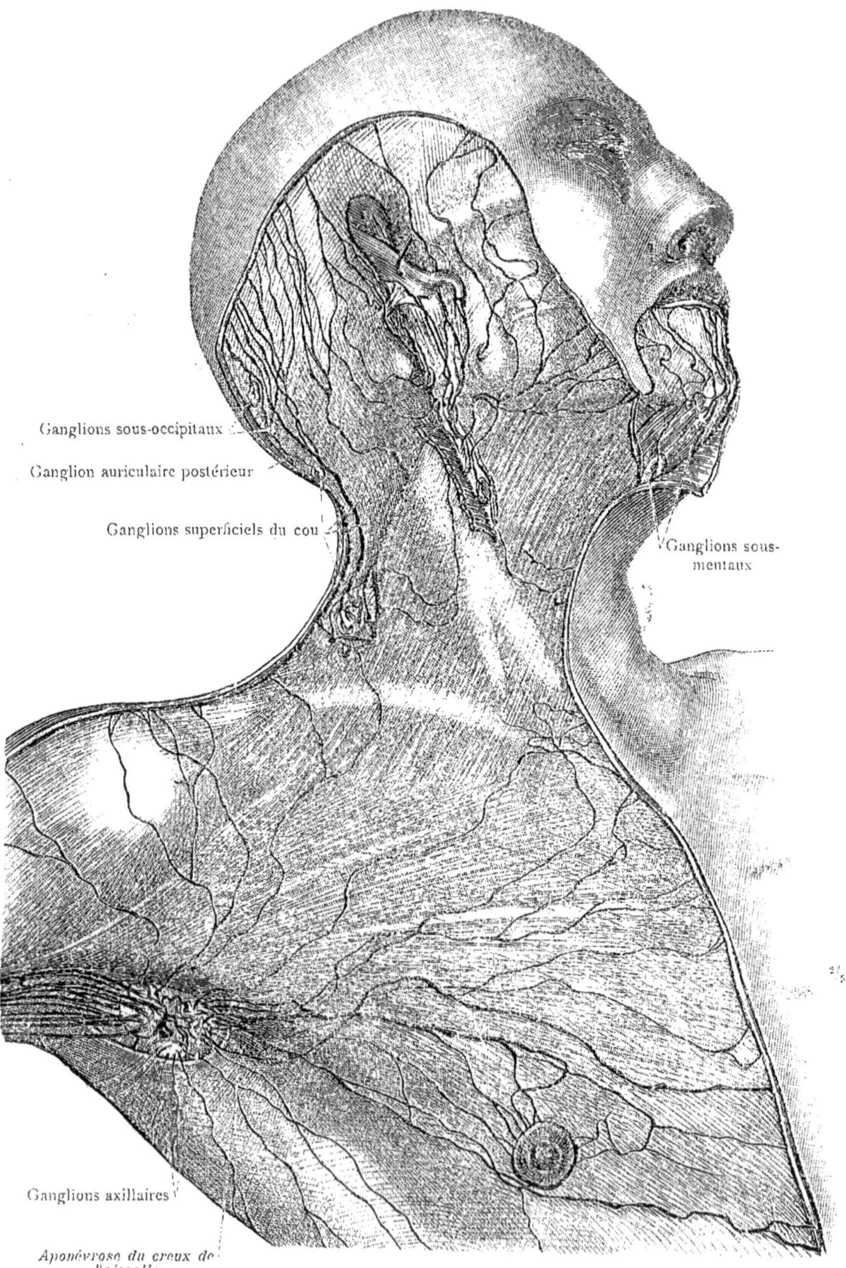

Fig. 1115. Lymphatiques superficiels de la tête, du cou et de la partie supérieure du thorax. Ganglions sous-occipitaux, auriculaire postérieur et sous-mentaux. Ganglions superficiels du cou.

Lymphatiques de la tête, du cou et de la paroi thoracique.

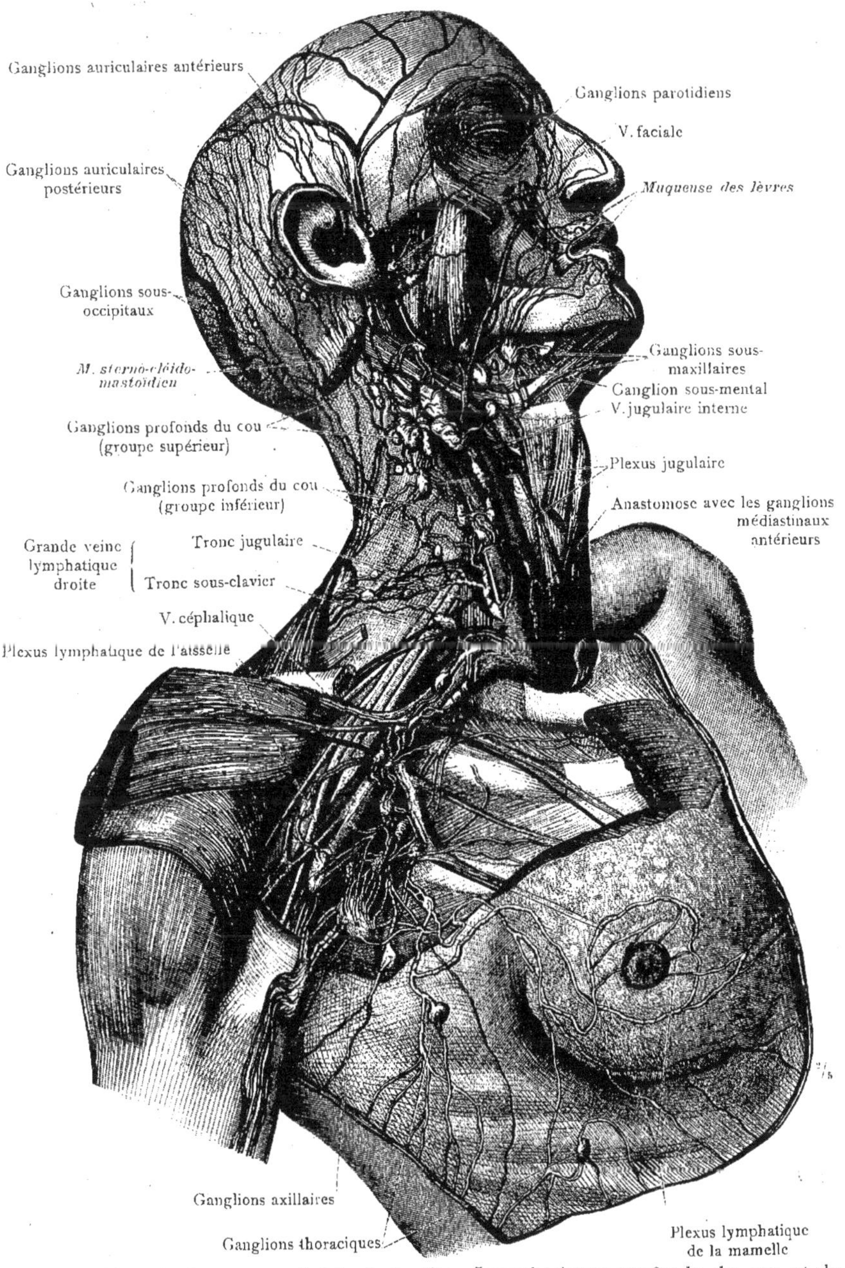

Fig. 1116. Lymphatiques superficiels de la tête. Lymphatiques profonds du cou et de l'aisselle. Ganglions profonds du cou et ganglions axillaires. Lymphatiques de la mamelle de la femme.

Lymphatiques de la tête, du cou et de la paroi thoracique.

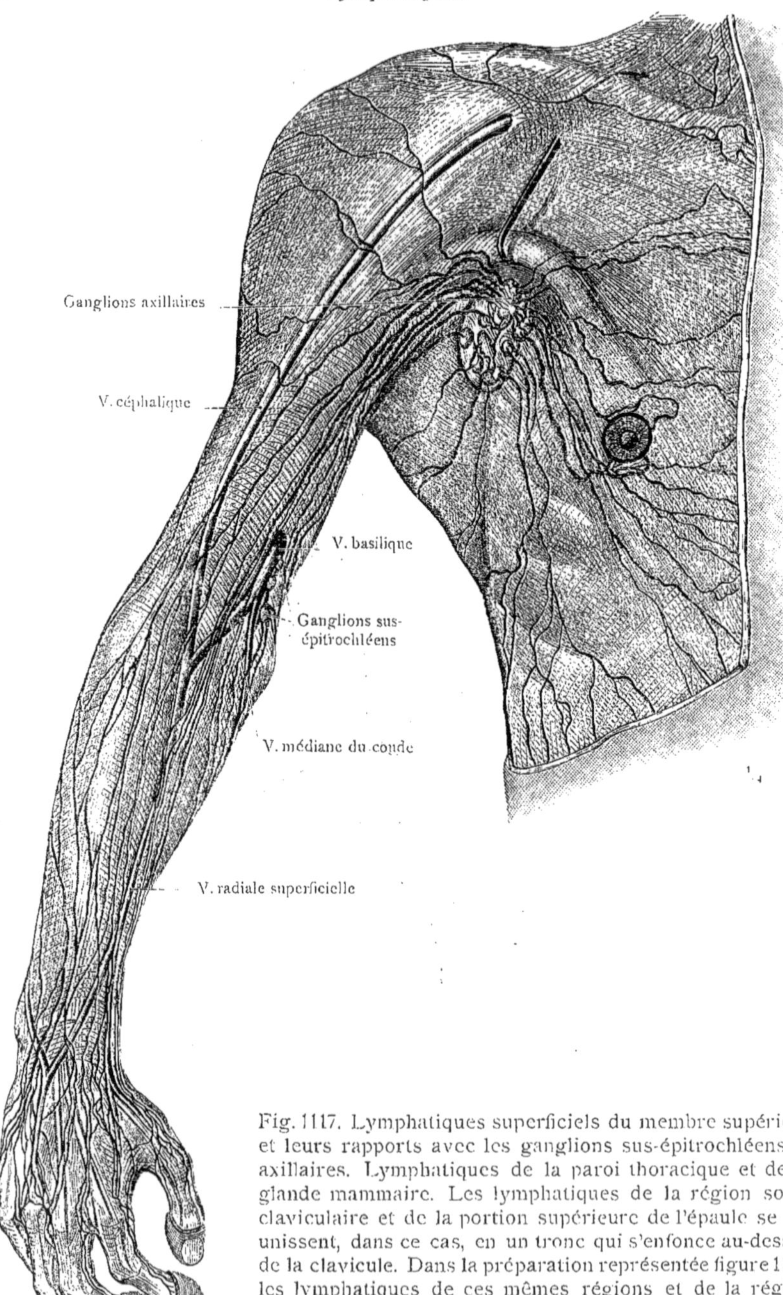

Fig. 1117. Lymphatiques superficiels du membre supérieur
et leurs rapports avec les ganglions sus-épitrochléens et
axillaires. Lymphatiques de la paroi thoracique et de la
glande mammaire. Les lymphatiques de la région sous-
claviculaire et de la portion supérieure de l'épaule se ré-
unissent, dans ce cas, en un tronc qui s'enfonce au-dessus
de la clavicule. Dans la préparation représentée figure 1115,
les lymphatiques de ces mêmes régions et de la région
sus-claviculaire se rendaient aux ganglions axillaires.

Lymphatiques du membre supérieur et de la paroi thoracique.

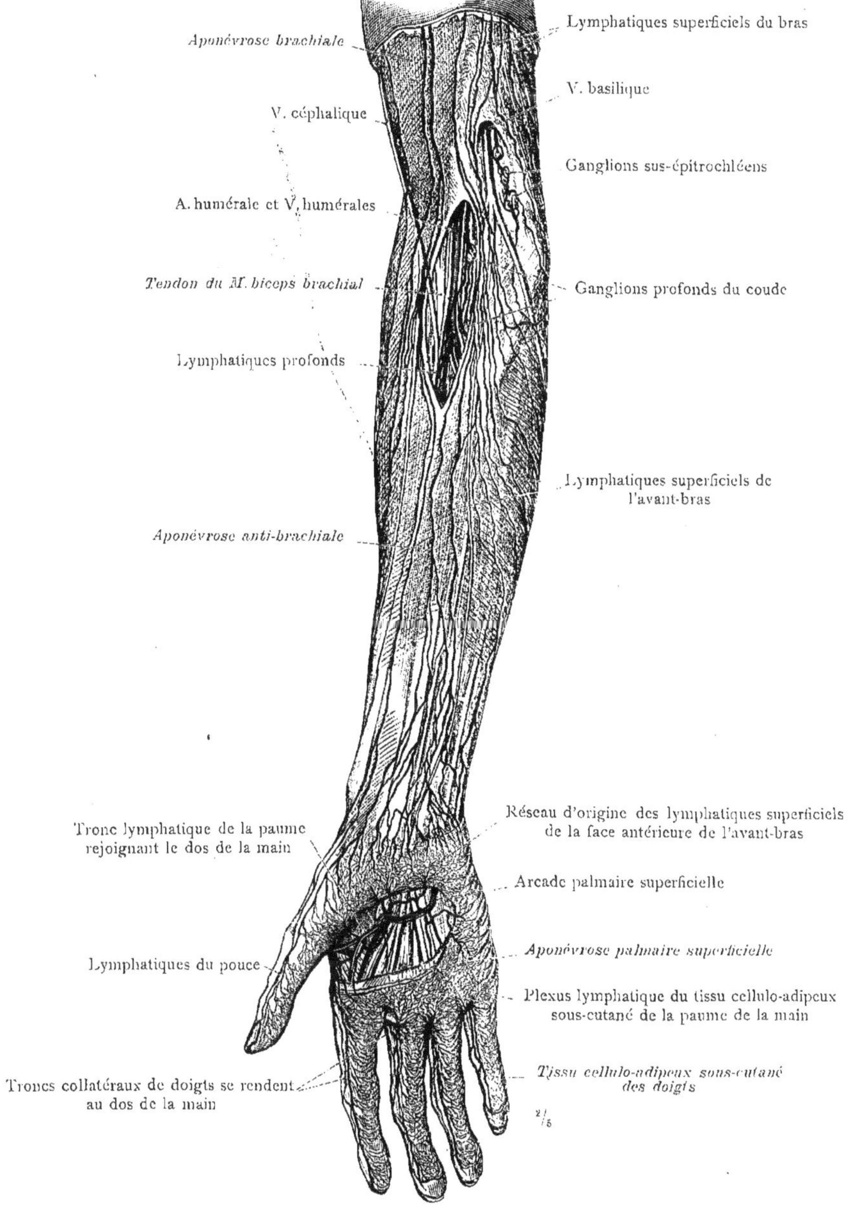

Fig. 1118. Lymphatiques de la face antérieure de la main et de l'avant-bras. Au niveau du pli du coude, l'aponévrose antibrachiale a été incisée pour mettre en évidence les lymphatiques et les ganglions profonds de cette région.

Lymphatiques du membre supérieur.

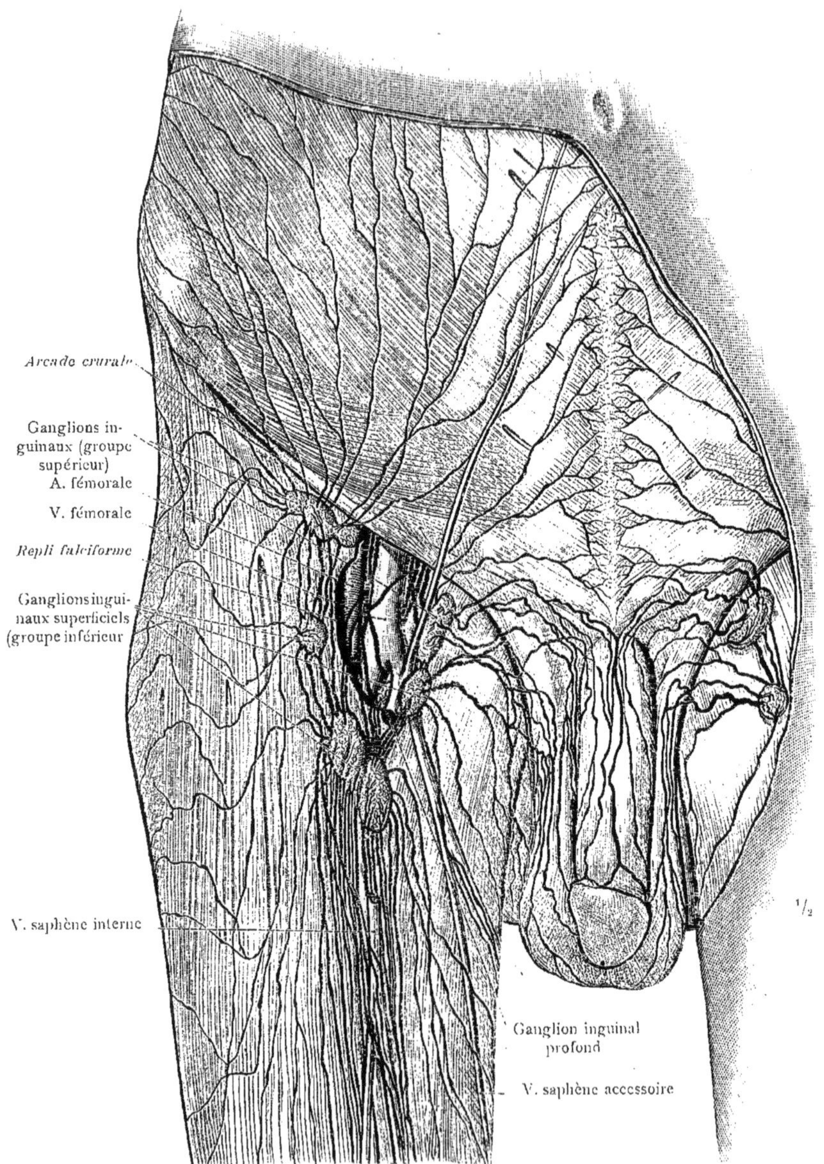

Fig. 1119. Lymphatiques superficiels de la région inguinale, des organes génitaux externes de l'homme et de la paroi abdominale antérieure. Ganglions inguinaux. (La corne supérieure du repli falciforme a été réséquée ainsi qu'une portion de la veine saphène interne.)

Lymphatiques de la région inguinale et des organes génitaux externes de l'homme.

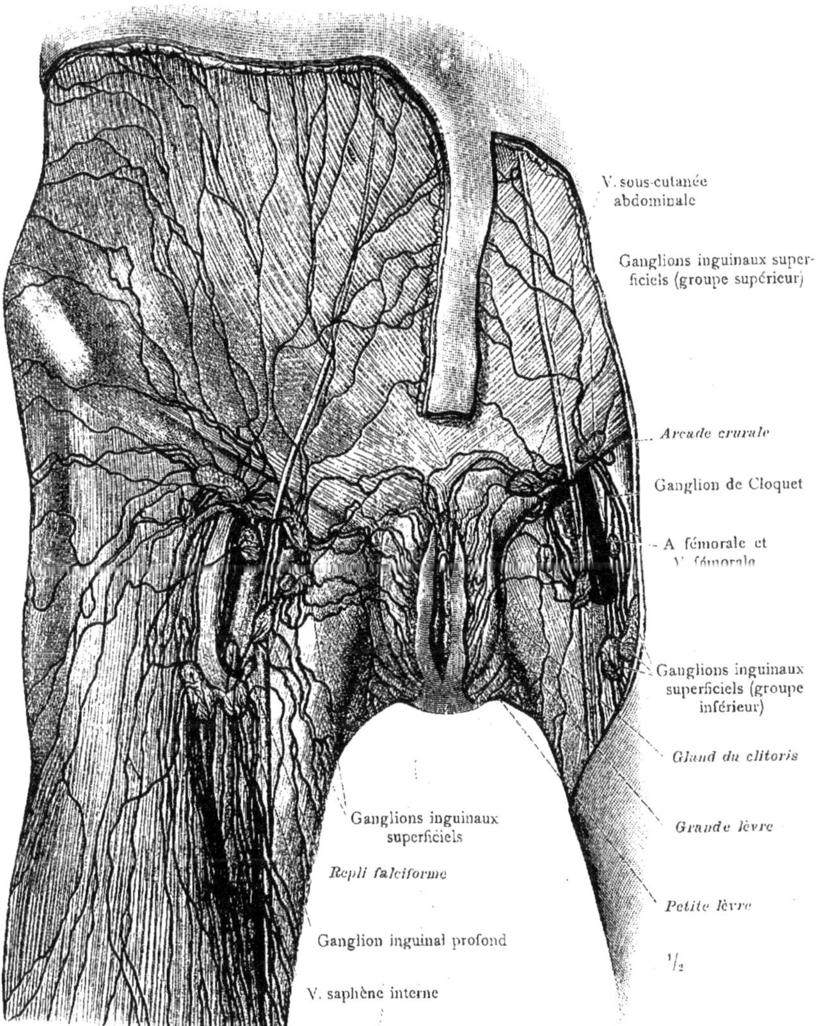

Fig. 1120. Lymphatiques superficiels de la région inguinale et des organes génitaux externes de la femme. Ganglions inguinaux.

Lymphatiques de la région inguinale et des organes génitaux externes de la femme.

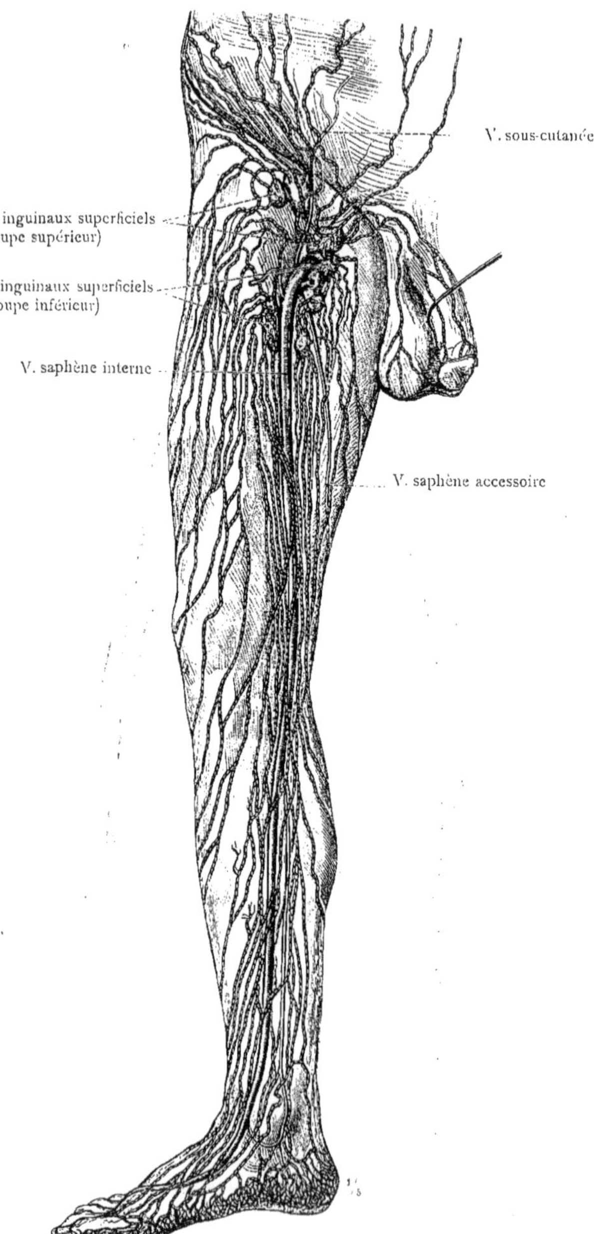

Fig. 1121. Lymphatiques superficiels de la face interne du membre inférieur droit.
Lymphatiques des organes génitaux externes de l'homme et de la paroi abdominale
antérieure. Ganglions inguinaux superficiels.

Lymphatiques du membre inférieur.

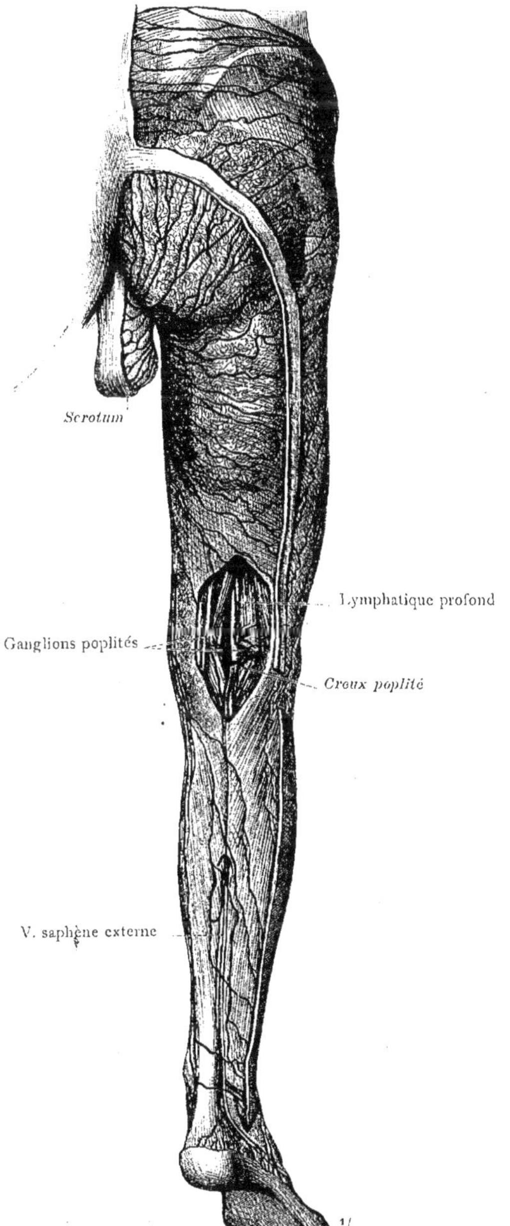

Fig. 1122. Lymphatiques superficiels du membre inférieur droit et du scrotum, vue postérieure. Au niveau du creux poplité, l'aponévrose jambière a été incisée pour mettre en évidence les lymphatiques profonds et les ganglions poplités.

Lymphatiques du membre inférieur.

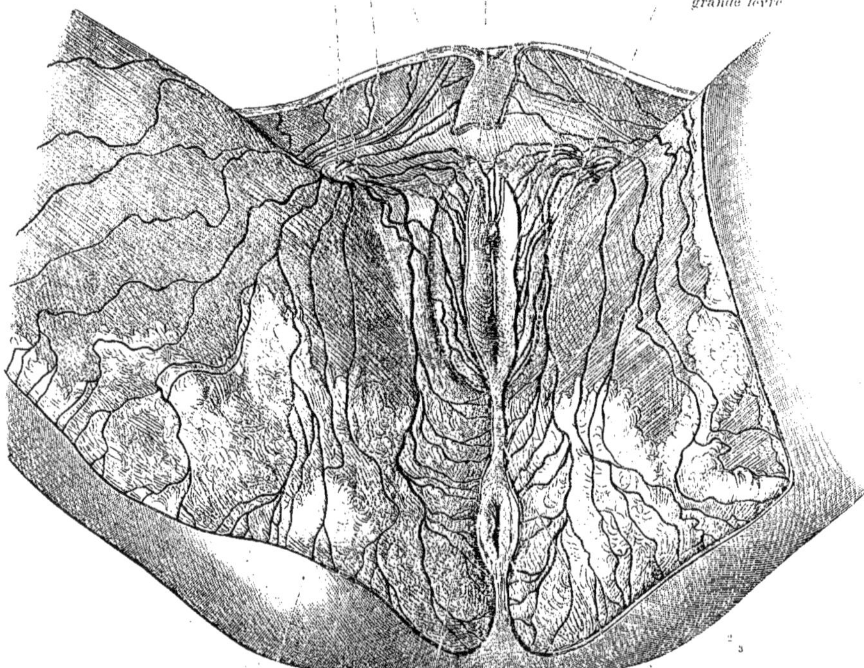

Fig. 1123. Lymphatiques superficiels du périnée et des organes génitaux externes de la femme. (Comme dans la préparation représentée figure 1120, on a du enlever la commissure antérieure des grandes lèvres et le capuchon du clitoris pour mettre en évidence les lymphatiques clitoridiens.)

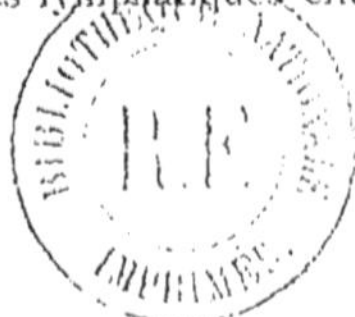

Lymphatiques superficiels du périnée.

TABLE ALPHABÉTIQUE

DES MATIÈRES

ANGÉIOLOGIE.

Ganglions préaortiques 718.
» profonds du cou 721.
» » du coude 723.
» sacrés 718.
» sous-maxillaires 610, 721.
» sous-mentaux 720, 721.
» sous-occipitaux 720, 721.
» sus-épitrochléens 722, 723.
» superficiels du cou 720.
» thoraciques 721.
Golfe de la veine jugulaire interne 585.
Grande azygos 563, 565—567, 572, 579, 580, 582, 663, 664, 685, 718.
» veine coronaire 562, 563, 567, 570, 584.
» » lymphatique droite 718, 721.

H.

Hile du ganglion lymphatique 717.

I.

Incisure de la pointe du cœur 562, 563, 576.
Isthme de l'aorte 569, 573.

L.

Lacs sanguins de la dure-mère 689, 690.
Ligament artériel 562—564, 567—569, 583—585.
» phréno-péricardique antérieur 582, 583.
» sterno-péricardique inférieur 582, 583.
» » » supérieure 582, 583.
Ligne de réflexion du péricarde 565, 568, 571.
Lunules des valvules sigmoïdes 564, 568.
Lymphatiques (généralités) 559.
» 715—728.
» de l'abdomen 724—726.
» de l'avant-bras 722, 723.
» du bras 722.
» du cou 720.
» des doigts 723.
» du dos de la main 722.
» de l'intestin 719.
» de la main 722, 723.
» de la mamelle 721, 722.
» du membre inférieur 724—728.
» » » supérieur 722, 723.
» des organes génitaux externes de l'homme 724, 726, 727.

Lymphatiques des organes génitaux externes de la femme 725, 728.
» du périnée 728.
» du pouce 723.

M.

Mésartère 556.
Moulage des cavités droites du cœur 572.
» » » gauches du cœur 573.
Muscles papillaires du cœur 564, 565, 568, 570.
» pectinés de l'oreillette droite 571.
Musculature du cœur 570, 574, 575.
Myocarde 570, 574, 575.

N.

Nodules d'Arantius 568, 571.
» fibreux de la base des ventricules 576.
» de Morgagni 564, 571.

O.

Oreillette droite 562—565, 572, 574, 575, 584, 586.
» gauche 563, 566, 567, 571, 573—575, 581, 584.
» primitive 577, 578.
Orifice aortique 586.
» de l'artère pulmonaire 586.
» artériel droit 570, 586.
» » gauche 570, 586.
» auriculo-ventriculaire droit 569—571, 580, 586.
» auriculo-ventriculaire gauche 569—571, 586.
Orifices des veines de Thébésius 565

P.

Petite veine azygos 579, 584, 585, 663, 664, 685, 718.
» » coronaire 563, 584.
Péricarde 570, 582—585.

R.

S.

Z.

www.ingramcontent.com/pod-product-compliance
Ingram Content Group UK Ltd.
Pitfield, Milton Keynes, MK11 3LW, UK
UKHW020157130726
13696UKWH00002B/560